DORIS FRITZSCHE

STOPP!
NAHRUNGSMITTEL-
UNVERTRÄGLICHKEITEN

W0192481

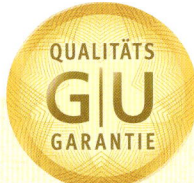

QUALITÄTS
G|U
GARANTIE

DIE GU-QUALITÄTSGARANTIE

Wir möchten Ihnen mit den Informationen und Anregungen in diesem Buch das Leben erleichtern und Sie inspirieren, Neues auszuprobieren. Bei jedem unserer Produkte achten wir auf Aktualität und stellen höchste Ansprüche an Inhalt, Optik und Ausstattung.
Alle Informationen werden von unseren Autoren und unserer Fachredaktion sorgfältig ausgewählt und mehrfach geprüft. Deshalb bieten wir Ihnen eine 100%ige Qualitätsgarantie.

Darauf können Sie sich verlassen:
Wir legen Wert darauf, dass unsere Gesundheits- und Lebenshilfebücher ganzheitlichen Rat geben. Wir garantieren, dass:
• alle Übungen und Anleitungen in der Praxis geprüft und
• unsere Autoren echte Experten mit langjähriger Erfahrung sind.

Wir möchten für Sie immer besser werden:
Sollten wir mit diesem Buch Ihre Erwartungen nicht erfüllen, lassen Sie es uns bitte wissen! Wir tauschen Ihr Buch jederzeit gegen ein gleichwertiges zum gleichen oder ähnlichen Thema um. Nehmen Sie einfach Kontakt zu unserem Leserservice auf. Die Kontaktdaten unseres Leserservice finden Sie am Ende dieses Buches.

GRÄFE UND UNZER VERLAG. *Der erste Ratgeberverlag – seit 1722.*

KGS

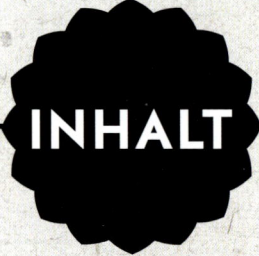

INHALT

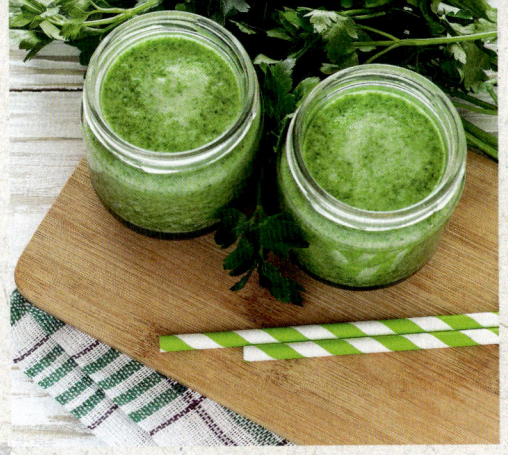
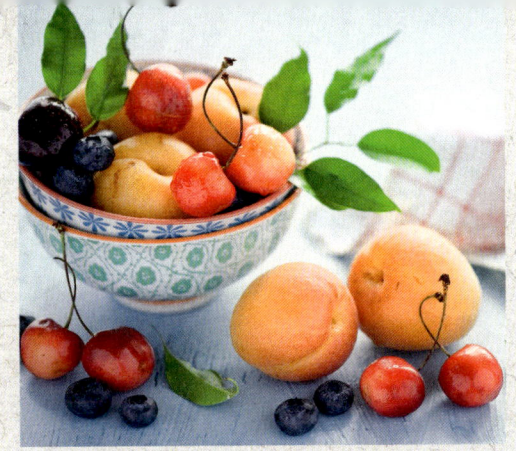

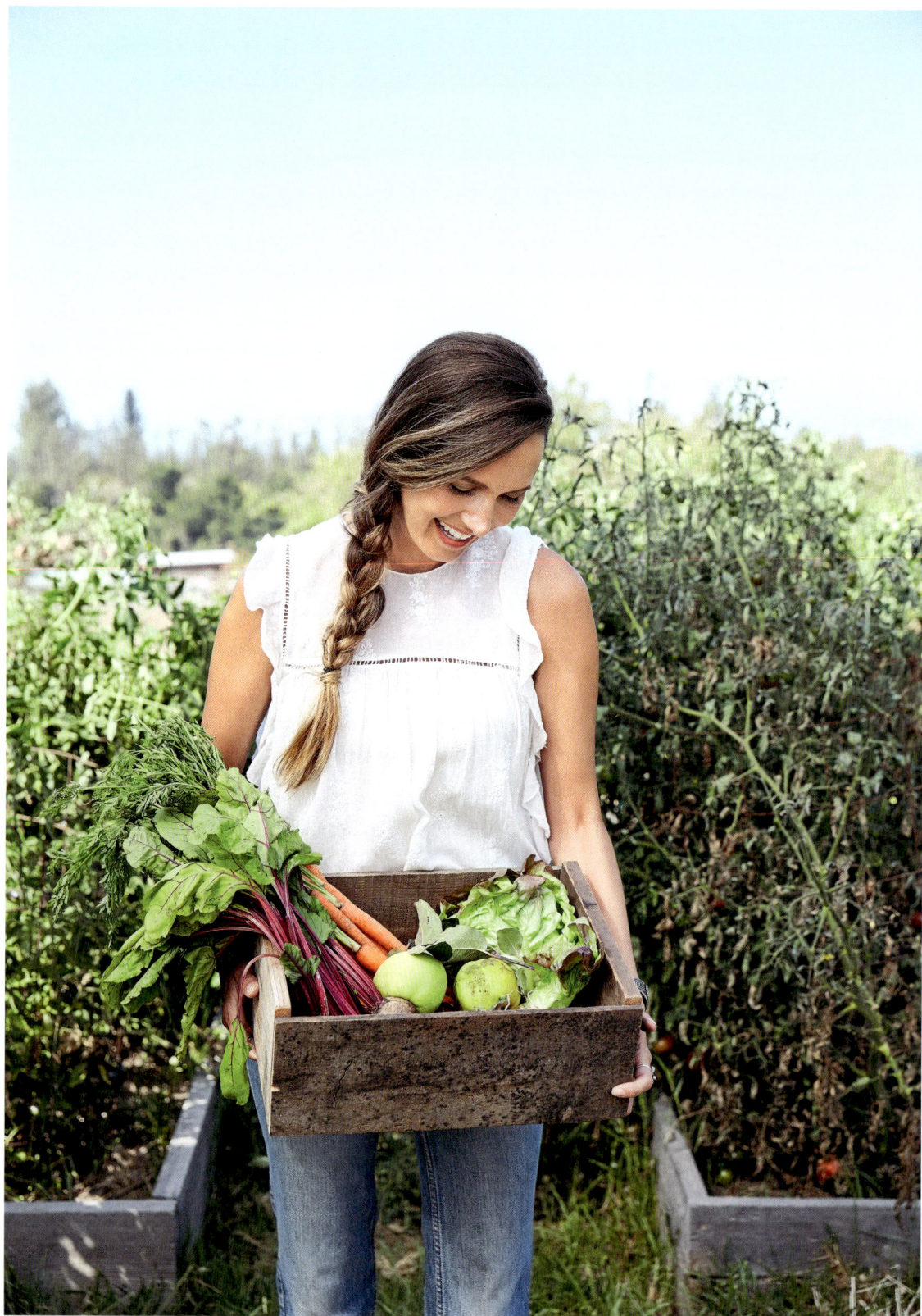

ENDLICH WIEDER GENUSSVOLL ESSEN

Leiden Sie regelmäßig an Magen-Darm-Beschwerden wie Blähungen, Bauchschmerzen, Übelkeit oder Durchfall? Haben Sie häufig ohne erkennbaren Grund Kopfweh? Nehmen unspezifische Symptome wie Abgeschlagenheit oder Konzentrationsstörungen bis hin zu depressiven Verstimmungen zu? Dann verträgt Ihr Körper eventuell bestimmte Stoffe in der Nahrung nicht.

Immer öfter liest und hört man von Intoleranzen, Allergien und Unverträglichkeiten gegenüber bestimmten Nahrungsmitteln. Ärzte und Betroffene sind für das Thema deshalb deutlich sensibilisiert und die Diagnosen sind entsprechend angestiegen. Fachgesellschaften schätzen, dass hierzulande 30 von 100 Menschen an Fruktose-Unverträglichkeit leiden. Bei Laktose-Intoleranz sind es 15 bis 20 von 100. Andere Unverträglichkeiten sind zum Glück deutlich seltener: Nur einer von 100 hat Probleme mit Histamin. Und auch die Häufigkeit des Auftretens einer Zöliakie liegt bei nur einem von 100. Das bedeutet jedoch nicht, dass nicht auch diese Menschen unter einem großen Leidensdruck stehen, bis endlich die Ursache für ihre Beschwerden diagnostiziert wird.

Zum Glück gibt es jedoch immer mehr Lebensmittel, die speziell an die Bedürfnisse von Menschen mit Unverträglichkeiten angepasst sind. Und was noch besser ist: Sie fristen längst kein Nischendasein in Reformhäusern mehr. »Frei-von-Produkte« sind heute auch in ganz normalen Supermärkten und sogar beim Discounter erhältlich.

Das anhaltend wachsende Angebot hat aber auch seine Schattenseiten: 45 von 100 Menschen folgen wegen selbst vermuteter Unverträglichkeiten und ohne sichere Diagnose einem »Frei-von-Trend« und schätzen die »Frei-von-Produkte« vielfach als besonders gesundheitsfördernd ein. Dabei ist es nicht ungefährlich, wenn Sie ohne vorherige gründliche ärztliche Differenzialdiagnose auf bestimmte Lebensmittel verzichten. Sie riskieren damit zum Beispiel leicht einen Mangel an Nähr- und Ballaststoffen. Besonders folgenreich ist ein unnötiger Verzicht auf Gluten. Wenn Sie nämlich tatsächlich an Zöliakie leiden, kann diese dann nicht sicher diagnostiziert werden. Zu guter Letzt schränkt ein Verzicht auf bestimmte Nahrungsmittel häufig die Lebensqualität ein – und das vielleicht ganz ohne Grund.

Ausgewählt, aber ausgewogen

Dieser große Ratgeber der Nahrungsmittel-Unverträglichkeiten will und kann eine ärztliche Diagnose oder ernährungstherapeutische Beratung nicht ersetzen. Er bietet Ihnen jedoch jede Menge Informationen und praktische Tipps und vor allem finden Sie in ihm viele abwechslungsreiche und wohlschmeckende Rezepte. Mein Ziel ist es, Sie bestmöglich bei der Behandlung Ihrer sicher diagnostizierten Laktose-, Fruktose- und/oder Histamin-Unverträglichkeit zu unterstützen und so dazu beizutragen, dass Sie ein großes Stück Lebensqualität zurückgewinnen.

Bei der Auswahl der Rezepte habe ich besonderes Augenmerk darauf gelegt, dass Sie Ihren Körper auch im Falle einer Mehrfach-Unverträglichkeit optimal mit allen lebensnotwendigen Nährstoffen versorgen. Neben Eiweißbausteinen, Vitaminen, Mineralstoffen und Fettsäuren ist dabei vor allem die ausreichende Zufuhr von Ballaststoffen für die »guten« Darmbakterien wichtig. So können Sie einen Mangel vermeiden und bestimmte Funktionen und Zellstrukturen aufrechterhalten, damit Ihr Körper regeneriert. Als Belohnung winken Leistungsfähigkeit, Wohlbefinden, gute Laune – und Genuss.

Ich wünsche Ihnen viel Freude mit diesem Buch!

Doris Fritzsche

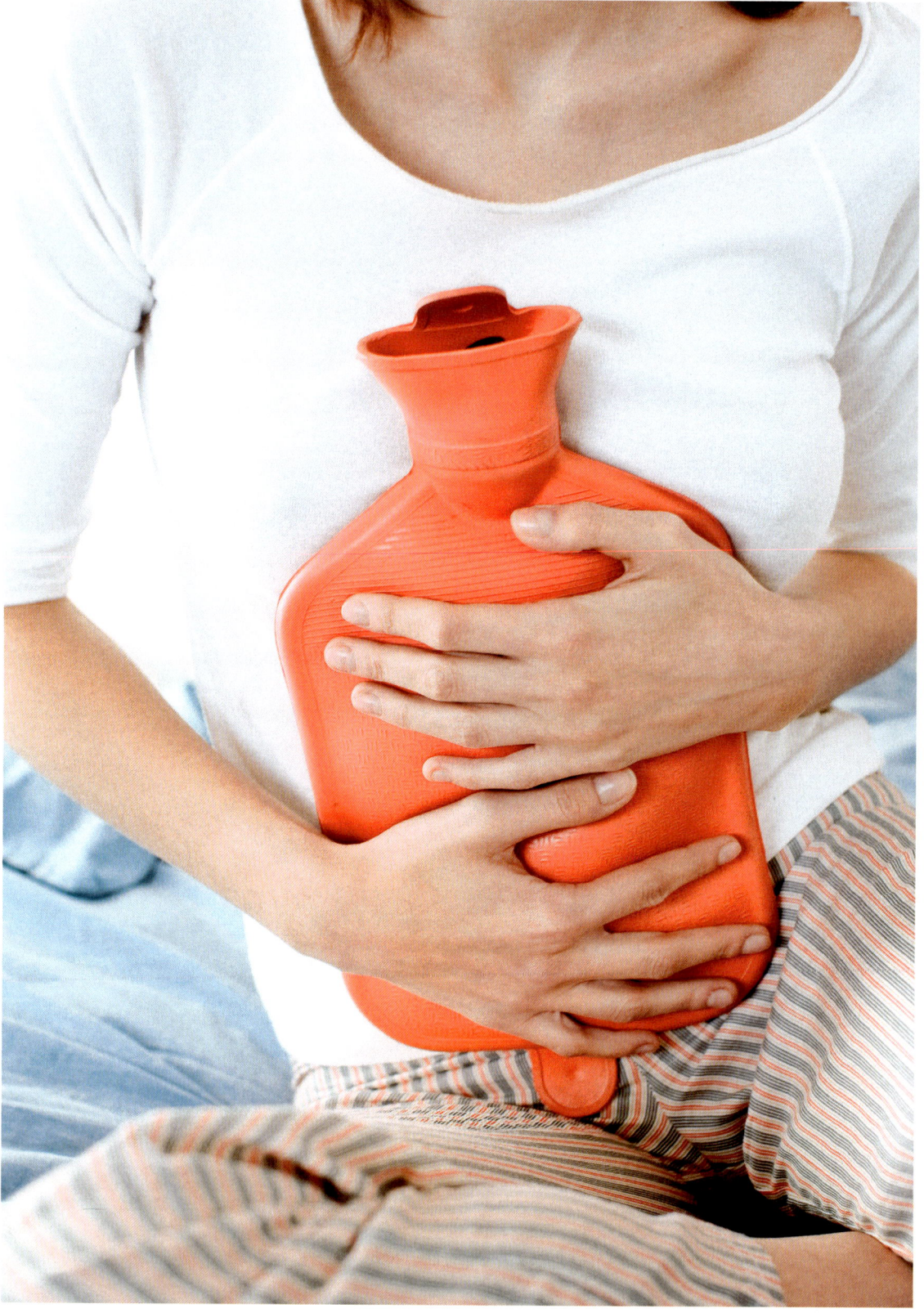

1

DIAGNOSE INTOLERANZ?

Essen soll Genuss sein. Doch vielleicht haben auch Sie wie immer mehr Menschen Probleme, weil Sie bestimmte Stoffe in der Nahrung nicht vertragen? Wenn Sie herausfinden, was genau dahintersteckt, können Sie reagieren – und schon bald wieder beschwerdefrei genießen.

LAKTOSE-INTOLERANZ

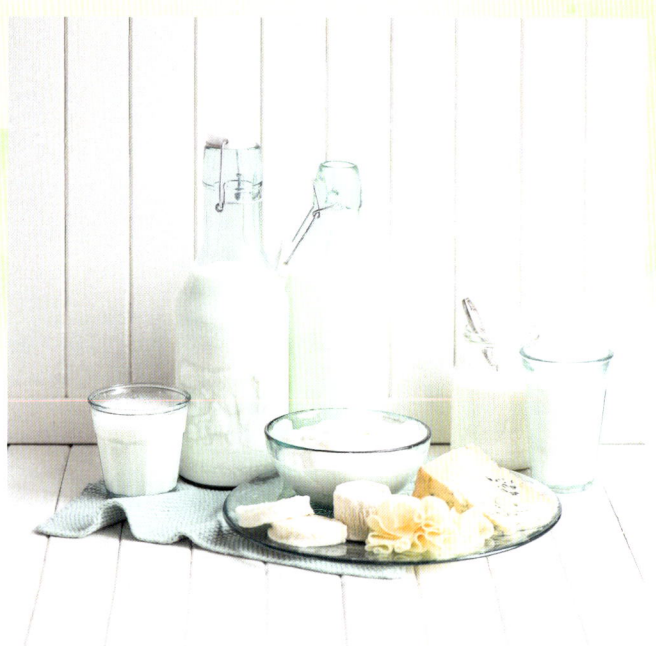

Für Säugetiere, egal ob für Menschen oder Tiere, ist Milch in den ersten Lebenswochen die einzige Quelle für Energie und lebenswichtige Nährstoffe. Die Muttermilch der einzelnen Spezies setzt sich jedoch ganz unterschiedlich zusammen. Denn der Anteil der verschiedenen Nährstoffe ist auf die Bedürfnisse der jeweiligen Säuglinge abgestimmt. So ist beispielsweise für ein kleines Kalb in erster Linie der schnelle Aufbau von Knochenmasse wichtig, wofür es viel Eiweiß braucht. Bei einem menschlichen Säugling liegt der Schwerpunkt dagegen auf der Entwicklung des Gehirns. Deshalb ist für unsere Babys der Milchzucker (Laktose) besonders wichtig.

WENN DIE LAKTOSE NICHT VERDAUT WIRD

Laktose ist ein Kohlenhydrat und gehört zu den Zweifachzuckern (Disacchariden). Das bedeutet, dass sie sich aus zwei Einfachzuckern (Monosaccharide) zusammensetzt. Wie alle Kohlenhydrate liefert sie pro Gramm vier Kilokalorien Energie. Doch der Milchzucker ist nicht nur ein wertvoller Energielieferant. Er fördert zudem die Aufnahme von Kalzium aus der Nahrung, indem er mit diesem wasserlösliche Komplexe bildet, aus denen der Körper das Kalzium gut resorbieren kann.

Weil Laktosemoleküle zu groß sind, um direkt vom Darm in den Blutkreislauf zu gelangen, werden sie zunächst in die beiden Bestandteile des Zuckers gepalten: Glukose (Traubenzucker) und Galaktose (Schleimzucker). Sie können dann die Dünndarmwand passieren und von den Körperzellen in Energie für die Muskulatur und das Nervensystem umgewandelt werden.

Was passiert mit unverdauter Laktose?

Die Spaltung der Laktose erfolgt mithilfe des Enzyms Laktase (Beta-Galaktosidase), das in den Zellen der Dünndarmschleimhaut gebildet wird. Ist zu wenig Laktaseenzym vorhanden, kann die Aufspaltung nicht stattfinden und unverdaute Laktose gelangt vom Dünndarm in die unteren Dickdarmabschnitte. Dort wird sie von den angesiedelten Dickdarmbakterien zersetzt, wobei die Gase Methan (CH_4), Kohlendioxid (CO_2) und Wasserstoff (H_2) sowie organische Säuren (Essigsäure, Propionsäure) und kurzkettige Fettsäuren (vor allem Buttersäure) entstehen.
Kohlendioxid und Methan sammeln sich im Dickdarm und verursachen Blähungen, einen Blähbauch und Bauchschmerzen. Dabei ist der Druck teilweise so hoch, dass sogar Herzschmerzen auftreten können.
Die Gase entweichen größtenteils über den After. Wasserstoff gelangt zudem über den Blutweg zur Lunge und wird abgeatmet. Empfindliche Menschen reagieren darauf mit heftigem Schwindel.
Die bei der Zersetzung durch Bakterien entstandenen Säuren regen die Darmbewegung an, verstärken den Stuhldrang und führen zu Durchfall. Auch die unverdaute Laktose selbst bewirkt Magen-Darm-Symptome. Da Laktose große Wassermengen binden kann, erhöht sie den osmotischen Druck im Darm. Um den Druck auszugleichen, strömt Wasser aus dem umliegenden Gewebe in den Darm. Das Flüssigkeitsvolumen kann dabei bis auf das Fünffache steigen. Dieser abführende Effekt des Milchzuckers wird in der Fachsprache als osmotischer Durchfall bezeichnet.

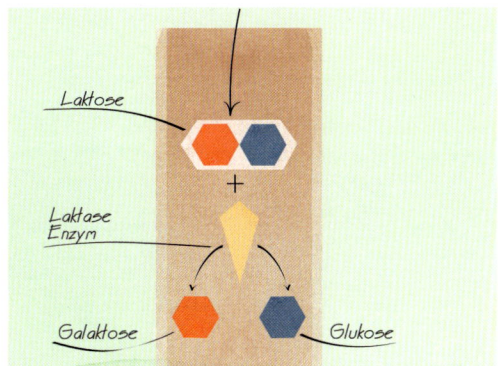

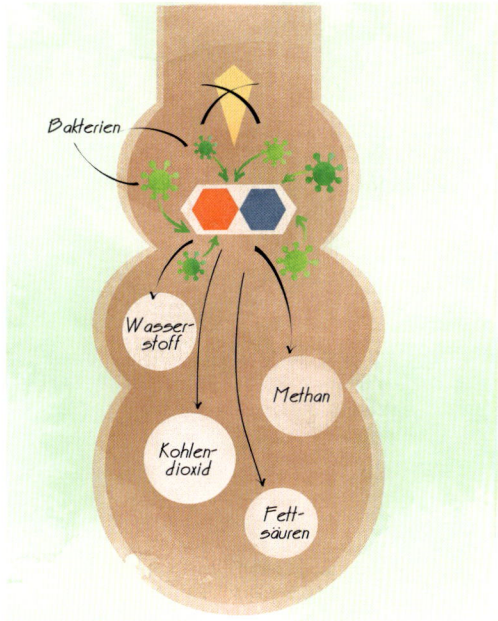

Laktase spaltet den Milchzucker im Dünndarm in seine Bausteine. Fehlt das Enzym, gelangt der Zucker unverändert in den Dickdarm und wird von Bakterien zersetzt.

Funktioniert die Laktosespaltung nicht, signalisiert uns das unser Verdauungssystem also recht deutlich – wenn auch mit den unterschiedlichsten Beschwerden. Doch die Abhilfe liegt auf der Hand: Man schränkt den Laktosekonsum so weit ein, dass er keine Beschwerden mehr bereitet.

MÖGLICHE SYMPTOME

Die Symptome von Laktose-Intoleranz, auch Milchzucker-Unverträglichkeit genannt, betreffen typischerweise den Magen-Darm-Trakt. Sie zeigen sich zum Beispiel in …

- Völlegefühl nach dem Essen
- Übelkeit nach dem Essen
- Luftaufstoßen
- Erbrechen
- Bauchgeräuschen
- Blähbauch (Meteorismus)
- abgehenden Winden (Flatulenzen)
- krampfartigen Bauchschmerzen
- erhöhter Stuhlfrequenz
- breiigem Stuhl
- wässrigen Durchfällen

In welchem zeitlichen Abstand nach dem Genuss von laktosehaltigen Lebensmitteln Magen-Darm-Beschwerden auftreten, ist von verschiedenen Faktoren abhängig. Die Konsistenz der Nahrung (fest oder flüssig) hat einen ebensolchen Einfluss darauf wie die Zusammensetzung der jeweiligen Mahlzeit. Auch körperliche Belastungen und psychoemotionale Faktoren spielen eine Rolle. Meist jedoch beträgt der Abstand zwischen der Nahrungsaufnahme und den Beschwerden 30 Minuten bis drei Stunden.

Weitere Beschwerden bei Laktose-Intoleranz

Immer wieder treten bei einer Laktose-Intoleranz aber auch Beschwerden auf, die über die typischen Magen-Darm-Störungen hinausgehen. Dabei handelt es sich um völlig unspezifische Symptome, deren Ursachen noch dazu unklar sind, wie Abgeschlagenheit oder Konzentrationsstörungen bis hin zu depressiven Verstimmungen.

Man vermutet, dass zum Beispiel die Gärungsprodukte der unverdauten Laktose dafür verantwortlich sein könnten. Denkbar ist aber auch, dass die Magen-Darm-Beschwerden für die Betroffenen bereits zum Alltag dazugehören, ohne dass ein Zusammenhang zu bestimmten Speisen hergestellt wird (»Blähungen und Durchfälle habe ich schon seit Jahren. Das ist bei mir normal«). Sie können aber, ohne dass man sich dessen bewusst wird, so belastend sein, dass sie zu einem subjektiven Krankheitsgefühl führen. Teilweise erzählt man auch nichts von den Problemen mit dem Darm, weil das Thema »peinlich« ist.

In diesen Fällen ist es komplizierter, zu erkennen, dass eine Laktose-Unverträglichkeit für das gestörte Wohlbefinden verantwortlich ist. Eine ausführliche Anamnese, verbunden mit der Frage nach Unverträglichkeiten bei engen Verwandten, führt am schnellsten zur Diagnose. Und diese ist nötig, um die Intoleranz möglichst rasch zu behandeln. Denn ständige Darmbeschwerden können eine bakterielle Fehlbesiedlung des Dünndarms verursachen. Dies wiederum schädigt die Dünndarmzellen, wodurch die Produktion von Laktase noch weiter sinkt.

Wer ist überhaupt betroffen?

In Deutschland sind 15 bis 20 Prozent der Bevölkerung laktoseintolerant, also etwa 12 bis 16 Millionen Menschen – wobei Frauen und Männer zu gleichen Teilen betroffen sind.

Weltweit gesehen ist Laktose-Intoleranz im Erwachsenenalter jedoch der Normalzustand. Nach Schätzungen vertragen mehr als 75 Prozent der erwachsenen Weltbevölkerung keinen Milchzucker. In Afrika, Asien und Südamerika sind zwischen 60 und über 95 Prozent der erwachsenen Bevölkerung laktoseintolerant. Da in diesen Regionen traditionell milcharm gegessen wird, ist der Laktasemangel jedoch unproblematisch. Vielleicht haben Sie selbst bereits während eines Urlaubs in südlichen oder östlichen Ländern bemerkt, dass sich Ihre Beschwerden besserten – und diese positive Entwicklung der entspannenden Feriensituation zugeschrieben. Sehr viel wahrscheinlicher ist jedoch, dass die andere Ernährung in diesen Ländern der wahre Grund für Ihre Beschwerdefreiheit war. Denken Sie zum

Beispiel an die traditionelle türkische Küche. Sie wird auch die »rote Küche« genannt, weil Tomaten und Paprika die Grundlage vieler Saucen bilden. Sahnesaucen kommen dagegen kaum vor. Zwar wird in Maßen Joghurt verwendet, den viele laktoseempfindliche Menschen jedoch vertragen. Ganz anders ist die Situation in Deutschland. Hier genießen Milch und Sauermilchprodukte wie Dickmilch, Joghurt und Kefir ein hohes Ansehen als gesundheitsfördernde Lebensmittel – auch für Erwachsene. Werbekampagnen mit prominenter Unterstützung und Slogans wie »Milch ist meine Stärke« und »Die Milch macht's« bekräftigen das positive Image. In vielen Haushalten führen Milchprodukte die Hitliste der Lebensmittel an, entsprechend hoch ist der Konsum. Ein Laktasemangel wirkt sich in unseren Breiten deshalb in viel stärkerem Maße aus als in Kulturen mit klassisch milcharmen Essgewohnheiten.

FORMEN DER LAKTOSE-INTOLERANZ

Wer keinen Milchzucker verträgt, hat zu wenig Laktase im Dünndarm. Dabei werden drei Arten der Laktose-Intoleranz unterschieden: der primäre Laktasemangel, der sekundäre Laktasemangel und der kongenitale Laktasemangel.

Primärer Laktasemangel

Der primäre Laktasemangel, die physiologische Hypolaktasie, zeigt sich meist erst im Erwachsenenalter, kann aber auch schon bei Jugendlichen und Kindern auftreten. Insgesamt sind hierzulande etwa 15 bis 20 Prozent der Bevölkerung betroffen. Da diese genetisch bedingte und angeborene Form der Laktose-Intoleranz vererbt wird, kommt sie in Familien meist gehäuft vor.

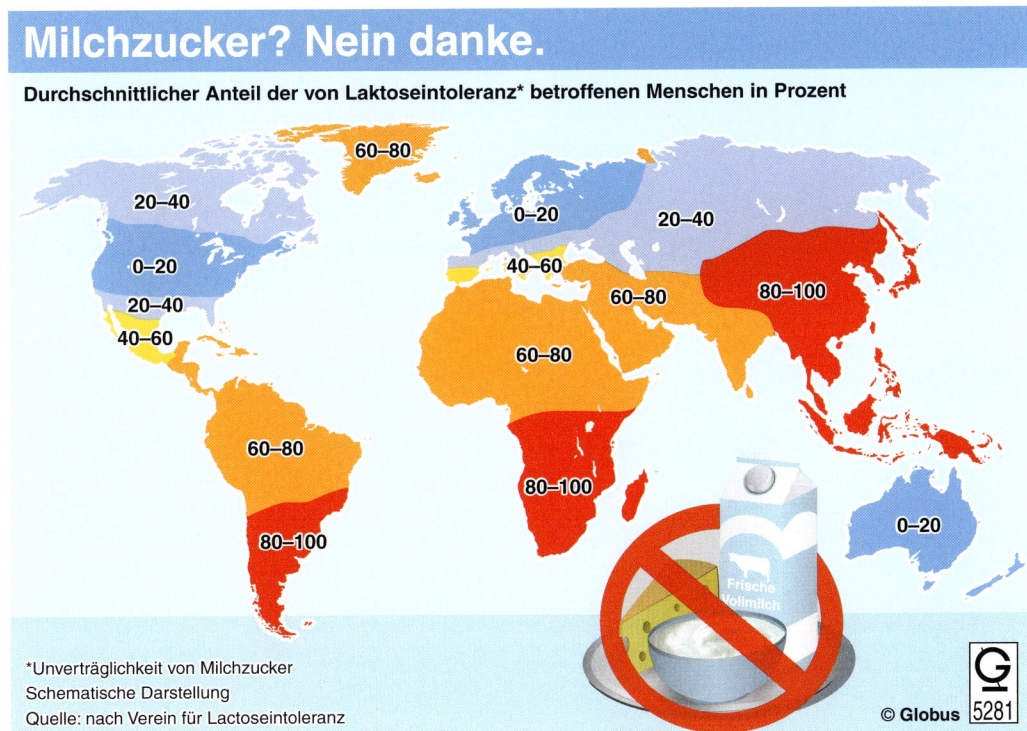

Milchzucker? Nein danke.

Durchschnittlicher Anteil der von Laktoseintoleranz* betroffenen Menschen in Prozent

60–80
20–40
0–20
20–40
0–20
40–60
0–20
20–40
40–60
60–80
80–100
60–80
60–80
80–100
60–80
80–100
0–20

*Unverträglichkeit von Milchzucker
Schematische Darstellung
Quelle: nach Verein für Lactoseintoleranz

© Globus 5281

Sekundärer Laktasemangel

Dieser Begriff bezeichnet eine Form der Laktose-Unverträglichkeit, die nicht genetisch bedingt ist, sondern durch andere Erkrankungen hervorgerufen wurde, beispielsweise durch Zöliakie (siehe Seite 39 f.). Diese Unverträglichkeit gegen das Klebereiweiß Gluten in bestimmten Getreiden wird durch eine Immunreaktion verursacht und führt zu Entzündungen des Dünndarms sowie der ausgedehnten Zerstörung der Schleimhaut. Durch die Beeinträchtigung der Darmzellen kommt es zu einer verminderten Laktaseproduktion.

Andere Ursachen für Schädigungen der Dünndarmschleimhaut und den dadurch bedingten sekundären Laktasemangel sind chronisch entzündliche Darmerkrankungen wie Morbus Crohn. Auch Magen-Darm-Infektionen sowie Antibiotika- oder Zytostatika-Behandlungen können einen Laktasemangel bedingen. Mangelernährung, beispielsweise als Folge von Essstörungen oder Krebserkrankungen, kann ebenfalls der Verursacher einer verminderten Laktaseproduktion sein, da sie mit Defiziten an lebenswichtigen Eiweißbausteinen einhergeht. In dieser unterversorgten Situation können nur unzureichend körpereigene Eiweiße wie Enzyme produziert werden.

Aufgrund der vielen möglichen Ursachen gibt es keine genauen Zahlen darüber, wie hoch der Anteil an Menschen mit dieser Form der Laktose-Intoleranz ist. Fest steht aber, dass nach der erfolgreichen Behandlung der Grunderkrankung die Darmschleimhaut oft wieder in der Lage ist, ausreichend Laktase zu bilden. Solange der Darm gereizt oder entzündet ist und nicht genügend Laktase herstellt, sollten Sie jedoch auf milchzuckerhaltige Lebensmittel verzichten.

Kongenitaler Laktasemangel

Diese seltene Form der Laktose-Intoleranz, auch als Alaktasie bezeichnet, besteht bereits bei der Geburt und ist gekennzeichnet durch das völlige Fehlen von Laktase. Sie äußert sich in den ersten Lebenswochen mit schweren Durchfällen, Austrocknung sowie Unterernährung und muss unbedingt durch den Kinderarzt behandelt werden, um Schädigungen des Gehirns durch eine Mangelernährung zu verhindern. Babys mit diesem Laktasemangel müssen immer mit laktosefreier Säuglingsmilch ernährt werden. Das Stillen ist nicht möglich, weil die Kinder Muttermilch aufgrund der in ihr enthaltenen Laktose nicht vertragen.

Es gibt aber auch noch einen anderen möglichen Grund für eine von Anfang an bestehende Laktose-Intoleranz: In manchen Fällen ist der Darm des Babys zum Zeitpunkt der Geburt noch nicht voll entwickelt. Im Gegensatz zur Alaktasie besteht jedoch die Hoffnung, dass die Laktase-Produktion in den ersten Lebensmonaten noch steigt – und damit auch die Milchzuckerverträglichkeit.

INTOLERANZ IST KEINE ALLERGIE

Laktose-Intoleranz hat nichts mit einer Allergie gegen Kuhmilcheiweiß zu tun. Bei dieser wird eine Antigen-Antikörper-Reaktion ausgelöst: Der Körper erkennt eine Substanz – im Fall der Kuhmilch sind das eine ganze Reihe von Eiweißen mit potenziell allergieauslösender Wirkung – als Antigen und bildet dagegen Antikörper. Kommt er irgendwann erneut mit dem Antigen in Kontakt, wird eine unmittelbare allergische Reaktion ausgelöst. Bereits kleinste Mengen genügen dann und es kommt zu Rötungen und Schwellungen von Haut und Schleimhäuten, zu Juckreiz und Husten bis hin zu Asthmaanfällen. Eine Laktose-Unverträglichkeit äußert sich dagegen vorwiegend in Magen-Darm-Beschwerden. Zudem ist sie stets mengenabhängig.

HABEN SIE EINE LAKTOSE-INTOLERANZ?

Dieser Fragebogen soll Ihnen bei der Einschätzung helfen, ob Sie eine Laktose-Intoleranz haben. Beachten Sie aber bitte, dass der Test keinesfalls den Besuch beim Arzt ersetzt, sondern ausschließlich erste Hinweise auf eine mögliche Unverträglichkeit liefert.

WELCHE DER FOLGENDEN FRAGEN TRIFFT AUF SIE ZU?

	Ja	Nein
Haben nahe Verwandte eine Laktose-Intoleranz?		
Müssen Sie oft aufstoßen?		
Haben Sie häufig Sodbrennen?		
Leiden Sie an Blähungen?		
Haben Sie häufig »Bauchgrummeln«?		
Leiden Sie häufiger an Völlegefühl?		
Haben Sie häufiger breiigen oder wässrigen Stuhlgang?		
Leiden Sie an Bauchschmerzen oder Bauchkrämpfen?		
Trinken Sie regelmäßig Milch (auch im Kaffee, Cappuccino oder Tee)?		
Haben Sie Magen-Darm-Beschwerden, nachdem Sie Milch oder milchhaltige Lebensmittel (zum Beispiel Cappuccino) getrunken haben?		
Essen oder trinken Sie täglich eins der folgenden Milchprodukte: Joghurt, Dickmilch, Kefir, Buttermilch, Frischkäse, Quark?		
Haben Sie Magen-Darm-Beschwerden, nachdem Sie eins der vorhergehend genannten Milchprodukte gegessen oder getrunken haben?		
Essen Sie regelmäßig Pudding, Milchspeiseeis oder Sahneeis?		
Haben Sie Magen-Darm-Beschwerden, nachdem Sie Pudding, Milchspeiseeis oder Sahneeis gegessen haben?		
Treten Ihre Beschwerden dreißig Minuten bis drei Stunden nach dem Essen auf?		
Bessern sich Ihre Beschwerden, wenn Sie Urlaub im Ausland machen?		
Leiden Sie häufiger unter Kopfschmerzen?		
Fühlen Sie sich oft müde und abgespannt?		

Haben Sie mehr als sieben der vorhergehenden Fragen mit »Ja« beantwortet, ist das ein ernst zu nehmender Anhaltspunkt, dass Sie unter einer Laktose-Intoleranz leiden können. Besprechen Sie mit Ihrem Arzt unbedingt das weitere Vorgehen, um zu einer sicheren Diagnose zu gelangen.

DIE DIAGNOSE

Wenn Sie Ihre Verdauungsprobleme längere Zeit genau beobachtet oder sogar ein Ernährungstagebuch geführt haben, können Sie Ihre Beschwerden vielleicht mit dem Genuss von milchzuckerhaltigen Nahrungsmitteln in Verbindung bringen. Teilen Sie Ihrem Arzt Ihren Verdacht mit beziehungsweise zeigen Sie ihm Ihr Ernährungstagebuch. Er wird bei einem Internisten standardisierte Tests zur Sicherung der Diagnose anordnen. Dazu stehen ihm folgende verschiedenen Möglichkeiten zur Verfügung.

Atemtest

Eine schnelle und häufig angewandte Methode zur Feststellung einer Laktose-Intoleranz ist der Wasserstoff-Atemtest oder Laktose-Toleranztest. Dieses Verfahren ist, abgesehen von den Unannehmlichkeiten, die die Laktose-Intoleranz verursacht, absolut sanft.

Am Testtag müssen Sie nüchtern sein, das heißt, Sie dürfen seit mindestens zwölf Stunden nichts gegessen und allenfalls kleine Mengen stilles Wasser getrunken haben. Essen Sie am Vorabend außerdem nichts Blähendes oder Schwerverdauliches wie Hülsenfrüchte oder Kohl. Ansonsten könnte das Testergebnis durch die Gasbildung verfälscht werden.

Der Wasserstoff-Atemtest erfolgt meist mit einem Handgerät (ähnlich einem Alkoholtestgerät). Nachdem Sie tief eingeatmet haben, pusten Sie den gesamten Lungeninhalt über ein Röhrchen ins Gerät. So wird zunächst der Vergleichswert ermittelt. Anschließend trinken Sie eine Lösung mit 50 Gramm Laktose (Kinder erhalten entsprechend ihres Körpergewichts weniger). Diese Laktosemenge entspricht der Milchzuckermenge in einem Liter Milch.

Anschließend wird über einen Zeitraum von 150 bis 180 Minuten in 30-Minuten-Intervallen die Wasserstoff-Ausatmung (H_2) gemessen. Falls die Laktose im Dünndarm nicht aufgespalten werden kann, wird sie durch die Darmbakterien nämlich unter anderem zu Wasserstoff umgesetzt, der über die Darmschleimhaut erst in den Blutkreislauf, von dort in die Lunge gelangt und schließlich über die Atemluft ausgeschieden wird. Weil der menschliche Organismus selbst keinen Wasserstoff bilden kann, entsteht dieser nur dann, wenn Kohlenhydrate durch Bakterien verstoffwechselt wurden. Liegt die Differenz zwischen Vergleichswert und maximal gemessenem Wert nach dem Laktosetrunk bei mehr als 20 ppm (parts per million, entspricht Milligramm pro Liter) heißt das daher, dass Ihr Körper die Laktose unzureichend abbaut.

Ihr Befinden während und nach dem Test fließt ebenfalls in die Sicherung der Diagnose mit ein, etwa ob Sie Blähungen, Bauchgrummeln und Durchfall hatten oder ob Ihnen schwindlig war. So sanft der Wasserstoff-Atemtest ist: Man kann mit ihm lediglich testen, ob Laktose vom Dünndarm ins Blut gelangt. Denn auch wenn eine Laktose-Intoleranz festgestellt wird, bleibt offen, ob es sich um die physiologische Hypolaktasie oder um eine sekundäre Laktose-Unverträglichkeit handelt, die durch andere Erkrankungen oder Unverträglichkeiten bedingt ist.

Bei manchen Menschen kann ein Wasserstoff-Atemtest außerdem zu falschen Ergebnissen führen. Zum einen weil auch eine bakterielle Fehlbesiedlung des Darms zur Bildung von Wasserstoff führen kann. Der Test ist dann positiv, obwohl Laktose vertragen wird. Zum anderen gibt es bis zu zehn Prozent »Non-Responder«. Das sind Menschen, deren Darm von Bakterien besiedelt ist, die beim Abbau von Laktose keinen Wasserstoff produzieren können, oder in deren Darm Bakterien leben, die Wasserstoff konsumieren. In beiden Fällen ist beim Atemtest kein Wasserstoffanstieg nachweisbar, obwohl nicht ausreichend körpereigene Laktase für den Laktoseabbau zur Verfügung steht.

Ein Laktose-Toleranztest, bei dem nach dem Trinken einer laktosehaltigen Lösung lediglich das

Blut auf einen Glukoseanstieg untersucht wird, gilt heute hinsichtlich der Aussagekraft des Ergebnisses als zu unsicher.

Gentest

Bereits 2002 gelang es Wissenschaftlern im finnischen Biomedicum-Netzwerk die genetische Ursache für Milchzucker-Unverträglichkeit nachzuweisen: Bei laktoseintoleranten Personen fand man eine Variation im DNA-Code des Laktase-Gens, die für die Entstehung der Intoleranz verantwortlich ist, weil sie festlegt, ob man als Erwachsener Laktose abbauen kann oder nicht. Daraufhin wurde ein Gentest entwickelt, bei dem der Nachweis der Laktose-Intoleranz direkt mittels einer Blutprobe oder einem Wangenschleimhautabstrich erfolgt. Entsprechende Tests sind in Apotheken oder über das Internet erhältlich. Die Kosten (40 Euro und mehr) werden von den gesetzlichen Krankenkassen nicht übernommen. Auch wenn ein Gentest im Vergleich zu Atem- und Bluttest teuer ist, gibt es berechtigte Gründe, ihn durchzuführen:

- Wenn sofort geklärt werden soll, ob der Laktose-Unverträglichkeit ein primärer oder sekundärer Laktasemangel zugrunde liegt.
- Wenn die möglichen Symptome einer Laktosebelastung bei bestehender Unverträglichkeit für die Patienten nicht zumutbar wären, etwa während einer Schwangerschaft oder bei chronisch-entzündlichen Darmerkrankungen.

Falls der Gentest keine Laktose-Intoleranz anzeigt, Sie aber dennoch deutliche Symptome einer Milchzucker-Unverträglichkeit haben, sind weitere Untersuchungen erforderlich. Eventuell hat eine andere Unverträglichkeit oder Erkrankung Ihren Darm so stark gereizt, dass er unzureichend Laktase produziert.

Dünndarmbiopsie

Zum Nachweis der Intoleranz kann auch eine Dünndarmbiopsie durchgeführt werden. Sie ist im Vergleich zum Atemtest aussagekräftiger, aber auch aufwendiger und unangenehmer und wird daher in der Regel nur im Rahmen einer endoskopischen Untersuchung von Magen und Zwölffingerdarm durchgeführt.
Im Anschluss an die Dünndarmbiopsie lässt sich dann im Labor aus dem entnommenen Schleimhautstück die Enzymaktivität der Dünndarm-Laktase bestimmen.

Wie geht es weiter?

Die gesicherte Diagnose ist der erste Schritt auf dem Weg zu mehr Wohlbefinden. Denn jetzt können Sie mithilfe des Drei-Phasen-Programms ab Seite 49 Ihren Darm gezielt entlasten. Frei von Beschwerden können Sie anschließend beginnen, Ihre persönlich verträgliche Laktosemenge herauszufinden, und schließlich auch noch die Wirksamkeit spezieller Laktase-Enzympräparate zur Steigerung der Laktoseverträglichkeit testen.

Haben Sie keine Angst vor dem Laktose-Toleranztest und seinem Ergebnis. Sehen Sie ihn vielmehr als eine Chance! Denn nach der sicheren Diagnosestellung können Sie Ihr Problem endlich erfolgreich angehen und Ihre Mahlzeiten wieder ohne Beschwerden genießen.

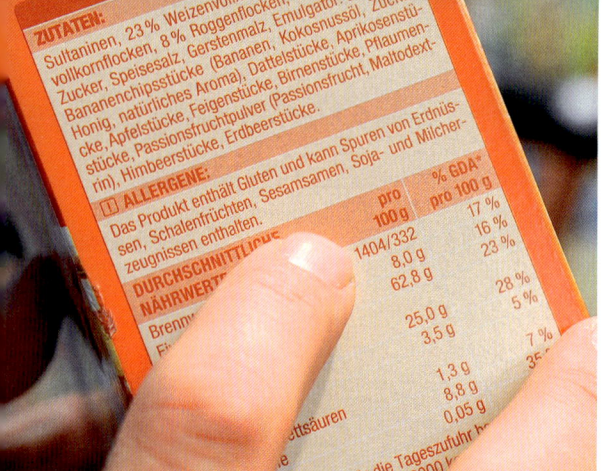

ZUTATEN:
Sultaninen, 23 % Weizenvoll...
vollkornflocken, 8 % Roggenflocken...
Zucker, Speisesalz, Gerstenmalz, Emulgator, Kokosnussöl, Zuck...
Bananenchipsstücke (Bananen, Kokosnussöl, Zucker, Aprikosenstü...
Honig, natürliches Aroma), Dattelstücke, Aprikosenstücke, Pflaumen...
cke, Apfelstücke, Feigenstücke, Birnenstücke, Pflaumen...
stücke, Passionsfruchtpulver (Passionsfrucht, Maltodext...
rin), Himbeerstücke, Erdbeerstücke.

ALLERGENE:
Das Produkt enthält Gluten und kann Spuren von Erdnüssen, Schalenfrüchten, Sesamsamen, Soja- und Milcher-
zeugnissen enthalten.

DURCHSCHNITTLICHE
NÄHRWERT...

Auf der Verpackung müssen Inhaltsstoffe und Nährwerte genau angegeben werden.

WORIN KANN LAKTOSE STECKEN?

Natürlicherweise kommt Laktose nur in Milch und Milchprodukten vor – mit Ausnahme von durch Enzymzusatz laktosefreien Produkten sowie von Natur aus laktosefreien Käsesorten (Schnitt-, Hart-, Sauermilch- und Weichkäse). Tatsächlich findet sich der Milchzucker aber auch in zahlreichen verarbeiteten Lebensmitteln.

Laktose bindet zum Beispiel gut Wasser und verleiht Lebensmitteln dadurch eine höhere Festigkeit, mehr Volumen und auch mehr Gewicht – ohne den Energiewert wesentlich zu erhöhen. Sie reagiert zudem mit Eiweißen, sodass unter Hitzeeinwirkung geschmacks- und farbgebende Verbindungen entstehen. Vor allem aber eignet sie sich bestens als Trägersubstanz für Gewürze, Aromen und Geschmacksverstärker. Weil Milchzucker nur ein Fünftel der Süßkraft von Haushaltszucker hat und daher nur leicht süß schmeckt, verwendet ihn die Lebensmittelindustrie aber auch in herzhaften Lebensmitteln, ohne dass die Verbraucher durch einen süßen Nebengeschmack irritiert wären. Backwaren, Brotaufstriche, Convenience-Produkte, Gewürzmischungen, Fastfood, Fertiggerichte, Fertigsaucen, Fixprodukte, Instantprodukte, Halbfertiggerichte, Konserven, Wurstwaren und Süß-

waren können somit einen kaum kalkulierbaren Laktosegehalt aufweisen – soweit sie nicht als laktosefrei deklariert sind. Ob Sie auf die zugesetzte Laktose reagieren, ist dabei von Ihrer individuellen Empfindlichkeit abhängig.

Auch manche Arzneimittel enthalten Milchzucker als Trägersubstanz. Die wenigsten Menschen reagieren allerdings empfindlich auf diese kleinen Mengen. Falls nötig, gibt es für die meisten Medikamente eine laktosefreie Alternative.

Werden Sie zum Zutatenfinder

Ob ein Produkt Laktose enthält, erfahren Sie zuverlässig über die Zutatenliste auf der Verpackung. Denn die Inhaltsstoffe eines industriell verarbeiteten Lebensmittels müssen deklariert werden. Sofern Sie von Laktose-Intoleranz betroffen sind, ist die Zutatenliste von Fertig- oder Halbfertigprodukten für Sie deshalb eine wichtige Informationsquelle. Wenn Sie sie konsequent lesen, können Sie versteckte Laktose sicher entdecken.

Es gibt Lebensmittel, deren Zutatenlisten sehr übersichtlich sind, weil sie nur aus einer einzigen Zutat bestehen, wie etwa Teigwaren aus Hartweizengrieß. Unter »Zutaten« steht dann einfach nur »Hartweizengrieß«. Die Mehrzahl an Lebensmitteln hat jedoch so lange Zutatenlisten, dass schon das Lesen wenig Freude bereitet – ganz abgesehen davon, dass es teilweise schwierig ist, die verwendeten Fachbegriffe zu verstehen. Produkte mit Zutaten, die Sie nicht kennen, sollten Sie daher am besten gar nicht kaufen – so schützen Sie sich vor eventuellen Unverträglichkeitsreaktionen. Und noch ein Tipp: Falls Sie ein bestimmtes Fertigprodukt häufiger verwenden und sich über den Laktoseanteil nicht sicher sind, können Sie ihn beim Hersteller erfragen.

Kennzeichnungspflicht

Die 14 häufigsten Verursacher von Lebensmittel-Allergien und -Unverträglichkeiten müssen laut einer EU-Richtlinie aus dem Jahr 2007 in den Zutatenlisten aller verpackten Lebensmittel und seit dem 13. Dezember 2014 auch auf lose ange-botener Ware aufgeführt werden. Zu diesen Ver-ursachern gehören auch Milch und Milcherzeug-nisse sowie Laktose. Selbst wenn die Substanzen nur als Trägerstoffe oder Lösungsmittel eingesetzt wurden, müssen sie deklariert werden.

Bei Lebensmitteln mit sehr langer Haltbarkeit, wie Konserven oder Trockenprodukten, wird immer wieder davor gewarnt, dass sie Allergene enthalten könnten. Denn sie wurden eventuell vor 2007 her-gestellt, als enthaltene Allergene noch nicht aufge-listet werden mussten. Bezüglich Laktose brau-chen Sie sich jedoch keine Sorgen machen. Denn Milch, Milcherzeugnisse und Laktose müssen bereits seit 2003 angegeben werden.

Hervorgehobene Zutaten

Wird auf der Verpackung eines Lebensmittels eine Zutat besonders hervorgehoben – durch Text oder Bild – muss laut gesetzlicher Regelung in der Zu-tatenliste angegeben werden, welchen prozentua-len Anteil sie am Gesamtprodukt hat. Steht zum Beispiel auf einer Verpackung »Joghurt-Kartoffel-Salat«, gilt die Zutat Joghurt als besonders ausge-lobt und der prozentuale Anteil an Joghurt muss aufgelistet werden – etwa so: »Magermilchjoghurt (8 %)«. Das heißt, 100 Gramm dieses Kartoffelsa-lats enthalten gerade einmal acht Gramm Joghurt. Diese Angabe sagt Ihnen zwar noch nicht, wie viel Laktose in dem Kartoffelsalat enthalten ist, ihr Anteil ließe sich jedoch daraus berechnen: Der Nährwert-Angabe auf dem Joghurt oder der Ta-belle ab Seite 178 können Sie nämlich entnehmen, dass in Magermilchjoghurt (Joghurt mit 0,1 Pro-zent Fettanteil) unter 4 Gramm Laktose je 100 Gramm enthalten sind. Umgerechnet auf 8 Gramm Magermilchjoghurt kommt man so auf 0,3 Gramm Laktose – und die steckt also in einer 100-g-Portion Joghurt-Kartoffel-Salat. Ein Lebensmittel darf erst dann als »laktosefrei« bezeichnet werden, wenn es pro 100 Gramm weniger als 0,1 Gramm Laktose enthält. Diesem Kriterium entspricht dieser Kartoffelsalat nicht. Dennoch werden die meisten Menschen mit Lak-tose-Intoleranz eine Portion davon essen können, ohne mit Beschwerden rechnen zu müssen. Ob Sie dazugehören oder nicht, hängt wie immer von Ihrer individuellen Verträglichkeit ab.

HIER VERBIRGT SICH LAKTOSE

Laktose wird in den Zutatenlisten nur dann aufgeführt, wenn sie als reine Substanz zuge-setzt wurde. In vielen Fällen ist der Milchzucker jedoch in einem anderen Lebensmittel »versteckt«. An folgenden Zutaten erkennen Sie, dass ein Produkt Laktose enthält:

- Butter
- Crème fraîche
- Entrahmte Milch
- Joghurt
- Joghurtkonfekt
- Lactosemonohydrat
- Kefir
- Kondensmilch
- Magermilch und Mager-milchpulver
- Magermilchjoghurt und

- Magermilchjoghurtpulver
- Mascarpone
- Milch/Milchpulver
- Milchzucker
- Molke/Molkenpulver
- Molkenerzeugnisse
- Speisequark
- Rahm
- Sahne und Sahnepulver
- Saure Sahne
- Süße Sahne

- Schmand
- Sauermolke und Sauermolkenpulver
- Süßmolke und Süßmolkenpulver
- Schokolade
- Schokoladenzubereitung
- Vollmilch und Vollmilchpulver

FRUKTOSE-UNVERTRÄGLICHKEIT

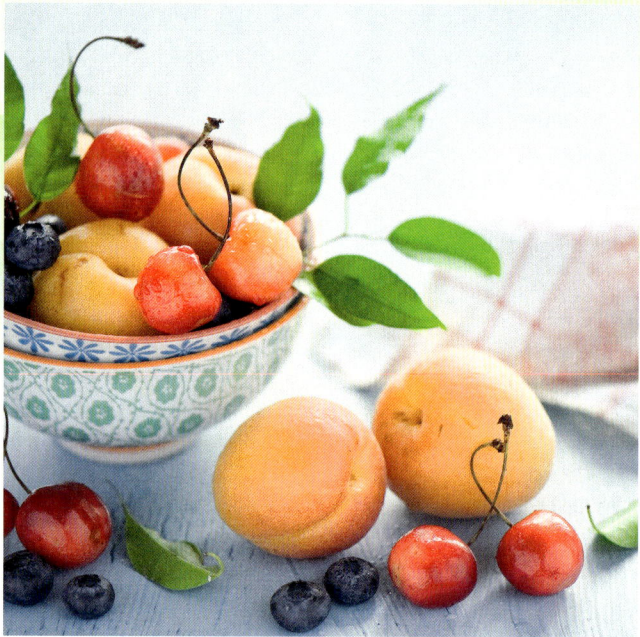

Fruktose, so die Fachbezeichnung für Fruchtzucker, findet sich von Natur aus als freier Einfachzucker sowie als Bestandteil des Zweifachzuckers Saccharose in größeren Mengen in Früchten, Zuckerrüben, Zuckerrohr und Honig sowie in geringer Menge in Gemüsen und Getreide.

Mit der Nahrung gelangt Fruktose über die Speiseröhre und den Magen in den Dünndarm, den Hauptschauplatz der Nährstoffaufnahme im Körper. Mithilfe verschiedener Proteine werden die Nährstoffe dort über die Zellmembran der Darmschleimhaut ins Blut abgegeben und anschließend über die Blutbahnen weiter dorthin transportiert, wo sie benötigt werden.

Um die Fruktose in den Blutkreislauf zu befördern und zu denjenigen Zellen zu bringen, die sie als Energiequelle nutzen, ist ein spezieller Transporter notwendig: das GLUT-5-Protein. Es wird hauptsächlich im Dünndarm gebildet, außerdem in den Spermien, den Nieren, den Muskeln und den Fettzellen.

Fruktose kann die Darmwand auch passiv passieren. Allerdings ist das nur dann möglich, wenn zur selben Zeit ausreichend Glukose im Dünndarm vorhanden ist. Haushaltszucker beispielsweise besteht jeweils zur Hälfte aus Fruktose und Glukose. Deshalb ist Fruchtzucker aus Haushaltszucker üblicherweise gut verträglich.

WENN FRUKTOSE NICHT VERDAUT WIRD

In Deutschland haben rund 30 Prozent der Erwachsenen und 60 Prozent der Kinder eine Fruktose-Unverträglichkeit (nur ein Teil hat Symptome). Bei diesen Menschen wird die Fruktose nicht oder nur unzureichend in den Blutkreislauf transportiert, etwa weil die Kapazität des zuständigen Transporters GLUT-5 vermindert ist. Sie gelangt daher weiter in den Dickdarm und wird von den dort siedelnden Bakterien unter anderem in Fettsäuren, vor allem Buttersäure, und Gase (Kohlendioxid, Wasserstoff und Methan) umgewandelt. Die gebildeten Säuren regen die Darmperistaltik an und führen zu gesteigertem Stuhldrang sowie weichen Stühlen bis hin zu Durchfällen. Die Gase Kohlendioxid und Methan sammeln sich im Dickdarm und verursachen den typischen Blähbauch, Darmgrummeln und abgehende Winde. Bei hohem Druck kann es sogar in der Herzgegend schmerzen. Der von den Bakterien gebildete Wasserstoff dagegen wird über die Dickdarmwände ins Blut geleitet, von dort zur Lunge transportiert und abgeatmet. Ein typisches Zeichen dafür ist vermehrtes Luftaufstoßen. Desweiteren können Übelkeit und Appetitlosigkeit auftreten.

MÖGLICHE SYMPTOME

Die Beschwerden lassen sich auch bei der Fruktose-Unverträglichkeit am stärksten im Magen-Darm-Trakt lokalisieren. Es sind zum Beispiel:
- Bauchschmerzen und -krämpfe
- Blähungen
- auf Distanz hörbare Darmgeräusche
- plötzlich einsetzender Stuhldrang
- weicher Stuhl
- Durchfall, teils mit Schleim-, aber nie mit Blutauflagerungen
- zwischenzeitlich auch Verstopfung

Stuhldrang beim oder direkt nach dem Essen muss jedoch nicht zwingend ein Indiz für eine Unverträglichkeit sein. Häufig handelt es sich nur um den sogenannten Gastro-Kolon-Reflex, einen physiologischen Stuhldrang, hervorgerufen durch Dehnungsreize im Magen. Als alleiniges Symptom ist Stuhldrang daher kein ausreichender Hinweis.

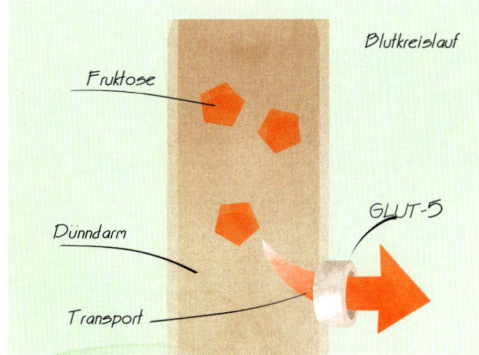

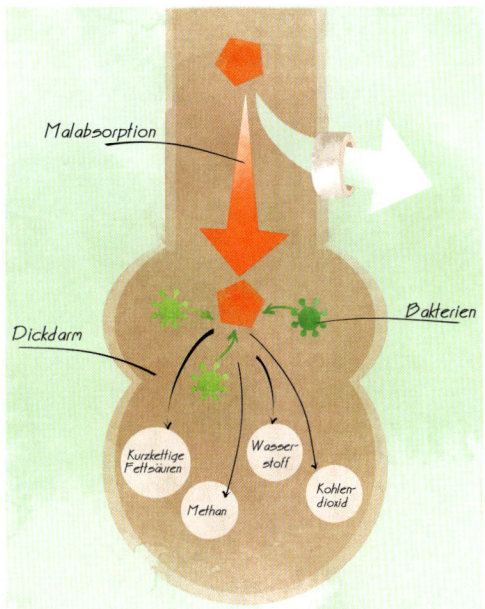

Normaler Fruktose-Transport und Aufnahme im Dünndarm (oben) und Fruktose-Malabsorption sowie bakterielle Vergärung im Dickdarm (unten).

Unspezifische Symptome

Immer wieder berichten Betroffene auch von unspezifischen Symptomen, die ebenso gut andere Ursachen haben können. Zu den am häufigsten genannten gehören:

- Kopfschmerzen
- Anspannung
- Erschöpfung, Antriebsschwäche
- innere Unruhe und Nervosität
- Angstgefühle, depressive Verstimmungen
- chronische Müdigkeit
- Krankheitsgefühl
- Hunger auf Süßes

Darüber hinaus können die von vielen Betroffenen als große Belastung empfundenen Magen-Darm-Symptome der psychoemotionale Grund für depressive Verstimmungen sein.

Neurobiologen vermuten aber auch, dass die teilweise auftretenden depressiven Verstimmungen im Zusammenhang mit der Bildung eines Fruktose-Tryptophan-Komplexes stehen. Denn bei einer entsprechenden Unverträglichkeit kann der Körper die Aminosäure Tryptophan häufig nur unzureichend aus der Nahrung aufnehmen. Tryptophan jedoch ist die Vorstufe des »Glückshormons« Serotonin, das stimmungsaufhellend wirkt und Ängste und Aggressionen abbaut.

Die typischen Symptome zuordnen

In welchem zeitlichen Abstand Ihre Beschwerden nach dem Genuss von fruchtzuckerhaltigen Speisen auftreten und wie stark sie sind, hängt von verschiedenen Faktoren ab. So entscheiden Konsistenz und Zusammensetzung einer Mahlzeit, wie lange es dauert, bis sie vom Magen in den Dünndarm gelangt. Bei Flüssigkeiten verlässt die Hälfte den Magen schon nach 10 bis 20 Minuten, bei fester Nahrung kann das dagegen eine bis vier Stunden dauern. Denn sie wird erst weitertransportiert, wenn die Nahrungsteilchen höchstens noch einen Millimeter groß sind.

Auch die einzelnen Nährstoffe verweilen unterschiedlich lange im Magen. Am schnellsten passieren ihn die Kohlenhydrate, gefolgt von Eiweiß; Fette brauchen am längsten.

All das erklärt, warum Sie nach dem Genuss von Saftschorle schnell Beschwerden haben, nach Ihrem Frühstücksmüsli mit Getreide, Nüssen, Joghurt und Obst – wenn überhaupt – erst mit einigem Abstand. Ein Ernährungstagebuch ist hilfreich, um den Zusammenhang zwischen Nahrung und Beschwerden zu erkennen sowie beschwerdefreie Zeiten bewusst wahrzunehmen.

GESUNDE ZUCKERALTERNATIVE?

Fruchtzucker wird unabhängig von Insulin verwertet. Deshalb wurde Fruktose früher als Zuckeraustauschstoff für Diabetikerlebensmittel verwendet. Er galt darüber hinaus lange auch allgemein als gesunde Zuckeralternative. Heute weiß man aber, dass ein Überangebot an Fruchtzucker den Stoffwechsel belasten kann, und die Diabetikerlebensmittel sind längst aus den Regalen verschwunden.

Fruktosemengen von regelmäßig über 50 Gramm durch exzessiven Genuss von Früchten und/oder Fruchtsäften sowie den Konsum fruchtzuckergesüßter Lebensmittel bergen verschiedene Risiken. Zu den möglichen gesundheitlichen Folgen zählen unter anderem der Anstieg von Harnsäure und Neutralfetten im Blut (Triglyzeride), die Entwicklung einer Leberverfettung mit dem Risiko für die Entstehung einer nichtalkoholischen Leberentzündung (NASH), aus der sich auch eine Leberzirrhose, eine eingeschränkte Insulinempfindlichkeit oder eine Herzmuskel-Vergrößerung entwickeln kann.

FORMEN DER UNVERTRÄGLICHKEIT

Werden weniger als 25 Gramm Fruktose nach Verzehr vom Dünndarm ins Blut transportiert und kommt es dadurch zu Beschwerden, bezeichnet man dies als Fruktose-Malabsorption oder auch als intestinale Fruktose-Unverträglichkeit. Diese Fruktosemenge steckt zum Beispiel in ungefähr 250 Gramm Trauben, drei Bananen, zwei Äpfeln oder in einem Dreiviertelliter Apfelsaftschorle mit einem Fruchtgehalt von 50 Prozent (ohne Zuckerzusatz).

Je nachdem, was die Fruktose-Unverträglichkeit verursacht, unterscheidet man dabei zwischen primärer und sekundärer Fruktose-Malabsorption. Um eine entsprechende Diagnose zu treffen, muss jedoch zunächst einmal eine Unverträglich-

HEREDITÄRE FRUKTOSE-INTOLERANZ

Fruktose-Malabsorption, also die unzureichende Fruchtzuckeraufnahme, darf nicht mit der sehr selten vorkommenden hereditären Fruktose-Intoleranz (HFI) verwechselt werden.

HFI ist gekennzeichnet durch einen genetisch bedingten Defekt des Enzyms Aldolase B, aufgrund dessen der im Dünndarm aufgenommene Fruchtzucker nicht ordnungsgemäß verstoffwechselt werden kann. In der Folge kommt es in den Zellen zu einem zelltoxischen Energiemangel sowie zu schweren Unterzuckerungen und Übersäuerungen. HFI erfordert deshalb eine lebenslange Fruktose- und Saccharose-Karenz. Die ist bei Fruktose-Malabsorption nicht nötig.

keit von einer Fruktose-Überlastung unterschieden werden. Denn das menschliche Verdauungssystem hat auch im gesunden Zustand nicht genug Kapazität für den Transport zu großer Fruchtzuckermengen. Bei Mengen über 35 bis 50 Gramm Fruktose besteht daher eine sogenannte physiologische Malabsorption.

Ob es sich lediglich um eine Fruchtzucker-Überlastung oder tatsächlich um eine »echte« Fruchtzucker-Unverträglichkeit handelt, können Sie gut mithilfe eines siebentägigen Ess-Trink-Protokolls herausfinden. Hierbei notieren Sie möglichst genau, was Sie in welchen Mengen essen und trinken und welche Beschwerden Sie beobachten. Besprechen Sie das Protokoll anschließend mit Ihrem Arzt oder Ernährungstherapeuten oder berechnen Sie die Fruchtzuckermenge mithilfe der Tabelle ab Seite 178.

Von einem Fruktoseüberhang können Sie ausgehen, wenn die aktuelle Fruktosemenge der Nahrung die physiologische Resorptionsgrenze von 35 Gramm überschreitet.

Primäre Fruktose-Malabsorption

Lässt sich keine Grunderkrankung feststellen und vertragen Sie auch Fruktosemengen von weniger als 25 bis 30 Gramm nicht, spricht man von einer symptomatischen primären oder isolierten Fruktose-Malabsorption (IFM).

Etwa 20 Prozent der Erwachsenen und 30 Prozent der Kinder sind von dieser Form der Fruktose-Unverträglichkeit betroffen; sie kann von Geburt an vorhanden sein, aber auch im Laufe des Lebens erworben werden. Allerdings hat nur die Hälfte der Betroffenen Beschwerden.

Kinder sind übrigens deshalb so häufig betroffen, weil sie in der Regel viel Fruchtsaft und Fruchtschorle trinken. Diese Getränke gelten als besonders wertvoll und als gesunde Alternative zu Süßwaren und Limonade, weswegen die Portionen teilweise übertrieben groß ausfallen.

Abgesehen davon aber wird der »gesunde Zucker aus Früchten« meist günstiger eingeschätzt als

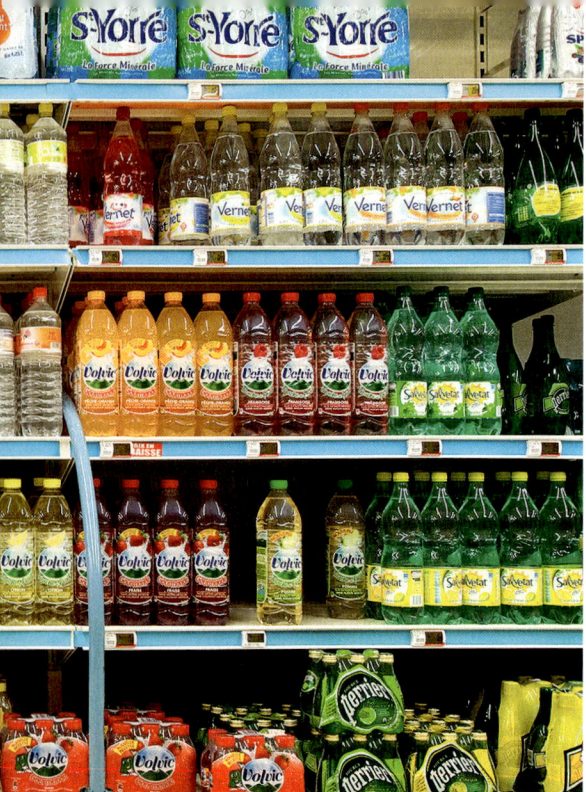

Vorsicht bei kalorienreduzierten Getränken. Viele enthalten Fruktose und/oder Säfte.

Haushaltszucker. Eltern kaufen daher bevorzugt verarbeitete Lebensmittel (»ohne Kristallzucker«). Die Fruchtzuckerzufuhr ist in den Industrienationen während der vergangenen Jahre aber generell gestiegen, unter anderem, weil viele Menschen Früchte und Fruchtsäfte als »fettfreien« und vermeintlich kalorienarmen Snack zwischendurch konsumieren. Auch Smoothies werden immer beliebter. Dazu kommt, dass bei der Züchtung neuer Obstsorten mehr Wert auf süßen Geschmack gelegt wird. Vor allcm aber setzt die Lebensmittelindustrie verstärkt auf Fruktose als Inhaltsstoff (siehe auch ab Seite 25).

Sekundäre Fruktose-Malabsorption

Bei der sekundären Form der Fruchtzucker-Unverträglichkeit liegen der Fruktose-Malabsorption eine Erkrankung des Dünndarms oder andere Unverträglichkeiten zugrunde.

Erkrankungen des Dünndarms, etwa durch akute Infektionen oder chronisch entzündliche Darmerkrankungen (Morbus Crohn), schädigen die Dünndarmschleimhaut und beeinträchtigen unter anderem die Bildung des Fruktose-Transporters GLUT-5.

Auch Unverträglichkeiten gegenüber Laktose, Histamin und Gluten können dazu führen, dass der Organismus den Transporter für Fruchtzucker nur unzureichend bildet. Experten gehen daher davon aus, dass mehr als 25 bis 50 Prozent der von Laktose-Intoleranz-Betroffenen zumindest vorübergehend auch unter einer Fruktose-Malabsorption leiden. Die gute Nachricht: Wird die Ursache der sekundären Fruktose-Malabsorption ermittelt und kann sie erfolgreich behandelt werden, wird auch der Fruchtzucker automatisch wieder sehr viel besser vertragen.

Hemmung des Fruktosetransports durch Sorbit und isolierte Sorbit-Malabsorption

Der Fruktosetransporter im Körper wird auch durch den Zuckeraustauschstoff Sorbit (E420) gehemmt, den die Lebensmittelindustrie vielen energiereduzierten und zuckerfreien Süßwaren zusetzt. Daher können sich die Beschwerden verstärken, wenn Fruchtzucker und Sorbit in derselben Mahlzeit aufgenommen werden. Wer unter einer Fruchtzucker-Unverträglichkeit leidet, sollte Produkte, die Sorbit enthalten, deswegen am besten ganz vermeiden.

Sorbit wirkt aber nicht nur als Hemmschuh des Fruktose-Transports und als Verursacher einer sekundären Fruktose-Malabsorption. Es gibt auch eine eigenständige Unverträglichkeit gegenüber diesem Zuckeralkohol: die »isolierte Sorbit-Malabsorption«. Wenn Sie unter dieser Unverträglichkeit leiden, wird Sorbit aus der Nahrung im Dünndarm nur unvollständig aufgenommen und gelangt deshalb in den Dickdarm, wo es die dort ansässigen Bakterien verstoffwechseln. Typische Folgen sind auch hier wieder Blähungen, Bauchschmerzen und Durchfall.

HABEN SIE EINE FRUKTOSE-UNVERTRÄGLICHKEIT?

Bitte beachten Sie, dass dieser Test keinesfalls den Besuch beim Arzt ersetzt, sondern lediglich erste Hinweise liefert, ob möglicherweise eine Fruktose-Intoleranz besteht. Die Fragen zur Befindlichkeit beziehen sich daher auf die Stunden nach dem Verzehr von Obst, Säften, Saftschorlen und anderen fruktosehaltigen Lebensmitteln.

WELCHE DER FOLGENDEN FRAGEN TRIFFT AUF SIE ZU?

	Ja	Nein
Haben nahe Verwandte eine Fruktose-Unverträglickeit?		
Haben Sie häufiger Schmerzen im Unterbauch?		
Ist Ihr Bauch oft gebläht?		
Haben Sie häufig »Bauchgrummeln«?		
Leiden Sie öfter an Blähungen?		
Verspüren Sie häufiger plötzlichen Stuhldrang?		
Haben Sie häufiger weichen Stuhlgang oder Durchfall?		
Müssen Sie oft aufstoßen?		
Leiden Sie an Appetitlosigkeit?		
Leiden Sie an Übelkeit?		
Haben Sie häufiger ein Druckgefühl im Oberbauch?		
Trinken Sie regelmäßig Fruchtsaftgetränke und/oder Saftschorlen?		
Haben Sie Magen-Darm-Beschwerden, nachdem Sie Fruchtsaftgetränke oder Saftschorlen getrunken haben?		
Essen Sie regelmäßig Obst und/oder Kompott?		
Haben Sie Magen-Darm-Beschwerden, nachdem Sie Obst oder Kompott gegessen haben?		
Bessern sich Ihre Beschwerden, wenn Sie auf Obst, Kompott, Fruchtsaftgetränke und Saftschorlen verzichten?		
Kauen beziehungsweise lutschen Sie zuckerfreie Kaugummis und/oder zuckerfreie Bonbons?		
Leiden Sie mitunter an Stimmungstiefs, die Sie sich nicht erklären können?		
Haben Sie mehr als sieben der vorhergehenden Fragen mit »Ja« beantwortet, ist das ein ernst zu nehmender Anhaltspunkt, dass Sie unter einer Fruktose-Unverträglichkeit leiden können. Besprechen Sie mit Ihrem Arzt unbedingt das weitere Vorgehen, um zu einer sicheren Diagnose zu gelangen.		

Wo versteckt sich Sorbit?

Der Zuckeralkohol Sorbit wird in der Lebensmittelindustrie wegen seines geringeren Energiegehalts vor allem als Zuckerersatzstoff verwendet. Sorbit kommt auch von Natur aus in Früchten vor. Für einige Früchte sind die Sorbitgehalte bekannt: Pflaumen (2,6 g/100 g), Birnen (2,1 g/100 g), Aprikosen (0,8 g/100 g), Apfel (0,3 g/100 g), Weintrauben (0,1 g/100 g). In Mengen von wenigen tausendstel Gramm (Milligramm) findet sich Sorbit in Erdbeeren (32 mg/100 g), Heidelbeeren (4 mg/100 g) und Himbeeren (9 mg/100 g).

Auf Packungsangaben achten

Wenn Sie von einer Sorbit-Malabsorption betroffen sind, sollten Sie neben Sorbit (E420; mitunter auch als Sorbitol bezeichnet) auch die übrigen Zuckeralkohole meiden: Mannit (E421), Isomalt (E953), Maltit (E965), Laktit (E966) und Xylit (E967). Alle sind auf der Zutatenliste anhand ihres Namens beziehungsweise der entsprechenden E-Nummer zu identifizieren. Lebensmittel, die Zuckeralkohole enthalten, werden auf der Packung häufig mit Zusätzen wie »zuckerfrei« und »free« ausgezeichnet. Derartige Werbeversprechen sind daher immer erste Hinweise auf zugesetzte Zuckeraustauschstoffe.

Ab einer Menge von zehn Prozent Zuckeralkoholen im Produkt (10 Gramm pro 100 Gramm) ist der Warnhinweis »Kann bei übermäßigem Verzehr abführend wirken« verpflichtend.

DIE DIAGNOSE

Möglicherweise haben Sie bereits festgestellt, dass es zwischen dem Genuss von Früchten, Fruchtprodukten oder von Nahrungsmitteln, die mit Fruchtzucker gesüßt sind, und den daraufhin auftretenden Beschwerden einen Zusammenhang gibt. Vielleicht haben Sie auch ein Ernährungstagebuch geführt und sind so möglichen Auslösern auf die Spur gekommen. In beiden Fällen sollten Sie Ihren Arzt über Ihren ersten Verdacht informieren. Er wird dann bei einem Internisten einen standardisierten Test zur Sicherung der Diagnose veranlassen. Mit dem Wasserstoff-Atemtest steht ihm dazu ein sicheres Testverfahren zur Verfügung.

Atemtest

Wird Fruktose im Dünndarm nicht aufgenommen, erfolgt ihr Abbau erst im Dickdarm. Dabei entsteht unter anderem Wasserstoff, der teils über die Lungen abgeatmet wird und in der Atemluft messbar ist.

Der Wasserstoff-Atemtest wird nüchtern durchgeführt, das heißt, die letzte Nahrungsaufnahme muss zwölf Stunden zurückliegen. In diesen zwölf Stunden sollten Sie auch auf »zuckerfreie« Bonbons und Kaugummis verzichten, genauso wie auf körperliche Anstrengung und aufs Rauchen. Durch kleine Mengen kohlensäurefreies Wasser wird der Atemtest dagegen nicht beeinträchtigt. Wichtig: Um das Resultat des Atemtests nicht zu verfälschen, sollten in den vorangegangenen Wochen keine Darmspülungen, Endoskopien und Antibiotikabehandlungen durchgeführt worden sein. Denn die bakterielle Besiedlung ist dann verändert und es kann zu falsch negativen Ergebnissen kommen.

Um die Wasserstoffkonzentration der Ausatemluft zu bestimmen, wird zunächst Ihr »nüchterner« Atem gemessen. Anschließend trinken Sie eine Lösung aus 250 Milliliter Wasser und 25 Gramm Fruktose (bei Kindern ist es wichtig, die Fruktosemenge individuell an das Körpergewicht anzupassen). Über einen Zeitraum von drei Stunden werden nun alle 20 Minuten Atemproben genommen und die jeweilige Wasserstoffkonzentration ermittelt. Steigt die Konzentration verglichen mit der des Ausgangswerts um 20 ppm (parts per million, entspricht Milligramm pro Liter), gilt die Diagnose Fruktose-Malabsorption als gesichert. Treten zusätzlich Magen-Darm-Beschwerden auf, untermauert dies das Ergebnis.

Die computergestützte Analyse eines einwöchigen Ess-Trink-Beschwerde-Protokolls ist als begleitende Maßnahme empfehlenswert. Sie hilft, die Diagnose zu sichern, und kann zeitgleich eine Fruktose-Überlastung als Ursache der Beschwerden ausschließen (siehe Seite 21). Viele Ernährungstherapeuten führen solche Nährwert-Feinanalysen durch. Darüber hinaus sollte geklärt werden, ob eine weitere Erkrankung die Malabsorption verursacht (siehe Seite 22).

Die Diagnose Sorbit-Malabsorption erfolgt ebenfalls mithilfe eines Wasserstoff-Atemtests. Wieder wird dazu zunächst nüchtern die Wasserstoffkonzentration Ihrer Ausatemluft bestimmt, dann werden nach Aufnahme von 5–10 Gramm Sorbit in 20-minütigen Abständen weitere Werte gemessen. Bei einem Anstieg von 20 ppm gilt die Diagnose als gesichert.

WORIN KANN FRUKTOSE STECKEN?

Fruktose steckt natürlich in Früchten und in allen Erzeugnissen, die aus und mit Früchten produziert werden. In kleineren Mengen ist der Zucker aber auch in Gemüse, Getreide, Kartoffeln und daraus hergestellten Produkten enthalten. Verglichen mit Früchten ist der Fruktosegehalt in Gemüse jedoch gering. Da Gemüse viele lebenswichtige Vitamine und Mineralstoffe sowie Ballaststoffe liefert, sollten Sie es daher keinesfalls von Ihrem Speiseplan streichen.

An einige Sorten mit blähenden Inhaltsstoffen wie Kohl, Lauch und Zwiebeln sollten Sie Ihren Körper jedoch langsam gewöhnen, indem Sie die Menge schrittweise je nach individueller Verträglichkeit steigern.

Fruchtgemüse wie rote und gelbe Paprika oder Tomaten liefern im Vergleich zu Gemüsesorten wie Blattsalaten, Blumenkohl, Bohnen und Broccoli ebenfalls etwas mehr Fruktose. Trotzdem müssen Sie nicht völlig auf sie verzichten. Nehmen Sie von diesen Sorten einfach nur keine übertrieben großen Portionen zu sich und kombinieren Sie sie am besten mit größeren Mengen fruktosearmer Gemüsesorten.

Stärkereiche Beilagen wie Kartoffeln oder Nudeln liefern ebenfalls nur sehr wenig Fruktose. Und weil die in ihnen enthaltene Stärke im Dünndarm zu Massen von Traubenzuckermolekülen abgebaut wird, ist zeitgleich aufgenommene Fruktose bestens verträglich.

Fruktose in verarbeiteten Lebensmitteln

Wegen ihrer in der Lebensmitteltechnologie nutzbaren Eigenschaften wird Fruktose heutzutage immer öfter als Zutat in industriell hergestellten Lebensmitteln verwendet – und zwar nicht nur bei der Schokoladen-, Fruchtgummi- und Geleezuckerwarenherstellung. Wichtige Faktoren für den vermehrten Einsatz sind:

- Fruktose ist süßer als alle anderen Zucker. Ihre Süßkraft entspricht in etwa dem 1,3fachen von Haushaltszucker. Durch Süßstoffe wird ihre Süßkraft noch verstärkt – und umgekehrt. Daher steckt sie auch in vielen kalorienreduzierten Lebensmitteln und Getränken.

GETREIDE

Wenn Sie feststellen, dass Sie Getreide und Getreideprodukte nicht gut vertragen, liegt das nicht an der darin enthaltenen Fruktose. Denn diese Menge ist wirklich minimal. Bei Getreide-Unverträglichkeit ist vielmehr eine gründliche Diagnostik gefragt. Für diese wiederum ist es sehr wichtig, dass Sie Getreide und Getreideprodukte nicht einfach weglassen, ehe die Ursache der Unverträglichkeit genau untersucht wurde (siehe auch ab Seite 38).

- Sogar Obstprodukte wie Tiefkühlfrüchte, Obstkonserven, Kompott und Konfitüren werden zusätzlich mit Fruchtzucker versetzt, weil er das Fruchtaroma nochmals unterstreicht.
- Weil Fruktose aber nicht nur den Fruchtgeschmack verstärkt, sondern auch würzige Geschmacksrichtungen anhebt oder abrundet, findet sie sich genauso in herzhaften Speisen wie Fertig-Salatdressing und Marinaden.
- Milchprodukte, vor allem solche speziell für Kinder, werden ebenfalls häufig mit aromaverstärkender Fruktose gesüßt. Dasselbe gilt für Speiseeis, weil der Fruchtzucker auch bei niedrigen Temperaturen seine Süßkraft behält.
- Fruktose ist ein gutes Feuchthaltemittel, weil sie einmal gelöst nur schwer wieder auskristallisiert. Außerdem bindet sie Feuchtigkeit und verbessert dadurch den Geschmack. Ideal für saftige Kekse oder Süßwaren wie Marzipan und Nougat.
- Sie unterstützt eine schöne Bräune, die durch eine chemische Reaktion von Zucker und Eiweißbausteinen entsteht. Deshalb enthalten viele Backwaren nicht nur die natürliche Fruktose aus dem Getreide.
- Weil Fruktose außerdem die Stärkeverkleisterung beschleunigt und eine höhere Zähflüssigkeit bewirkt, lassen sich bei Dessertspeisen Verdickungsmittel einsparen.

Typische Fruktose-Lebensmittel sind zum Beispiel aromatisiertes Wasser (»Wasser mit Geschmack«, »Wellness-Wasser«), Backwaren, Energiedrinks, Fruchtjoghurts, Frühstückszerealien, Getränkepulver, kalorienreduzierte Produkte, Milchshakes, Softdrinks, Sportgetränke und Süßwaren.

Ein Blick auf die Zutatenliste genügt

Teilweise werden Sie schon durch Werbe-Slogans auf der Verpackung verarbeiteter Lebensmittel auf enthaltene Fruktose und/oder Zuckeralkohole aufmerksam gemacht, etwa »Mit natürlicher Süße aus Früchten« oder »Ohne Zusatz von Kristallzucker«. Um genau zu erfahren, welche Zutaten das Lebensmittel enthält, bleibt Ihnen jedoch nichts, als die Zutatenliste genau zu lesen. Denn während die Verpackung eines Nahrungsmittels mittels Farben, Bildern und Fantasiebezeichnungen beliebig auf die entsprechende Zielgruppe zugeschnitten werden darf, führt die Zutatenliste auf der Rückseite sämtliche enthaltenen Zutaten und Zusatzstoffe auf – je nach deren anteiliger Menge in absteigender Reihenfolge.

In der Zutatenliste ist Fruktose unter den Begriffen »Fruktose«, »Fruchtzucker« oder »Fruktosesirup« aufgeführt. Natürliche Fruktose ist zudem enthalten, wenn das Lebensmittel Früchte oder Fruchtprodukte enthält – zu finden als Fruchtzubereitung, Früchte oder Trockenfrüchte. Auch natürliche Süßmacher, wie zum Beispiel Honig oder Agavendicksaft, enthalten Fruktose.

Fruktosesirup

Die Lebensmittelindustrie verwendet zum Süßen neben Haushaltszucker und Fruchtzucker immer öfter auch Stärkesirupe. Diese werden mithilfe von Enzymen aus Maisstärke oder anderen Stär-

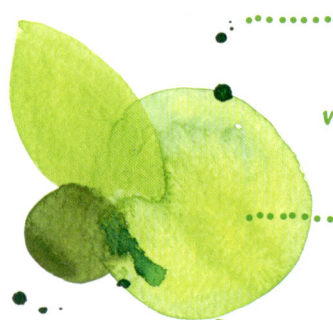

Obst in Maßen ist gesund. Sie sollten daher unbedingt versuchen, Ihren Körper mithilfe des 3-Phasen-Programms Schritt für Schritt wieder daran zu gewöhnen.

kesorten hergestellt. In einem ersten enzymatischen Prozess produziert man dabei Glukosesirup. In einem zweiten Schritt wird ein Teil der Glukose, wieder mittels Enzymen, in Fruktose umgewandelt. Bei den entstandenen Sirupgemischen unterscheidet man Fruktose-Glukose-Sirup mit mehr als 50 Prozent Fruktose und Glukose-Fruktose-Sirup mit mehr als 50 Prozent Glukose.

Weil die Herstellung sehr preiswert ist, findet sich Glukose-Fruktose-Sirup oder Fruktose-Glukose-Sirup immer öfter in Eiscremes, Joghurts, Konfitüren und Süßwaren sowie als Träger für Aromen. Dabei verwenden nicht nur niedrigpreisige Süßwaren-Produzenten Stärkesirup, sondern auch einige Hersteller höherpreisiger Produkte. Selbst in manch teurer handgeschöpfter Schokolade findet er sich leider in der Zutatenliste.

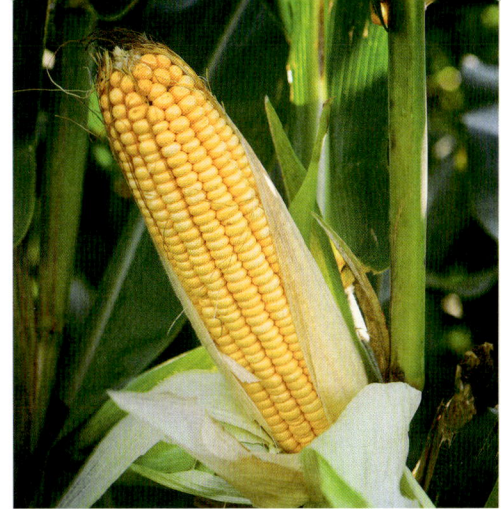

Die günstigen, aus Maisstärke gewonnenen Fruktose-Glukose-Sirupe finden sich in immer mehr Lebensmitteln.

Pflanzenkost ist unverzichtbar

Natürlich gibt es Lebensmittel, die völlig frei von Fruktose sind. Dazu gehören Mineral- und Trinkwasser, Tee und Kaffee (pur), Milch und natürliche Milchprodukte ohne sonstige Zutaten, Käse, Fleisch, Fleischprodukte, Fisch, Eier sowie naturbelassene Fette und Öle. Sie können Ihren Organismus jedoch mit dieser begrenzten Lebensmittelauswahl in keinem Fall ausreichend mit Nährstoffen versorgen. Eine ausgewogene und gesundheitsfördernde Ernährung braucht nämlich zwingend einen hohen Anteil pflanzlicher Nahrung. Abgesehen davon ginge es ohne diese auf den Tellern ziemlich trist und farblos zu.

Obwohl bis heute wissenschaftlich nicht abschließend geklärt werden konnte, warum der Konsum pflanzlicher Lebensmittel so gesundheitsfördernd wirkt, zeigen Untersuchungen doch, dass pflanzliche Nahrungsbestandteile präventiv wirken.

Die positiven Effekte könnten auf dem sehr komplexen Spektrum der vorkommenden Substanzen beruhen: Pflanzliche Lebensmittel sind – mit Ausnahme von Vitamin B_{12} – ein Füllhorn für die Versorgung mit Vitaminen, Mineralstoffen und Spurenelementen. Darüber hinaus sind sie die

einzigen Quellen für sekundäre Pflanzenstoffe und Ballaststoffe.

Vitamin C beispielsweise können Sie Ihrem Körper überhaupt nur über pflanzliche Nahrungsmittel in ausreichendem Maße zuführen. Es steckt reichlich in Beeren, Zitrusfrüchten und verschiedenen Gemüsesorten, wie Bohnen, Feldsalat, Kartoffeln, allen Kohlsorten, Paprika und Spinat.

Auch eine ausreichende Zufuhr von Folsäure wäre ohne pflanzliche Lebensmittel nicht möglich. Sie findet sich zwar reichlich in Leber und in kleiner Menge auch in Fleisch, eine ausreichende Versorgung könnte aber allein damit nicht gewährleistet werden. Gute Quellen sind zum Beispiel Beeren, Kirschen, Weintrauben und Zitrusfrüchte sowie Feldsalat, Knollensellerie, Kohlrabi, alle Kohlsorten, Pastinaken, Porree, Rote Bete, Spargel, Spinat und Hülsenfrüchte.

Einer Fruktose-Unverträglichkeit zu begegnen, indem Früchte und Gemüse, Getreide und Kartoffeln einfach vom Speiseplan gestrichen werden, wäre also die absolut falsche Lösung.

Versuchen Sie stattdessen, die durch Fruktose ausgelösten Beschwerden mithilfe des Drei-Phasen-Programms in den Griff zu bekommen und die Verträglichkeit von Fruchtzucker auf ein individuelles Maß zu erhöhen. Mehr dazu erfahren Sie ab Seite 53.

HISTAMIN-INTOLERANZ

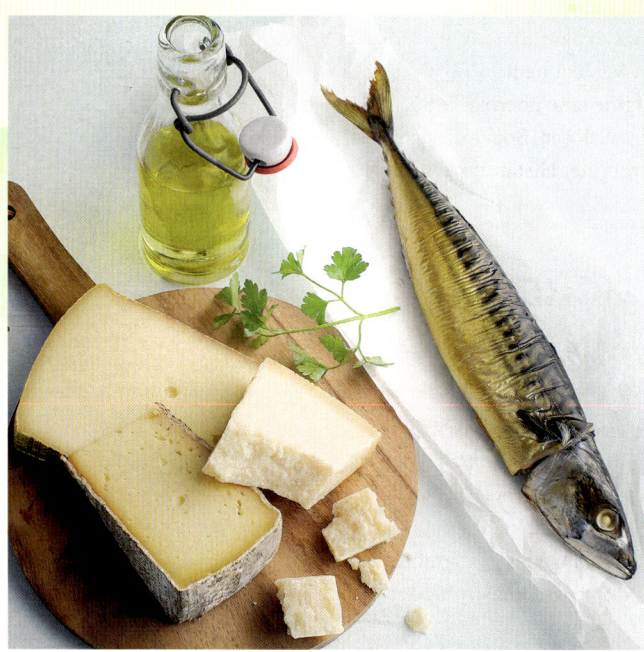

Rund ein bis drei Prozent der mitteleuropäischen Bevölkerung hat gesundheitliche Probleme, weil ihr Körper einen bestimmten Stoff aus der Nahrung nicht ausreichend abbauen kann: Histamin. Histamin (Histos = Gewebe, Amin = stickstoffhaltige Verbindung) gehört wie zum Beispiel Serotonin, Dopamin, Adrenalin, Noradrenalin, Tyramin, Octopamin und andere Neurotransmitter zur Gruppe der biogenen Amine – und als solchem kommen ihm im Körper verschiedene wichtige Funktionen zu. Es wirkt nicht nur ebenfalls als Neurotransmitter, indem es Reize von Nervenzellen zu Zielzellen weiterleitet. Es ist zum Beispiel auch wesentlich an der Abwehr körperfremder

Stoffe und an Entzündungsreaktionen beteiligt. Histamin erweitert unter anderem die Blutgefäße, stimuliert die Produktion von Magensaft, reguliert die Bewegungen im Verdauungssystem (Peristaltik), beeinflusst den Schlaf-wach-Rhythmus, die Lernfähigkeit sowie das Gedächtnis und kontrolliert den Appetit.
Unser Körper bildet und speichert Histamin in den Zellen der Haut und der Magenschleimhaut, in Nervenzellen und vor allem in den Mastzellen. Bei Bedarf wird es von dort frei- und als Neurotransmitter eingesetzt.
Aber auch bei allergischen Reaktionen kann durch die IgE-Antikörper Histamin freigesetzt werden.

Allergischer Schnupfen (Rhinitis), allergische Bindehautentzündung (Konjunktivitis) oder allergisches Bronchialasthma sind mögliche Folgen davon. Bei einer krankhaften Zunahme der Mastzellen (Mastozytose) und einer krankhaften Vermehrung aller Blutzellen (Polycythaemia vera) ist die Histaminfreisetzung ebenfalls erhöht – genauso wie bei Nesselsucht (Urtikaria). Darüber hinaus können verschiedene Medikamente, Röntgenkontrastmittel und Suchtgifte eine übermäßige Freisetzung von Histamin auslösen. Sogar die Seekrankheit wird mit erhöhten Histaminwerten in Verbindung gebracht.

UNZUREICHENDER HISTAMINABBAU

Histamin und andere biogene Amine müssen wie alle Substanzen, die in den Körper aufgenommen oder dort hergestellt werden, auch wieder abgebaut werden.

Im Körper befindliches endogenes Histamin wird zu einem großen Teil durch das Enzym N-Methyltransferase in der Leber abgebaut.

Histamin und andere biogene Amine aus der Nahrung werden im Gegensatz dazu normalerweise sehr schnell durch spezielle Enzyme der Dünndarmschleimhaut abgebaut – hauptsächlich durch Diaminoxidase (DAO) und Histamin-N-Methyl-Transferase (HNMT). Dabei gelangen üblicherweise nur sehr geringe Mengen Nahrungsamine über den Dünndarm ins Blut. Sowohl der tierische Organismus – und damit auch der menschliche – als auch Pflanzen und Mikroorganismen besitzen das Enzymsystem für diese biochemische Reaktion. Allerdings ist die Kapazität der Enzyme für den (Hist-)Aminabbau begrenzt. Ein weiteres Problem: Weil die übrigen Amine bevorzugt abgebaut werden, können sie den Histaminabbau beeinträchtigen und dadurch indirekt einen Histaminanstieg bewirken.

WAS SIND EIGENTLICH NEUROTRANSMITTER?

Als Neurotransmitter werden Substanzen bezeichnet, die im Körper elektrische Reize von Nervenzelle zu Nervenzelle oder von einer Nervenzelle zu einem anderen Zelltyp – etwa zu einer Muskelzelle – weiterleiten oder diese elektrischen Reize verstärken.

Gelangen große Mengen Histamin über die Nahrung in den Körper, löst dies toxische Reaktionen aus. Mengen von mehr als 100 Milligramm Histamin führen zu Vergiftungserscheinung, wie zum Beispiel Kopfschmerzen, Übelkeit, Erbrechen und Atemnot. Derart hohe Histaminwerte werden allerdings nur bei ausschweifenden »Gelagen« von lang gereiften Käse oder beim Verzehr von verdorbenem Fisch erreicht.

MÖGLICHE SYMPTOME

Weil die Funktionen und Wirkungen von Histamin im Organismus so vielfältig sind, können bei einer entsprechenden Unverträglichkeit an ganz verschiedenen Organsystemen Beschwerden auftreten. Die Histamin-Intoleranz, von der mehr Frauen als Männer betroffen sind, wird deshalb auch als Chamäleon unter den Unverträglichkeiten bezeichnet. Das macht es den Betroffenen und ihren Ärzten besonders schwer, die richtige Diagnose zu stellen.

Woran können Sie nun aber erkennen, ob zu viel Histamin Ihrem Körper zu schaffen macht? Zuerst einmal ist natürlich wie bei allen Nahrungsmittel-Unverträglichkeiten der Magen-Darm-Trakt betroffen. Hier kann sich eine Histamin-Intoleranz durch Durchfälle, Übelkeit nach dem Essen, Sodbrennen, Blähungen und Bauchschmerzen bis hin zu Magenkrämpfen äußern. Doch damit nicht genug. Eine Unverträglichkeit kann sich genauso auf der Haut bemerkbar machen, zum Beispiel durch Ausschlag, Rötungen (auch anfallartige, sogenannte Flush-Symptomatik), Nesselsucht und Juckreiz. Auch die Atemwege können betroffen sein (Husten, Asthma, laufende oder verstopfte Nase und sogar Atemnot).

Zu den klassischen Symptomen des Herz-Kreislauf-Systems zählen Blutdruckabfall, niedriger Blutdruck, Herzrasen und Herzrhythmus-Störungen, außerdem Kopfschmerzen und Migräne – bei Frauen häufig zyklusabhängig – sowie Menstruationsbeschwerden.

Wenn Sie regelmäßig an einer oder mehreren der genannten Beschwerden leiden, könnte das demnach ein Hinweis auf eine Histamin-Unverträglichkeit sein. Ein Beleg dafür sind sie jedoch nicht. Denn die typischen Symptome einer solchen Intoleranz haben zuweilen auch andere Ursachen. So können zum Beispiel Übelkeit und Erbrechen durch eine Laktose- oder Fruktose-Unverträglichkeit, chronisch entzündliche Darmerkrankungen (Morbus Crohn, Colitis ulcerosa) oder eine Zöliakie ausgelöst werden. Juckreiz mit und ohne Hautveränderungen ist möglicherweise eine Folge von Diabetes und Gicht. Nesselsucht (Urtikaria) kann ein Hinweis auf versteckte Infekte der Nasennebenhöhlen, der Rachenmandeln, des Magen-Darm-Trakts oder im Zahn- und Mundbereich sein oder auf eine Überempfindlichkeitsreaktion gegen bestimmte Nahrungsmittelzusätze wie zum Beispiel Farb-, Aroma- oder Konservierungsstoffe oder Medikamente. In seltenen Fällen ist sie eine Allergie auf bestimmte Nahrungsmittel, Pollen oder Tierhaare. Die physikalische Urtikaria wiederum wird durch Wärme, Kälte, Druck oder Vibration ausgelöst.

Fließschnupfen beziehungsweise eine verstopfte Nase können durch Hausstaubmilben- oder Tierhaarallergie verursacht sein, Atemnot (Dyspnoe) und Stimmstörungen durch allergisches oder auch nicht allergisches Asthma.

Besonders schwere Reaktionen können übrigens immer dann auftreten, wenn neben der Histamin-Unverträglichkeit eine oder mehrere Allergien vorliegen. Denn dann wird im Körper als Antwort auf die allergische Reaktion noch zusätzliches Histamin gebildet.

REZEPTORTYPEN BESTIMMEN DIE REAKTION

Damit Histamin überhaupt einen Effekt im Organismus auslösen kann, muss es sich zuvor an spezifische Rezeptoren der Zellmembranen binden. Durch diese Bindung kommt es zu einer Signalübertragung im Zellinneren. Dabei entscheidet die Bindung an die verschiedenen Histaminrezeptoren H_1, H_2, H_3 und H_4 über die Art der Wirkung und die Symptome.

H_1-Rezeptoren

H_1-Rezeptoren befinden sich in der Zellmembran glatter Muskulatur, die zum Beispiel unsere Blutgefäße und Atemwege, das Herz, den Darm, die Geschlechtsorgane und die Harnwege auskleidet. Anders als die Skelettmuskulatur lässt sich dieser Muskeltyp nicht durch den Willen steuern. Wenn Histamin sich an H_1-Rezeptoren bindet, kann dies im Körper unterschiedliche Beschwerdebilder auslösen. In den kleinen Blutgefäßen bewirkt die Bindung zum Beispiel eine Gefäßerweiterung, in deren Folge der Blutdruck absinkt. Möglicherweise spielt die Gefäßerweiterung auch eine Rolle bei Kopfschmerz und Migräne. Daneben wird die Durchlässigkeit der Gefäßmembranen erhöht. Das führt an Haut und Schleimhäuten zu Wassereinlagerungen mit typischen Ödemen, Blasen, Quaddeln, Rötungen und Juckreiz. In den Atemwegen dagegen bewirkt die Histaminbindung eine Verengung der Bronchien. Dadurch kommt es zu Problemen beim Ausatmen bis hin zur Atemnot – den klassischen Beschwerden des Asthma bronchiale.

Im Darm löst Histamin eine gesteigerte Peristaltik aus, verbunden mit erhöhter Durchfallneigung. An den Nebennieren bewirkt Histamin die vermehrte Bildung des Stresshormons Adrenalin, dessen Ausschüttung wiederum mit einer erhöhten Atem- und Herzfrequenz sowie der Weitstellung der Pupillen verbunden ist.

H$_2$-Rezeptoren

H$_2$-Rezeptoren sind ebenfalls in glatten Gefäßmuskelzellen, im Herzen und Zentralnervensystem lokalisiert. Sie finden sich zudem aber auch in den Belegzellen der Magenschleimhaut. Bindet sich Histamin an H$_2$-Rezeptoren am Herzen, steigert es die Fähigkeit des Muskels, sich zusammenzuziehen, und ruft Herzrasen (Tachykardie) hervor.

Bindet sich Histamin an H$_2$-Rezeptoren des Magens, werden über eine Signalwirkung diejenigen Zellen der Magenschleimhaut stimuliert, die dafür verantwortlich sind, Salzsäure zu bilden (Belegzellen). Damit geht eine erhöhte Ausschüttung von Magensäure einher, die wiederum zu einer Übersäuerung des Magens führt.

Weil die H$_2$- wie auch die H$_1$-Rezeptoren bereits gut untersucht sind, können im Zuge einer Therapie entsprechende Rezeptorblocker eingesetzt werden (siehe Seite 62 f.).

H$_3$- und H$_4$-Rezeptoren

H$_3$-Rezeptoren kommen hauptsächlich im Zentralnervensystem vor. Über die Histaminbindung an sie wird die Freisetzung von Histamin im Gehirn kontrolliert.

H$_4$-Rezeptoren sind auf Mastzellen und Lymphozyten lokalisiert und kommen wie H$_3$-Rezeptoren auch im Zentralnervensystem vor. Sie sind an verschiedenen Immunreaktionen beteiligt. Bindet sich das Histamin an sie, kann das daher zu chronischen Entzündungen der Atemwege und der Haut führen.

HISTAMIN UND PSEUDOALLERGIE

»Pseudoallergie« ist nicht etwa die Bezeichnung für eineAllergie, die sich der vermeintlich Betroffene nur einbildet. Man spricht von ihr, wenn die klinischen Symptome allergischen Reaktionen gleichen, jedoch keine typischen immunvermittelten Überempfindlichkeitsphänomene nachgewiesen werden können. Das bedeutet: Bei einer »echten« Allergie ist der Spiegel des Antikörpers IgE im Blut erhöht. Bei einer Pseudoallergie dagegen wird der Arzt im Allergietest keinen positiven Antigen-Antikörper-Nachweis führen können. Bei einer Allergie reagiert der Körper zudem nicht gleich nach dem ersten Kontakt mit dem allergieauslösenden Stoff. Stattdessen bildet er Antikörper. Diese lösen dann bei weiteren Kon-

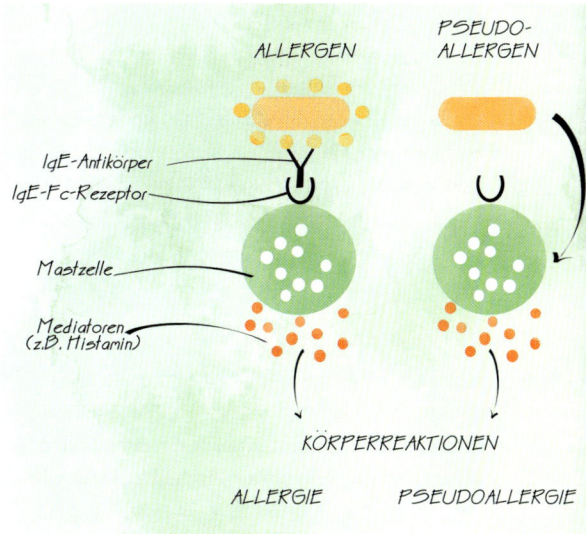

Bei einer Allergie werden Antikörper gebildet, die dann eine entsprechende Reaktion auslösen. Bei der Pseudoallergie können keine Allergie-spezifischen Antikörper nachgewiesen werden.

takten eine Reaktion aus. Bei einer Pseudoallergie kommt es dagegen bereits beim Erstkontakt mit der körperfremden Substanz zu entsprechenden Reaktionen. Und: Bei einer Allergie reagiert der Körper nach Bildung der Antikörper schon auf kleinste Mengen der allergieauslösenden Substanz. Bei der Pseudoallergie werden kleine Mengen dagegen oft noch vertragen. Der Körper reagiert erst dann, wenn bestimmte individuelle Grenzen überschritten werden.

Mögliche Auslöser

Vor allem bestimmte entzündungshemmende Medikamente, die nichtsteroidalen Antirheumatika und Schmerzmittel (Intoleranz auf Acetylsalicylsäure), Muskelrelaxanzien und Röntgenkontrastmittel, stehen im Verdacht, Pseudoallergien auszulösen. Aber auch bestimmte Nahrungsmittel können pseudoallergische Reaktionen hervorrufen, allen voran Erdbeeren, Zitrusfrüchte, Paprika und Tomaten. Dasselbe gilt für bestimmte Lebensmittelzusatzstoffe wie Azofarbstoffe, Farbstoffe, Konservierungsstoffe und Geschmacksverstärker, aber auch für natürliche Nahrungsmittelinhaltsstoffe wie zum Beispiel Salicylsäure, Benzoesäure und Aromastoffe.

Pseudoallergische Zusammenhänge werden für folgende Symptome beschrieben. Vor allem die beiden erstgenannten Symptome sollten Indikationen für aufwendige Diagnoseverfahren sein:

- chronische Nesselsucht (Urtikaria)
- immer wiederkehrende Schwellungen (Angioödeme)
- Niesschnupfen
- nicht allergisches Asthma

Für Neurodermitis und Beschwerden des Magen-Darm-Trakts ist der Zusammenhang mit pseudoallergischen Reaktionen derzeit zwar noch umstritten. Insgesamt zeigt die Praxis jedoch, dass Betroffene durchaus davon profitieren, wenn sie unverträgliche Substanzen meiden, weil sich die Beschwerden dadurch zumindest reduzieren lassen.

WIE ERFOLGT DIE DIAGNOSE?

Mit der Nahrung aufgenommenes Histamin wird bereits im Dünndarm durch Enzyme der Darmschleimhaut abgebaut – größtenteils durch Diaminoxidase (DAO). Die Bestimmung der Enzymaktivität der Dünndarm-DAO könnte also eine Aussage über eine Unverträglichkeit gegenüber Nahrungs-Histamin erlauben. Dagegen ist es nach derzeitigem Kenntnisstand nicht möglich, aus der Bestimmung der DAO im Blut Rückschlüsse auf die Enzymaktivität der Dünndarmschleimhaut-DAO zu ziehen. Umstritten ist auch die Aussagekraft der Analyse des Histamin-Gehalts im Plasma. Und die Bestimmung des Abbauproduktes Methylhistamin im Urin ist ebenfalls keine sichere Hilfsgröße für die Diagnose Histamin-Unverträglichkeit. Denn die Werte für Methylhistamin steigen schon allein durch eine eiweißreiche Kost an.

Ausführliche Anamnese

Weil standardisierte Labormethoden zur Beurteilung einer Histamin-Unverträglichkeit derzeit noch fehlen und die möglichen Symptome genauso gut auch andere Ursachen haben können, steht am Anfang der Diagnosefindung immer eine ausführliche Anamnese. Aus diesem Grund müssen zunächst sämtliche beobachteten Beschwerden, bekannte Unverträglichkeiten auf Lebensmittel und Getränke, die Wirkung von körperlichen und seelischen Belastungen sowie die verwendeten Medikamente erfasst werden.

Durch ein gut vorbereitetes Gespräch können Sie Ihren Arzt bestmöglich unterstützen. Bewährt hat sich, dazu eine Liste der persönlichen Beschwerden und Unverträglichkeiten anzufertigen oder den Fragebogen auf Seite 36 und 37 zu kopieren und auszufüllen. Die Entscheidungen und Abwägungen über notwendige Diagnoseverfahren können dadurch in vielen Fällen beschleunigt werden. Je vollständiger Sie berichten, welche Symptome

Sie bei sich beobachten, ob Ihnen bereits Unverträglichkeitsreaktionen auf Lebensmittel und/oder Genussmittel aufgefallen sind und welche Medikamente Sie einnehmen, umso zielgerichteter kann Ihr Arzt die weiteren notwendigen Maßnahmen einleiten.

WIE KOMMT HISTAMIN IN LEBENSMITTEL?

Histamin wird Lebensmitteln nicht zugesetzt, genauso wenig wie es durch direkte Verunreinigung in die Nahrung gelangt. Es ist das Abbauprodukt eines Eiweißbausteins, der Aminosäure Histidin. Aus diesem Grund ist Histamin in praktisch allen eiweißhaltigen Lebensmitteln vorhanden. Geringe Mengen an Histamin und anderen biogenen Aminen sind aber in fast sämtlichen Lebensmitteln enthalten, denn sie fungieren auch in anderen Organismen als Neurotransmitter. Und das bedeutet, dass es sich nie völlig vermeiden lässt.

Durch Beteiligung von Mikroorganismen im Zuge des Lebensmittelverderbs oder der gezielten mikrobiellen Reifung kann der Gehalt deutlich ansteigen. Dabei beeinflusst eine Reihe von Faktoren die Menge gebildeter Amine.

Zuerst einmal müssen natürlich die entsprechenden Aminosäuren für die Aminbildung verfügbar sein. Darüber hinaus müssen die Mikroorganismen das Enzymsystem Aminosäuredecarboxylase für die Synthese der Amine aus der entsprechenden Aminosäure besitzen. Zu diesen Mikroben gehört unter anderem auch eine Vielzahl von Darmbewohnern. Unzureichendes Waschen von möglicherweise durch Kot verunreinigten Lebensmitteln sowie nachlässiges Händewaschen nach dem Toilettengang sind deshalb mit einem hohen Risiko für die Kontamination mit (Hist-)Aminbildnern behaftet.

Weitere variable Bedingungen der Aminsynthese sind die Anzahl der Mikroorganismen, die Dauer der Umwandlungsprozesse, Temperatur, Säuregrad und Feuchtigkeit.

Das alles erklärt die zum Teil erheblichen Schwankungen bei der Analyse des Amingehalts in verschiedenen Lebensmitteln. Und zeigt, dass es sinnvoll ist, so weit möglich die Schwankungsbreite anstelle eines Mittelwerts anzugeben. So kann zum Beispiel Sauerkraut zwischen 0,1 und 10 Milligramm Histamin pro 100 Gramm enthalten, Trockenwurst zwischen 0 und 30 Milligramm. Bei Käse erstreckt sich die Spanne von 0 bis 130 Milligramm Histamin pro 100 Gramm und bei Fisch sogar von 0 bis 800 Milligramm.

Falsche Lagerung

Ebenso wie andere biogene Amine entsteht Histamin im Lebensmittel durch Verderbnisprozesse, insbesondere bei unsachgemäßer Lagerung empfindlicher Nahrung wie Fisch und Fleisch. Die Bestimmung des Histamingehalts kann daher auch als Indikator für die Frische eines Lebensmittels dienen.

Vertrauen Sie Ihrem Arzt. Je genauer die Informationen sind, die Sie ihm zur Verfügung stellen, umso besser kann er Sie behandeln.

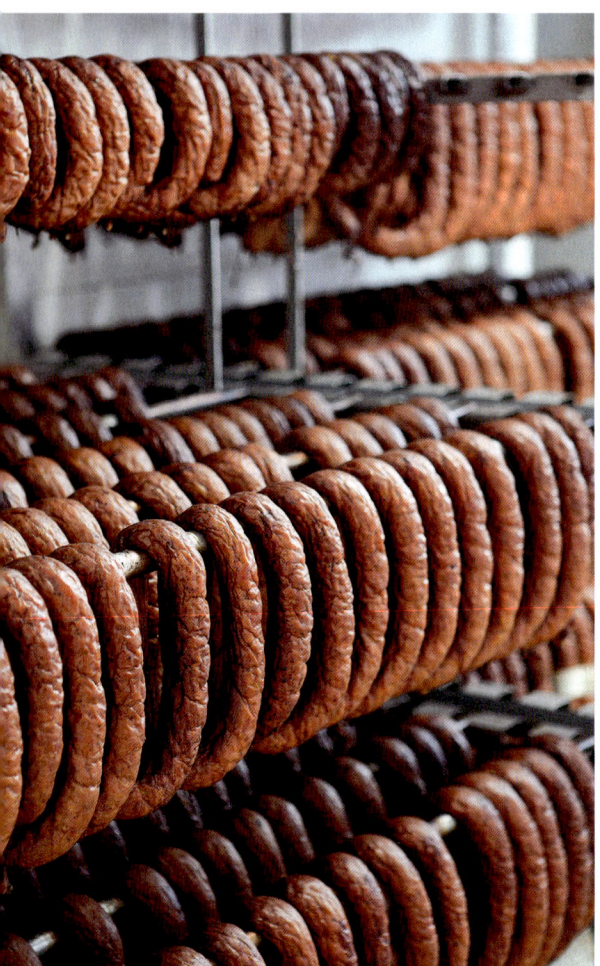

Bei der Reifung bestimmter Lebensmittel wird reichlich Histamin gebildet.

Verantwortlich für den Lebensmittelverderb sind (hist-)aminbildende Mikroorganismen. Sie nutzen Aminosäuren wie Histidin als Kohlenstoff-, Stickstoff- und Energiequelle und vermehren sich bei geeigneten Voraussetzungen in kürzester Zeit – etwa alle 20 Minuten kann sich jeder vorhandene Keim durch Zellteilung verdoppeln. Dieses exponenzielle Wachstum führt innerhalb einer Stunde zur 8-fachen, nach zwei Stunden bereits zu einer 64-fachen Keimzahl!

Hygiene ist das A und O

Viele Mikroorganismen finden neben Feuchtigkeit (freies Wasser), ausreichendem Nährstoffangebot durch das Lebensmittel selbst sowie neutralem Säuregrad in Temperaturen zwischen 5 und 65 °C günstige Wachstumsbedingungen.

Um Keime zu reduzieren sowie das Wachstum von Mikroorganismen zu verringern und somit die (Hist-)Aminbildung in Lebensmitteln zu begrenzen, gilt daher:

- Verwenden Sie möglichst frische Lebensmittel.
- Lagern Sie Lebensmittel nur kurz und möglichst kontrolliert.
- Stellen Sie die Kühlschranktemperatur tiefer ein – auf 2–5 °C.
- Lagern Sie leicht verderbliche Lebensmittel wie Fisch und Fleisch immer an der kältesten Stelle des Kühlschranks.
- Kontrollieren und reinigen Sie Ihren Kühlschrank regelmäßig und gründlich.
- Kühlketten dürfen nicht unterbrochen werden.
- Vorgekochte Speisen sollten möglichst zügig abkühlen. Lassen Sie sie nicht längere Zeit bei Raumtemperatur stehen.

Histaminbildung durch Reifeprozesse

Man findet Histamin und andere biogenen Amine jedoch nicht nur in verdorbener Nahrung. Sie sind auch in Lebensmitteln enthalten, bei deren Herstellung oder Veredelung beziehungsweise zu deren Haltbarmachung gezielt Mikroorganismen wie Milchsäurebakterien und Hefen verwendet werden. Typische milchsauer vergorene Lebensmittel beispielsweise sind Sauerkraut aus gehobeltem Weißkohl und Käse aus Milch. Bei der Herstellung luftgetrockneter Fleischwaren und Würste werden ebenfalls Milchsäurebakterien, Hefen und Schimmelpilze eingesetzt. Auch während der alkoholischen Gärung in Wein und Bier bilden die zugesetzten Mikroorganismen (Hist-)Amin. Histamin ist dabei temperaturstabil. Es kann also nicht durch Kochen, Braten und Backen inaktiviert werden, genauso wenig wie durch Einfrieren.

POTENZIELLE HISTAMINLIBERATOREN

Einige Lebensmittel, Lebensmittelinhaltsstoffe und Lebensmittelzusatzstoffe können in Form einer pseudoallergischen Reaktion individuell Histamin freisetzen. Man nennt sie daher potenzielle Histaminliberatoren. Zu ihnen zählen:

- Sprossen und Keime
- Erdbeeren
- Zitrusfrüchte
- Tomaten
- Hülsenfrüchte
- Nüsse und Samen
- Meeresfrüchte
- Eier
- Alkohol
- Salicylsäure
- bestimmte künstliche und synthetische Farbstoffe
- Konservierungsstoffe
- Antioxidationsmittel
- Verdickungsmittel
- Emulgatoren
- Geschmacksverstärker
- Süßstoffe

Die Zutatenliste verschafft Klarheit

Histamin freisetzende Stoffe können sich in allen verarbeiteten Lebensmitteln verstecken. Daher ist bei allen abgepackten Lebensmitteln ein Blick auf die Zutatenliste nötig: Auf ihr sind sämtliche verwendeten Zutaten sowie Lebensmittelzusatzstoffe aufgeführt. Die Zusatzstoffe müssen mit ihrem Namen und/oder ihrer E-Nummer angegeben sein. Bei lose angebotenen Lebensmitteln wie Brot und Brötchen, Wurstwaren und Käse können Sie die Zutatenliste beim Verkäufer erfragen. Eine Liste der Zutaten muss jeder Verkaufsstand zur Einsicht für die Kunden bereitstellen.

Insgesamt sind in der EU derzeit über 300 Zusatzstoffe zugelassen. Für Bio-Lebensmittel sind viel weniger erlaubt:

- Bei Produkten mit EU-Bio-Siegel sind es etwa 50 Zusatzstoffe,
- kommt zusätzlich das Bioland-Siegel dazu, sind es nur noch 25 Zusatzstoffe,
- Naturland und Demeter haben mit nur 20 Zusatzstoffen derzeit die strengsten Zulassungsvorschriften.

Für folgende Lebensmittel sind laut Gesetz Zusatzstoffe erst gar nicht erlaubt:

- frische Milch und frische Milchprodukte (Buttermilch, Crème fraîche, Kefir ohne Früchte, Molke ohne Früchte, Naturjoghurt, Quark, Sauermilch ohne Früchte, saure Sahne)
- frische Kartoffeln
- frisches Gemüse (bitte beschränken Sie sich während der Karenzphase auf die erfahrungsgemäß gut verträglichen Sorten, siehe Lebensmitteltabelle ab Seite 178)
- Getreide und Getreideprodukte (Mehle, Flocken, Graupen, Grieß)
- getrocknete Nudeln (nur eifreie)
- Reis (nicht Schnellkochreis)
- reines Pflanzenöl
- Honig
- Kaffeepulver
- natürliches Mineral- und Quellwasser

Alle Produkte, die für Sie individuell verträglich sind, können Sie während des Drei-Phasen-Programms (siehe ab Seite 60) schon in der Karenzphase genießen.

EU-VERORDNUNGEN

Die EU hat bislang nur Grenzwerte für histidinreichen Meeresfisch festgelegt (Makrelen-/Heringsartige, Sardellen, Blaubarsch): Frischfische dürfen nicht mehr als 200 mg/kg, gereifte Fischerzeugnisse wie Matjes nicht mehr als 400 mg/kg Histamin enthalten.

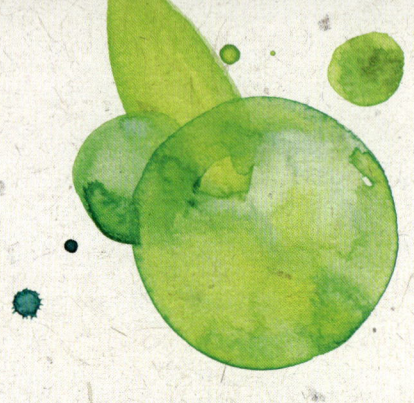

VERTRAGEN SIE HISTAMIN?

Bitte beachten Sie, dass dieser Fragebogen weder den Arztbesuch noch eine gründliche Differenzial-diagnostik ersetzen kann, sondern lediglich erste Hinweise auf eine mögliche Unverträglichkeit gibt.

WIE HÄUFIG BEOBACHTEN SIE BEI SICH FOLGENDE BESCHWERDEN?

Beschwerden	nie	selten	häufig	sehr häufig	weiß nicht
Durchfälle					
Übelkeit nach dem Essen					
Sodbrennen					
Blähungen					
Bauchschmerzen					
Magenkrämpfe					
Kopfschmerzen					
Migräne					
Hautausschlag					
Hautrötungen					
Nesselsucht					
Juckreiz					
Husten					
Asthma					
Laufende Nase					
Schnupfen					
Verstopfte Nase					
Niedriger Blutdruck					
Herzrasen					
Herzrhythmusstörungen					

Beschwerden	nie	selten	häufig	sehr häufig	weiß nicht
Bei Frauen:					
Menstruations-beschwerden					

WIE VERTRAGEN SIE FOLGENDE LEBENSMITTEL UND GENUSSMITTEL?

Lebensmittel und Genussmittel	vertrage ich gut	vertrage ich nicht	weiß nicht
Sauerkraut			
Spinat			
Tomaten			
Ananas			
Bananen			
Erdbeeren			
Orangen			
Gereifte Käsesorten (wie Emmentaler)			
Junge Käsesorten (wie junger Gouda)			
Salami			
Fisch			
Meeresfrüchte			
Nüsse			
Fertigprodukte			
Essen im China-Restaurant			
Schokolade			
Rotwein			
Sekt			

BITTE LISTEN SIE IHRE SÄMTLICHEN MEDIKAMENTE AUF

....

....

....

....

Können Sie mindestens zwei Symptome benennen und konnten Sie zusätzlich ein histamin-reiches und/oder histaminliberierende Lebensmittel als Beschwerdeauslöser identifizieren, besteht Verdacht auf eine Histamin-Unverträglichkeit. Besprechen Sie mit Ihrem Arzt unbedingt das weitere Vorgehen, um zu einer sicheren Diagnose zu gelangen.

WEITERE STÖRUNGEN

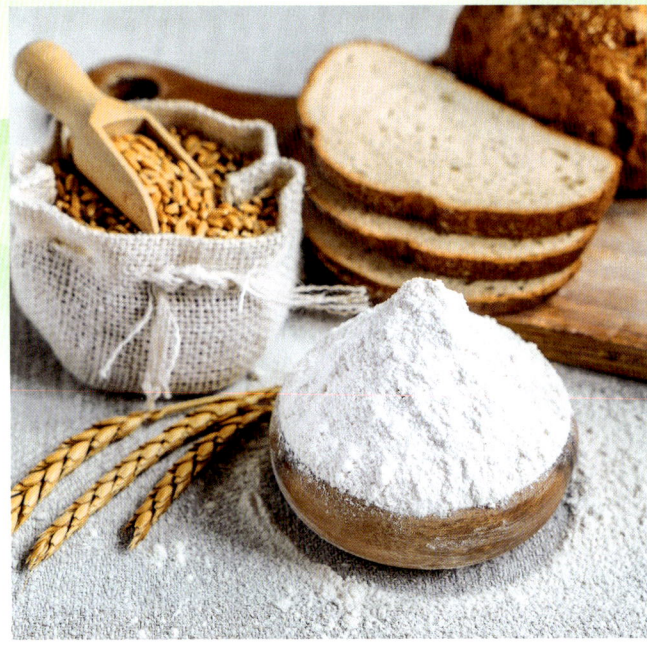

Bei einigen Menschen bestätigt sich der Verdacht auf eine Laktose-, Fruktose- oder Histamin-Unverträglichkeit nicht, sodass sich leider auch die Beschwerden trotz konsequenter Karenzphase in der Drei-Phasen-Behandlung nicht deutlich verbessern. Um den tatsächlichen Auslösern auf die Spur zu kommen, muss deshalb weiterhin gezielt nach den Ursachen gefahndet werden. Neben den bereits genannten Intoleranzen gibt es nämlich noch ein paar andere Nahrungsmittel-Unverträglichkeiten, deren Symptome häufig denen der Laktose-, Fruktose- oder Histamin-Intoleranz ähneln und wie diese das Wohlbefinden ebenfalls sehr stark beeinträchtigen können.

Unter Umständen können eine Zöliakie, eine Weizenallergie oder andere Unverträglichkeitsreaktionen auf Getreide die Beschwerden verursachen. In manchen Fällen ist auch ein Reizdarm oder eine chronisch entzündliche Darmerkrankung dafür verantwortlich. Es sind also sehr genaue Beobachtungen sowie eine differenzierte Diagnostik nötig.
Auf den nächsten Seiten finden Sie wichtige Informationen zu den genannten Krankheitsbildern. Sie ersetzen jedoch keinesfalls den Besuch beim Arzt sowie die gesicherte Diagnose. Erst im Anschluss daran können Sie mit der Behandlung beginnen und dürfen Verbesserungen erwarten.

ZÖLIAKIE

Zöliakie ist eine Autoimmunerkrankung, also eine Krankheit, bei der sich das Immunsystem gegen körpereigene Strukturen richtet. Sie wird ausgelöst durch eine dauerhafte Unverträglichkeit gegenüber dem Klebereiweiß Gluten – bestimmte Proteine in verschiedenen Brotgetreiden. Gluten ist enthalten in Gerste, Hafer, Roggen, Triticale, Weizen und sämtlichen Weizensorten (Dinkel, Einkorn, Emmer, Kamut) sowie in allen Produkten, die aus diesen Getreidesorten hergestellt sind, wie Bulgur, Couscous, Grieß, Graupen, Mehl, Nudeln, Fertigteig, Teigmischungen und Bier.

Die Aufnahme von Gluten führt bei den betroffenen Patienten zu einer Immunreaktion im Dünndarm und in deren Folge zu einer chronischen Entzündung, durch die sich wiederum die Dünndarmoberfläche immer mehr verringert. Aufgrund der abgeflachten Dünndarmschleimhaut kommt es schließlich zu einer Verschlechterung der Nährstoffaufnahme, mit allen Symptomen eines Nährstoffmangels.

Derzeit geht man davon aus, dass in Deutschland einer von 100 Menschen an Zöliakie leidet, wobei Frauen doppelt so häufig betroffen sind wie Männer. Warum jemand eine Zöliakie entwickelt, ist allerdings trotz intensiver Forschung noch immer nicht bekannt. Neben der genetischen Disposition können Immunsystem, Infektionen und Umweltfaktoren mit dafür verantwortlich sein. Und noch etwas hat sich geändert: Während Zöliakie früher eine typische Erkrankung des Kindesalters war, kann sie heute in jedem Lebensalter auftreten.

Klassische Symptome

Wie bei vielen Nahrungsmittel-Unverträglichkeiten machen sich auch die Beschwerden nach Aufnahme von Gluten vor allem im Magen-Darm-Bereich bemerkbar:

- 86 Prozent der Betroffenen haben einen vorgewölbten Bauch
- 65 Prozent erbrechen sich
- 50 Prozent haben Durchfälle
- 46 Prozent leiden an Appetitlosigkeit
- 10 Prozent haben Verstopfung

Bei Kindern zeigt sich Zöliakie zudem so gut wie immer in einer Gedeihstörung (98 Prozent!).

Wie bei anderen Unverträglichkeiten beschränken sich die Symptome nicht immer nur auf den Bauch. Betroffene können auch an unspezifischen Beschwerden leiden, wie

- Kopfschmerzen, Nervosität, depressiven Verstimmungen, Konzentrationsstörungen, Misslaunigkeit, Müdigkeit, Wesensveränderung
- Blässe
- Lebererkrankung bis Leberausfall
- Osteoporose (Knochenschwund)
- Eisenmangelanämie
- wiederkehrend auftretende Entzündung der Mundschleimhaut aufgrund einer Infektion mit dem Herpes-simplex-Virus (Stomatitis aphthosa)
- Blutungsneigung, Hämatome und Ödeme
- Muskelkrämpfe und/oder Muskelschwäche
- Nachtblindheit
- unerfüllter Kinderwunsch

Weitere Zusammenhänge

Neben den direkt durch Glutengenuss ausgelösten Beschwerden treten als assoziierte Autoimmunerkrankung bei fünf bis zehn Prozent der Betroffenen ein Typ-1-Diabetes auf, bei sechs bis acht Prozent eine Autoimmunthyreoiditis (chronische Schilddrüsenentzündung) und bei zwei bis drei Prozent Dermatitis herpetiformis Duhring, eine chronische Hauterkrankung, die vor allem durch Blasen an den Streckseiten der Extremitäten gekennzeichnet ist.

Zöliakie kann darüber hinaus eine mögliche Ursache für die sekundären Formen der Laktose-Intoleranz, Fruktose-Malabsorption und Histamin-Unverträglichkeit sein. Bei entsprechendem Verdacht ist daher die sofortige diagnostische Abklärung wichtig.

Diagnosestellung

Auch wenn es vielen als das Naheliegendste erscheint: Gluten einfach wegzulassen, ist keinesfalls zielführend. Im Gegenteil! Der Verzicht auf glutenhaltige Getreide würde die Möglichkeit der klaren Diagnosestellung sogar verhindern.

Vor der Umstellung auf eine glutenfreie Ernährung muss (!) die diagnostische Abklärung der Zöliakie erfolgen. Dabei sichert eine mindestens sechs- bis achtwöchige glutenhaltige Ernährungsweise das Ergebnis der Diagnose, so die Empfehlung des wissenschaftlichen Beirats der Deutschen Zöliakie-Gesellschaft (DZG). Erst im Anschluss daran lassen sich aussagekräftige ärztliche Untersuchungen durchführen.

Zunächst wird dabei mithilfe von Antikörperbestimmungen abgeklärt, ob eine Dünndarmbiopsie notwendig ist. Zusätzlich dienen die Antiköperbestimmungen im Rahmen der Zöliakiebehandlung der Verlaufskontrolle. Folgende Untersuchungen werden derzeit empfohlen:

- Die Bestimmung der Antikörper gegen Gewebstransglutaminase (IgA-TTG-Antikörper) mittels ELISA-Test.
- Zusätzlich muss ein Mangel an IgA ausgeschlossen werden. Denn durch ihn würde der IgA-TTG-Test falsch negativ ausfallen.
- Bei bestehendem IgA-Mangel wird zurzeit die Bestimmung der spezifischen Gliadin-Antikörper DGP oder desaminiertes Gliadin-Peptid GAF 3X empfohlen.
- Ein kleines Blutbild sowie die Bestimmung von Transferrin, Ferritin, Eisen, Transaminasen, Folsäure und fettlöslichen Vitaminen – als Ergänzung der vorangegangenen Antikörperbestimmung und zur Abklärung eines eventuell bestehenden Nährstoffmangels.
- Die Durchführung einer Dünndarmbiopsie erfolgt zur Sicherung der Diagnose. Dabei werden im Rahmen einer Magen-Darm-Spiegelung aus verschiedenen Regionen des Zwölffingerdarms fünf bis sechs Proben entnommen.
- Veränderungen der Dünndarmschleimhaut sind allerdings nicht Zöliakie-spezifisch. Für den Fall, dass im Rahmen einer Dünndarmbiopsie histologische Veränderungen der Schleimhaut beobachtet wurden, die Bestimmung der Antikörper aber negativ ausfällt, sollten immer auch andere mögliche Ursachen der festgestellten Schleimhautveränderungen untersucht werden.

Die Behandlung der Zöliakie

Wurde der Verdacht auf Zöliakie durch wissenschaftlich anerkannte Diagnostik bestätigt, bedeutet das, dass Sie lebenslang und konsequent auf Gluten verzichten müssen. Eine andere Therapiemöglichkeit besteht derzeit nicht. Nur durch den Glutenverzicht kann die Dünndarmschleimhaut regenerieren, dauerhaft intakt bleiben und ihre Aufgaben erfüllen. Bei einer regenerierten Schleimhaut ist die ordnungsgemäße Aufnahme der Nährstoffe vom Dünndarm ins Blutsystem sowie die Bildung der Dünndarmenzyme und

Die durchgestrichene Ähre auf der Verpackung garantiert, dass das Produkt den Grenzwert für Gluten einhält.

WICHTIGER HINWEIS ZU DEN REZEPTEN

Die Rezepte ab Seite 77 wurden speziell für das Drei-Phasen-Programm bei Laktose-, Fruktose- und/oder Histamin-Intoleranz (auch bei Mehrfach-Unverträglichkeit) zusammengestellt. Daher enthalten sie zum Teil »normales« Weizenmehl, Brot oder Hartweizengrießnudeln. Sollte bei Ihnen eine Zöliakie diagnostiziert worden sein, müssen Sie diese glutenhaltigen Zutaten unbedingt durch die jeweiligen glutenfreien Alternativen ersetzen.

Transporter wieder voll gewährleistet. Komplikationen infolge eines Nährstoffmangels oder sekundär bedingte Unverträglichkeiten werden daher sicher vermieden.

Lebensmittelauswahl bei Zöliakie

Da Gluten ausschließlich in bestimmten Getreidesorten enthalten ist, müssen Sie lediglich glutenhaltige Getreide gegen glutenfreie Getreidesorten austauschen. Was sich auf den ersten Blick einfach anhört, gestaltet sich im »Brotland« Deutschland aber gar nicht so unkompliziert. Von Natur aus glutenfrei sind nur die Getreide Hirse und Teff, Mais, Reis und Wildreis. Hinzu kommen die getreideähnlichen ebenfalls glutenfreien Gewächse (Pseudogetreide) Amaranth, Buchweizen und Quinoa. Die Backeigenschaften dieser Getreide und Pseudogetreide sind jedoch andere als die der typischen Brotgetreidesorten wie Weizen und Roggen. Aus glutenfreien Getreidesorten und Pseudogetreide lassen sich daher eher Knäckebrote, Fladen oder Tortillas herstellen als die gewohnten Brote. Mittlerweile gibt es jedoch dank einer Vielzahl glutenfreier Spezialmehle, Aufbackbrote und abgepackter Brote ein großes Angebot

an schmackhaftem Brotersatz. Zusätzlich bieten immer häufiger auch Bäckereien vor Ort verschiedene glutenfreie Brote an. Glutenfreie Produkte erkennen Sie zum Beispiel an der durchgestrichenen Ähre auf der Verpackung.

Im Handel gibt es seit einigen Jahren auch sortenreine, glutenfreie Haferflocken. Sie sind eine gute und schmackhafte Ergänzung für die Herstellung glutenfreier Müslimischungen, glutenfreier Brote und Gebäcke. Nach Empfehlung der DZG sollte jedoch vorsichtshalber eine Tagesmenge von maximal 50 Gramm nicht überschritten werden.

Als »glutenfrei« dürfen nur solche Produkte ausgezeichnet werden, die einen Grenzwert von 20 Milligramm Gluten pro Kilogramm Lebensmittel – das entspricht 20 ppm (parts per million) – nicht überschreiten.

Die Bezeichnung »Sehr geringer Glutengehalt« dagegen ist für Produkte zulässig, die 21 bis 100 Milligramm Gluten pro Kilogramm Lebensmittel enthalten, was 21 bis 100 ppm entspricht. Vorsicht, diese Produkte sind für die Ernährung bei Zöliakie nicht geeignet.

Verstecktes Gluten

Bei den Naturprodukten finden Sie Gluten ausschließlich in der Gruppe der Getreide. Ganz anders ist die Situation bei verarbeiteten Lebensmitteln; hier müssen Sie auch bei allen anderen Lebensmittelgruppen an Gluten denken. Es kann in Gemüsepfannen, Fertiggerichten, gebundenen Saucen und Suppen und verarbeiteten Kartoffelprodukten wie etwa Pommes Frites, Kroketten, Kartoffelpuffern und Chips genauso stecken wie in Würsten und Fleischwaren, Milchprodukten mit Cerealien, Ketchup, Senf und Gewürzmischungen. Auch Süßwaren und Süßspeisen wie zum Beispiel Schokolade, Nuss-Nougat-Cremes, Pudding und Eis können Gluten oder glutenhaltige Getreide enthalten. Im Grunde ist also bei allen Fertiggerichten Vorsicht geboten.

Der kritische Check der Zutatenliste schafft Klarheit. Gluten und glutenhaltige Getreide müssen nämlich deklariert und in der Zutatenliste optisch hervorgehoben werden.

Und noch ein Tipp: Da bereits kleine Mengen von Gluten die Dünndarmschleimhaut schädigen, müssen unbedingt auch versehentliche Verunreinigungen mit Gluten vermieden werden. Getrennte Brettchen, getrennte Toaster oder die Verwendung von Toasttaschen, gereinigte Messer und festgelegte Arbeitsabläufe (zuerst die glutenfreien Nudeln abgießen, dann die glutenhaltigen) sorgen für sichere Glutenvermeidung.

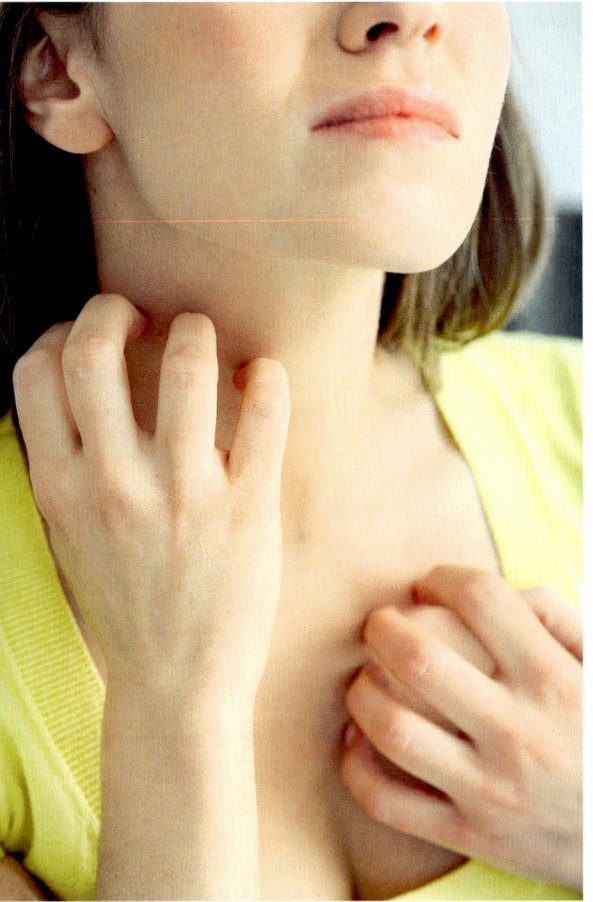

Bei einer Allergie sind die Beschwerden nicht darmspezifisch, sondern äußern sich zum Beispiel als Juckreiz.

WEIZENALLERGIE

Nicht nur das Klebereiweiß in Weizen ist problematisch. Das Getreide kann abgesehen davon nämlich auch unterschiedliche Allergien hervorrufen. So betrifft die Allergie auf Weizenpollen die Atemwege; Weizenmehl kann als inhalatives Allergen das Bäckerasthma verursachen. Eine weitere Form von Weizenallergie ist die weizenabhängige anstrengungsinduzierte Anaphylaxie »WDEIA« (wheat dependent exercise induced anaphylaxis). Sie tritt bei Kombination von verzehrten Weizenprodukten und bestimmten Belastungen auf und ist lebensbedrohlich. Denn die Anaphylaxie kann zu einer Verengung der Atemwege mit Atemnot, Blutdruckabfall, Schwindel bis hin zu Kreislaufversagen führen. Auch eine Nahrungsmittelallergie auf Weizen wird durch Eiweißkomponenten ausgelöst (Weizen-Albumin, Globulin).

Diagnose

Wie viele Menschen in Deutschland von einer Allergie betroffen sind, lässt sich aktuell nicht sicher sagen. Die jeweilige Diagnose erfolgt mithilfe von Pricktest und IgE-Testung (Spiegel des Antikörpers IgE im Blut). Teilweise wird zudem ein Provokationstest durchgeführt. Bei WDEIA erfolgt die Diagnose über den Test auf Omega-5-Gliadin (Tri a 19) und einen Belastungstest.

Behandlung

Bei einer Weizenallergie müssen Sie konsequent auf Weizen und Produkte daraus (Bulgur, Couscous, Flocken, Mehl, Graupen, Grieß, Nudeln, Brot, Gebäck) verzichten. Dasselbe gilt für alle verwandten Getreide wie Dinkel, Grünkern, Einkorn, Emmer und Kamut sowie sämtliche aus diesen Getreiden hergestellten Produkte. Andere Getreide wie Roggen, Gerste oder Hafer sowie Pseudogetreide wie Amaranth, Buchweizen und Quinoa bereiten dagegen keine Beschwerden. Vorsicht heißt es allerdings bei als glutenfrei gekennzeichneten Produkten. Nicht alle sind automatisch auch bei Weizenallergie geeignet. Denn teilweise wird in ihnen eine spezielle Weizenstärke verwendet, auf die Weizenallergiker reagieren. Bei WDEIA ist es notwendig, dass zwischen dem Verzehr von Weizen, verwandten Getreiden sowie daraus hergestellten Produkten und körperlicher Belastung mindestens vier Stunden vergehen. Auch in der Kombination mit anderen möglichen Triggern, wie Sport, Stress, schlechtem Schlaf, Infekten, Alkoholkonsum und der Einnahme bestimmter Medikamente (Acetylsalicylsäure und andere nichtsteroidale Entzündungshemmer) muss auf Weizen und weizenverwandte Getreide verzichtet werden. Für Frauen trifft das auch während der Menstruation zu.

Wichtig: Die Rezepte in diesem Buch sind nicht auf Weizenallergiker ausgerichtet. Bitte ersetzen Sie das Getreide und daraus gewonnene Produkte wo nötig durch verträgliche Sorten.

NICHT-ZÖLIAKIE-NICHT-WEIZEN-ALLERGIE-WEIZEN-GLUTENSENSITIVITÄT

Es gibt Menschen, bei denen sowohl eine Zöliakie als auch eine Weizenallergie sicher ausgeschlossen wurden und die dennoch nach dem Genuss glutenhaltiger Getreide von Unverträglichkeitsreaktionen betroffen sind. In ihrem Fall werden die Symptome durch eine Intoleranz mit dem Bandwurmnamen »Nicht-Zöliakie-Nicht-Weizenallergie-Weizen-Glutensensitivität« ausgelöst – besonders gegenüber Weizen.

Typische Symptome dieser Unverträglichkeit, deren Ursachen derzeit noch kontrovers beurteilt wird und zu deren Häufigkeit wie bei der Weizenallergie keine gesicherten Zahlen vorliegen, betreffen wiederum vorwiegend den Magen-Darm-Trakt: Bauchschmerzen, Blähungen, Durchfall

und Verstopfung. Zudem berichten Betroffene von unspezifischen Symptomen wie Kopfschmerzen, Migräne, chronischer Müdigkeit, Muskel- und Gelenkschmerzen, Hautveränderungen, depressive Verstimmungen und Anämie. Die Symptome beginnen dabei meist zügig nach der Aufnahme glutenhaltiger Getreide.

Was steckt dahinter?

In einem Kooperationsprojekt der Universitäten Mainz und Hohenheim suchen Wissenschaftler nach den Ursachen für diese Unverträglichkeit gegenüber Getreide. Das vorläufige Ergebnis: Man vermutet, dass die wahre Ursache von Beschwerden durch glutenhaltige Getreide nicht im Gluten selbst liegt, sondern in den in diesen Getreidesorten vorkommenden Amylase-Trypsin-Inhibitoren (ATI), die das Immunsystems über Toll-like-4-Rezeptoren aktivieren. Als Abwehrstoffe der Getreide gegen Parasiten und Krankheiten sollen ATI im Darm Entzündungsreaktionen hervorrufen sowie anderweitig ausgelöste Entzündungsreaktionen verstärken.

ATI kommen zwar von Natur aus in allen Getreiden vor, der Gehalt an ATI wurde jedoch durch moderne Züchtung teilweise erhöht: Neue Sorten haben gegenüber alten wie Kamut, Einkorn und Emmer teilweise bis zu dreimal höhere ATI-Konzentrationen. Es existieren jedoch auch neue ATI-arme Weizensorten. Weil man derzeit davon ausgeht, dass die Wirkung der ATI besonders bei Menschen mit chronisch entzündlichen Erkrankungen eine Rolle spielt, würden jedoch lediglich 5 bis 10 von 100 Menschen von der reduzierten Aufnahme von Kulturweizen profitieren.

Der reduzierte Verzehr von Weizen, Roggen und Gerste könnte ebenso wie der Austausch von Weizen gegen Dinkel, Kamut, Einkorn und Emmer zu einer Reduzierung der Beschwerden führen. Ein strikter Getreideverzicht ist, anders als bei Zöliakie und Weizenallergie, nicht nötig. Auch die in Getreiden vorkommenden FODMAPs, verschiedene Kohlenhydrate und mehrwertige Alkohole, werden für Beschwerden nach dem Verzehr von Getreide verantwortlich gemacht. Als FODMAPs gelten alle **f**ermentierbaren **O**ligo,- **D**i,- **M**onosacccharide und (**a**nd) **P**olyole. Sie können im Dünndarm nicht oder nur begrenzt aufgenommen werden und sind unter Umständen für Beschwerden nach dem Verzehr von Getreide verantwortlich. Sie gelangen nämlich unverarbeitet in den Dickdarm und werden dort von den Darmbakterien verstoffwechselt. Dies kann zu Magen-Darm-Symptomen wie Blähungen, Krämpfen, Flatulenz und Durchfällen führen. Auch einige Gemüsesorten wie Chicorée, Knoblauch, Topinambur und Zwiebeln enthalten FODMAPs. Sie werden jedoch teilweise trotzdem gut vertragen. In diesen Fällen sind die Symptome möglicherweise ebenfalls den ATI zuzuordnen.

Diagnosestellung

Bei der Nicht-Zöliakie-Nicht-Weizenallergie-Weizen-Glutensensitivität fehlen die Zöliakietypischen Antikörper sowie die Veränderungen der Dünndarmschleimhaut. Zur Häufigkeit liegen derzeit keine sicheren Daten vor; vermutet wird eine Häufigkeit von 0,5 bis 6 Prozent, wobei Frauen in höherem Maße betroffen sind. Die Diagnose ist derzeit nur mittels Ausschlussdiagnostik möglich. Vor Diagnosestellung und Behandlung müssen daher neben Zöliakie und Weizenallergie auch andere Erkrankungen des Magen-Darm-Systems sowie Unverträglichkeiten als Ursache der Symptome durch anerkannte Diagnoseverfahren sicher ausgeschlossen werden. Erst dann können Sie ausprobieren, ob sich durch das versuchsweise Weglassen von glutenhaltigen Getreidesorten Beschwerdefreiheit oder zumindest eine deutliche Reduzierung der Beschwerden erreichen lässt. Eine Nicht-Zöliakie-Nicht-Weizenallergie-Weizensensitivität ist wahrscheinlich, wenn sich die Symptome unter Ernährung ohne glutenhaltige Getreide zunächst bessern und erneut auftreten, sobald die glutenhaltigen Lebensmittel wieder verzehrt werden.

Um den möglichen Auslösern der Unverträglichkeitsreaktionen auf die Spur zu kommen, ist es äußerst hilfreich, ein Ess-Trink-Beschwerde-Tagebuch zu führen und sich begleitend von einem Ernährungstherapeuten beraten zu lassen. Darüber hinaus gilt wie bei allen Unverträglichkeiten: Eine Karenzphase für bestimmte Lebensmittel und ihre Inhaltsstoffe sollte grundsätzlich nur über einen kurzen Zeitraum von zwei, maximal drei Wochen durchgeführt werden, um das Risiko einer Mangelernährung zu vermeiden.

Nach dieser Glutenkarenz ist es möglich, die Diagnose durch eine doppelblinde orale Provokation mit Weizen zu sichern.

Wenn Sie von einer Nicht-Zöliakie-Nicht-Weizenallergie-Weizen-Glutensensitivität betroffen sind, sollten Sie wie Zöliakie-Betroffene auf die Ver-

VERZICHTEN SIE NICHT VON VORNHEREIN

Immer wieder hört und liest man, dass der Verzehr von Weizen ursächlich verantwortlich sei für die Entstehung von Übergewicht, chronischen Erkrankungen oder Alzheimer-Demenz. Diese Behauptungen sind derzeit jedoch mit keiner Studie belegt und schüren daher nur unnötige Ängste. Fatal, denn allein die Angst vor einer gesundheitsschädigenden Wirkung von Getreide kann durch einen Nocebo-Effekt (Erwartung eines nachteiligen Effekts) Beschwerden hervorrufen.

Getreide ist zudem eine wichtige Quelle des gesundheitsfördernden Ballaststoffs »Resistente Stärke Typ 3« (siehe auch Seite 71). Daher wäre es aus gesundheitlicher Sicht extrem nachteilig, wenn Sie es grundlos von Ihrem Speiseplan streichen würden.

wendung glutenhaltiger Getreide verzichten. Da nicht Gluten, sondern glutenassoziierte Inhaltsstoffe hauptverantwortlich für die Beschwerden sind, muss die Diät jedoch wahrscheinlich weniger streng eingehalten werden.

REIZDARMSYNDROM

Beim Reizdarmsyndrom reagiert das Verdauungssystem ebenfalls überempfindlich und die Verdauungsvorgänge sind an eine gesteigerte Schmerzwahrnehmung gekoppelt. Verantwortlich dafür ist allerdings nicht die Unverträglichkeit bestimmter Nahrungsmittel, sondern eine gestörte Reizübertragung zur Darmmuskulatur. Das Reizdarmsyndrom ist somit eine funktionelle Störung ohne krankhafte Veränderungen der Organe des Magen-Darm-Trakts.

Typische Symptome und Diagnose

Viele Beschwerden des Reizdarms ähneln denen der Laktose-Intoleranz und Fruktose-Malabsorption, etwa Blähungen, Bauchschmerzen, Bauchkrämpfe und Missempfindungen. Allerdings bessern sich die Beschwerden nach dem Stuhlgang. Typisch für den Reizdarm sind auch Stuhlunregelmäßigkeiten. Durchfall und Verstopfung können dabei ebenso vorkommen wie ein Wechsel der beiden. Auch eine veränderte Stuhlzusammensetzung (hart, breiig oder wässrig) ist kennzeichnend. Charakteristisch für den Reizdarm ist zudem, dass sich die Beschwerden tagsüber steigern können, nachts jedoch nur selten auftreten.

Die Diagnose Reizdarmsyndrom gilt als gesichert, wenn die Symptome innerhalb eines Jahres während insgesamt drei Monaten auftreten und andere mögliche Ursachen für die Beschwerden, wie chronisch entzündliche Darmerkrankungen, Laktose- und Fruktose-Unverträglichkeit sowie Zöliakie sicher ausgeschlossen werden können. Die Differenzialdiagnose ist somit von immenser Bedeutung und die Grundlage der Behandlung.

Behandlung

Aus Australien stammt die Low-FODMAP-Diät bei Reizdarm-Syndrom: In der ersten Behandlungsphase ist die Ernährung arm an FODMAPs (siehe Seite 44 und die Tabellen ab Seite 178). In der zweiten Phase werden dann behutsam und schrittweise FODMAP-reiche Lebensmittel auf ihre Verträglichkeit getestet.

Wie sinnvoll der Einsatz einer Low-FODMAP-Ernährung ist, muss jedoch gründlich abgewogen werden. Soweit sämtliche möglichen Ursachen von Magen-Darm-Symptomen differenzialdiagnostisch abgeklärt wurden, kann es hilfreich sein, den Darm durch den Verzicht auf FODMAP-reiche Lebensmittel für eine kurze Zeit zu entlasten. Eine lange Karenz für sämtliche FODMAPs ist hingegen nicht empfehlenswert. Zum einen, weil dadurch die Sensitivität für Fruktose gesteigert werden kann. Zum anderen, weil durch langfristiges Weglassen von Oligofruktose und Inulin den günstigen Bifidobakterien wichtiges Bakterienfutter vorenthalten würde.

Der bessere Weg ist, den Darm langsam und schrittweise an die FODMAPs zu gewöhnen. Dabei ist es wichtig, behutsam vorzugehen und die Steigerung der Mengen auf die individuelle Verträglichkeit abzustimmen.

Leaky Gut Syndrom

Beim Leaky Gut (engl. durchlässiger Darm) ist die Darmbarriere gestört. Durch die Pflege Ihrer Darmbewohner können Sie dieser Störung und damit dem Risiko entzündlicher Prozesse aktiv entgegenwirken. Denn gut gefütterte Darmbakterien produzieren eine schützende Schleimschicht, ernähren die Colonzellen und sorgen so für eine intakte Darmbarriere.

Bestes Bakterienfutter sind lösliche Ballaststoffe (Beta-Glukane, Pektin, Inulin, Oligofuktose) und resistente Stärke und stecken in Gemüse, Früchten, Getreide (besonders Hafer und Gerste), Kartoffeln und Hülsenfrüchten. Mehr zum Thema lesen Sie auf Seite 70 und 71.

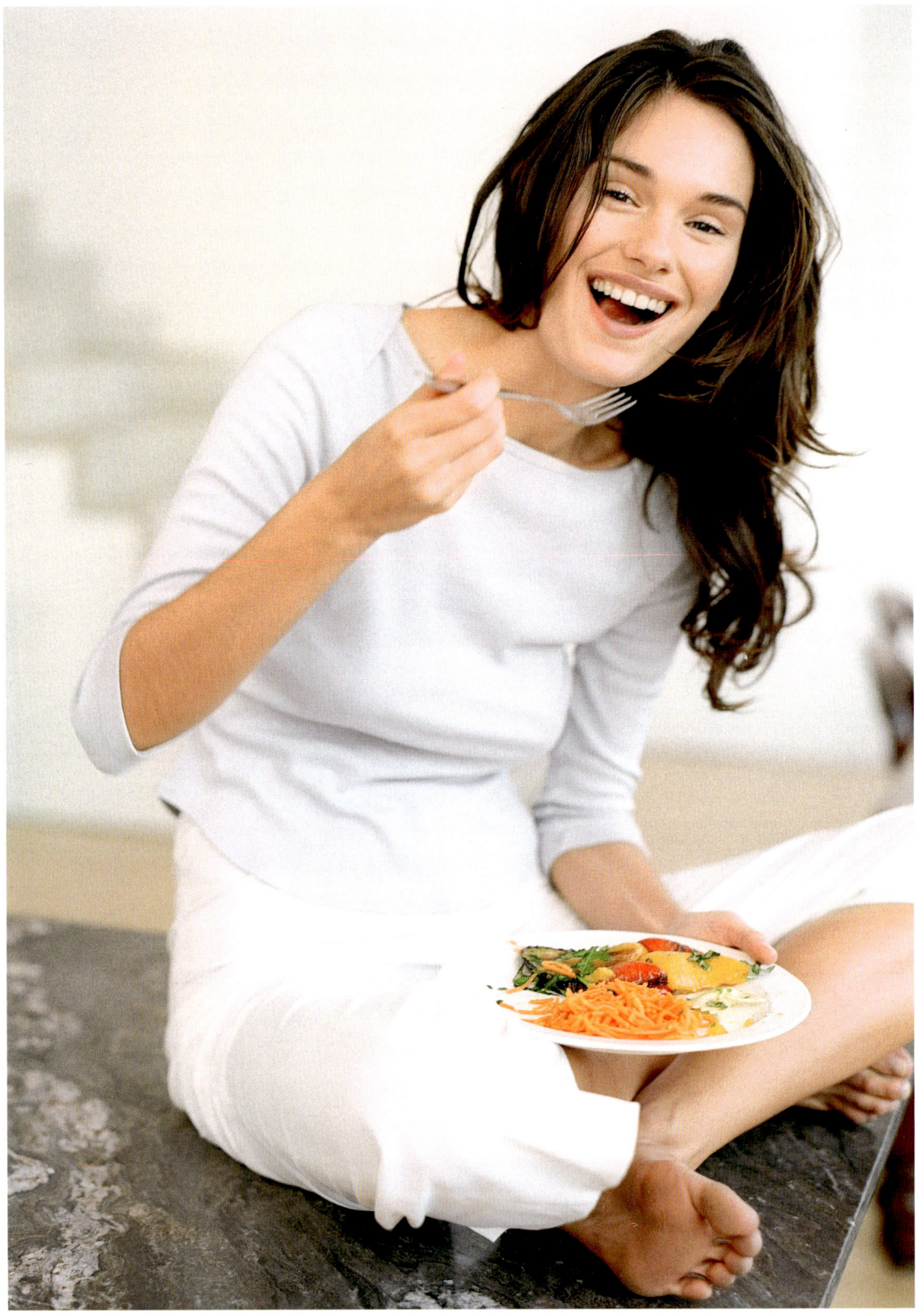

2

DAS DREI-PHASEN-PROGRAMM

Nahrungsmittel-Unverträglichkeiten müssen kein Schicksal sein. Mit dem richtigen Ernährungsprogramm lassen Ihre Beschwerden bereits innerhalb weniger Tage nach und mit der Zeit können Sie Ihre individuelle Verträglichkeitsgrenze immer höher setzen.

ENDLICH WIEDER BESCHWERDEFREI

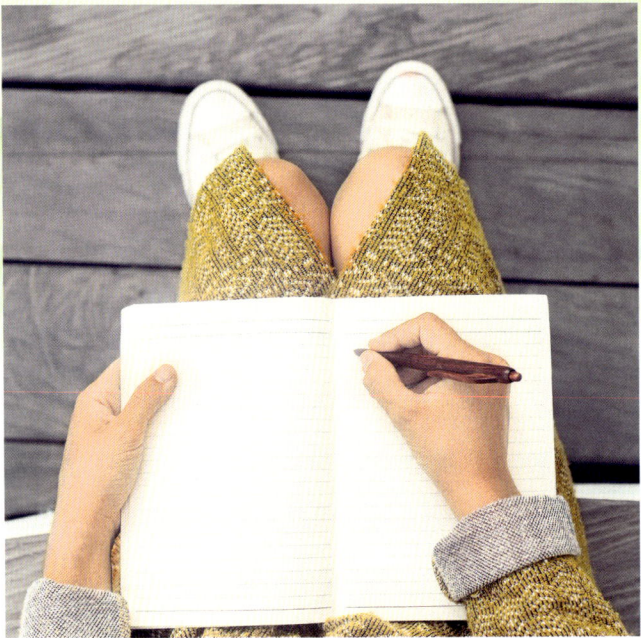

Das bewährte Programm zur Behandlung von Nahrungsmittel-Unverträglichkeiten gliedert sich in drei Phasen: die 10- bis 14-tägige Karenzphase, die mehrwöchige Testphase und schließlich die dauerhafte Stabilisierungsphase.

In der Karenzphase hat Ihr Darm zunächst Zeit, sich zu erholen. Für einige Tage lassen Sie dazu ganz gezielt solche Lebensmittel und Inhaltsstoffe weg oder schränken sie zumindest ein, die bei Ihnen Unverträglichkeitsreaktionen auslösen oder verstärken können. In der Testphase erweitern Sie dann behutsam Ihre Lebensmittelauswahl und finden so die Lebensmittelmengen, die für Sie persönlich gut verträglich sind und die Sie daher ohne Angst vor möglichen unangenehmen Folgen essen können. Wie lange diese Phase andauert, ist sehr individuell und richtet sich danach, wie konsequent getestet werden kann.

In der Phase der Stabilisierung schließlich festigen Sie Ihre individuelle Ernährungsweise und testen dazu gegebenenfalls auch noch die Wirksamkeit von Enzympräparaten.

Damit es leichter fällt, auftretende Beschwerden einer bestimmten Mahlzeit zuzuordnen, nehmen Sie in der Karenz- und Testphase am besten drei Mahlzeiten zu sich, zwischen denen je eine vier- bis sechsstündige Pause liegt. Die meisten Speisen haben dann den Magen verlassen.

DREI-PHASEN-PROGRAMM BEI LAKTOSE-INTOLERANZ

Sie haben die gesicherte Diagnose Laktose-Intoleranz? Mit dem Drei-Phasen-Programm bekommen Sie Ihre Unverträglichkeit gegenüber Milchzucker entspannt in den Griff und können wieder beschwerdefrei leben. Für die notwendige Konsequenz am Anfang der Behandlung werden Sie schon nach kurzer Zeit mit einem guten Bauchgefühl belohnt. Zudem verzichten Sie ja nicht etwa auf sämtliche Milchprodukte, sondern lassen lediglich den Milchzucker weg.

Phase 1: Erholung für den Darm

Sicher: Erholung für den gereizten Darm bedeutet anfangs Verzicht. Aber dafür geht es Ihnen auch schnell wieder besser. Denn Ihr Dünndarm kann sich viel zügiger regenerieren, wenn der für Sie unverträgliche Milchzucker nicht ständig erneut Reizungen auslöst.

Im Anschluss an die Karenzphase können Sie dann direkt mit dem Ausprobieren beginnen und so nach und nach herausfinden, wie viel Laktose Sie pro Tag beschwerdefrei vertragen. Steht dieser Wert fest, können Sie weiter testen, welche Menge bekömmlich ist, wenn Sie ergänzend dazu Enzymersatzpräparate einnehmen (siehe Seite 50 f.).

So weit ist es jedoch noch nicht. In der Karenz- und Regenerationsphase meiden Sie Laktose zwei Wochen lang erst einmal komplett. Diese laktosefreie Zeit dient der Erholung Ihres Darms und soll zu einer möglichst raschen Besserung Ihrer Beschwerden führen.

Wählen Sie in der Karenzphase Ihre Lebensmittel ganz bewusst aus:

- Essen und trinken Sie konsequent laktosefreie Milch und laktosefreie Milchprodukte – bei diesen Produkten liegt die Restmenge Laktose unter 0,1 Gramm je 100 Gramm. Wählen Sie in dieser ersten Behandlungsphase vorsorglich die Naturvarianten – also die pure Milch und nicht das Milchmixgetränk, den Naturjoghurt und nicht den Fruchtjoghurt. So schließen Sie Reizungen des Darms durch andere Zutaten von vornherein aus.

- Essen Sie nur Käsesorten, die von Natur aus laktosearm sind und je 100 Gramm ebenfalls weniger als 0,1 Gramm Laktose oder diese sogar nur in Spuren enthalten. Das sind: Schnittkäse, Hartkäse, Sauermilchkäse (Harzer) und Weichkäse. Die verschiedenen Frischkäsesorten wählen Sie in der jeweils laktosefreien Variante.

- Stellen Sie Ihre Nahrung abwechslungsreich zusammen, um sich möglichst optimal mit Nährstoffen zu versorgen. So schaffen Sie die perfekte Basis für eine schnelle Regeneration.

- Verzichten Sie auf Fastfood, Fertigprodukte, Halbfertigprodukte oder Fixprodukte. Selbst wenn den Fix-und-Fertig-Produkten keine Laktose oder Milchbestandteile zugesetzt wurden, enthalten sie oft Substanzen, die Unver-

LAKTOSEFREIE REZEPTE

Für die Karenzphasen-Rezepte ab Seite 77 werden generell nur laktosefreie Milch und laktosefreie Milchprodukte verwendet. Dadurch kann sich der Darm auch bei Mehrfach-Unverträglichkeiten am besten regenerieren. Wenn Sie lediglich auf Fruktose und Histamin empfindlich reagieren, können Sie ab der Testphase wieder auf »normale« Milch und Milchprodukte umsteigen. Daher wurden die Rezepte ab Seite 97 nicht laktosefrei konzipiert. Bei einer Laktose-Intoleranz sollten Sie je nach individuell verträglicher Menge entsprechende Zutaten weiterhin durch laktosefreie Varianten ersetzen.

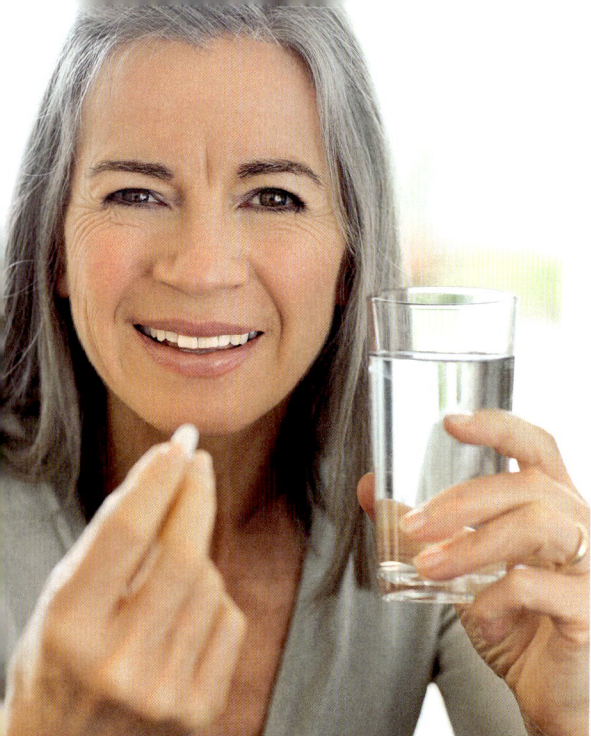

Spezielle Enzympräparate machen laktose-haltige Speisen besser verträglich.

- Essen Sie laktosehaltige Lebensmittel gleichmäßig über den Tag verteilt und vermeiden Sie zunächst größere Mengen zu einer Mahlzeit, um Ihren Darm nicht zu überfordern.
- Testen Sie zusätzlich die Lebensmittel, auf die Sie während der Karenzphase verzichtet haben. Probieren Sie dabei immer nur ein Lebensmittel. So bekommen Sie eindeutige Ergebnisse und können beurteilen, was Ihnen Beschwerden bereitet – und was nicht.
- Führen Sie ein Ernährungstagebuch, bis Sie beschwerdefrei sind (eine Vorlage finden Sie in der hinteren Buchklappe). Notieren Sie, wann Sie was gegessen haben und ob innerhalb von drei Stunden Beschwerden aufgetreten sind. Vermerken Sie gut verträgliche Lebensmittel und solche, die Ihnen Beschwerden machen. Schreiben Sie außerdem auf, welche Milchprodukte Sie in welcher Menge verzehrt haben. So finden Sie Schritt für Schritt Ihre individuell verträgliche Grenze heraus.
- Verzichten Sie keinesfalls völlig auf Milchprodukte. Sie sind beste Kalziumlieferanten, versorgen den Organismus mit hochwertigen Eiweißbausteinen und sind eine sehr gute Quelle für B-Vitamine – inklusive Vitamin B_{12}.

Die Rezepte ab Seite 97 zeigen Ihnen, wie abwechslungsreich die Ernährung auch bei einer bestehenden Laktose-Intoleranz sein kann – und das auf Dauer. Achten Sie dabei aber darauf, dass die Laktosemenge in den Rezepten das für Sie verträgliche Maß übersteigen kann, wenn Sie an einem Tag mehrere Gerichte mit Milch oder Milchprodukten genießen. Ersetzen Sie daher unter Umständen »normale« Milch und Milchprodukte gegen laktosefreie.

träglichkeiten auslösen und besonders einen gereizten Darm irritieren: So bewirkt zum Beispiel das Verdickungsmittel Guarkernmehl (E412) in großen Mengen Blähungen und Bauchkrämpfe. Das Antioxidationsmittel Zinn-II-chlorid (E512) führt in höheren Konzentrationen zu Magenreizungen und Natriumsulfate (E514), die als Säureregulatoren dienen, wirken in höherer Dosierung stark abführend.

Phase 2: Finden Sie Ihre verträgliche Laktosemenge

Wenn Sie nach 10 bis 14 Tagen frei oder zumindest überwiegend frei von Beschwerden sind, starten Sie mit der zweiten Behandlungsphase. Um herauszufinden, wie viel Laktose Sie vertragen, ohne dass sich Symptome zeigen, steigern Sie die Menge nach und nach.

- Starten Sie mit Lebensmitteln oder Lebensmittelportionen, die einen geringen Laktosegehalt haben (siehe Tabelle ab Seite 178), und erhöhen Sie allmählich die tägliche Laktosemenge.

Phase 3: Stabilisierung und Enzymersatztherapie

Sobald Sie Ihre täglich verträgliche Laktosemenge kennen, starten Sie mit der dritten Phase und können zusätzlich ausprobieren, wie eine Enzymersatztherapie bei Ihnen wirkt.

Enzymersatztherapie bedeutet, dass Sie als Ersatz für die fehlende körpereigene Laktase ein synthetisches Enzym einnehmen. Welchen Vorteil das hat? Möglicherweise gibt es immer wieder einmal Situationen in Ihrem Alltag, in denen Sie Laktose nicht vermeiden können oder wollen, beispielsweise bei einer Essenseinladung oder einem Besuch im Café. Bei solchen Gelegenheiten können Sie direkt vor der Mahlzeit ein Laktasepräparat zu sich nehmen und so Beschwerden vermeiden. Zwar gibt es keine Garantie, dass mit Laktaseenzymen alle unerwünschten Symptome vollständig ausbleiben. Sie lassen sich damit jedoch zumindest abschwächen.

Laktaseenzympräparate sind diätetische Lebensmittel und in Apotheken, Drogeriemärkten, den Drogerieabteilungen von Supermärkten und im Internet erhältlich. Die Kosten liegen je nach Hersteller und Konzentration etwa zwischen 10 und 80 Cent pro 1000 FCC. Je nach Bedarf müssen Sie von schwächer konzentrierten Mitteln mehr einnehmen, daher lohnt sich ein Preisvergleich. Der wirksame Bestandteil von Laktasepräparaten ist das Enzym Tilactase, das mithilfe der Schimmelpilzart Aspergillus oryzae gewonnen wird. Damit die Laktaseenzyme schön weiß aussehen,

wird ihnen häufig Titandioxid (E 171) zugesetzt, das unverdaut wieder ausgeschieden wird. Weitere häufige Bestandteile der Enzympräparate sind Dicalciumphosphat und Zellulose als Füllstoffe sowie Gelatine für die Kapseln oder E464 (Hydroxypropylmethylcellulose) als Überzugsmittel für gelatinefreie, vegetarische Präparate. Alle diese Zusatzstoffe gelten als unbedenklich

Einnahme der Präparate

Laktasepräparate werden immer unmittelbar vor einer laktosehaltigen Mahlzeit eingenommen. Es würde auch gar keinen Sinn machen, sie bereits vorbeugend am Morgen zu schlucken, wenn Sie mittags eine Essenseinladung haben. Denn die Laktase wäre verdaut, bevor Sie das Essen genießen. Genauso wenig bringt es, nach dem Essen erst einmal abzuwarten, ob sich Beschwerden einstellen. Denn nachträglich eingenommene Laktase kann keine Wirkung mehr entfalten. Falls Sie Laktase in Form von Pulver oder Kapseln verwenden, können Sie das Pulver oder den Inhalt von Laktasekapseln sogar direkt in Speisen und Getränke wie Joghurt, Quark oder Milchshakes einrühren. Geben Sie Laktase jedoch nie in heiße Speisen oder Getränke mit Temperaturen von über 50 °C, wie Cremesuppen oder Milchkaffee. Die Enzyme überstehen hohe Temperaturen nicht und ihre Einnahme bliebe wirkungslos. Lassen Sie daher Ihre Laktasepräparate im Sommer auch nicht im Auto liegen. Die Sonne heizt den Innenraum so stark auf, dass die Enzyme zerstört werden können. Dagegen brauchen Sie keine Sorge zu haben, dass das saure Milieu des Magens die Wirksamkeit von Laktase beeinträchtigen könnte. Die aktuell erhältlichen Enzympräparate enthalten saure Laktase und entfalten ihre Wirkung bereits im sauren Milieu des Magens.

Die passende Dosierung finden

Zum Abbau von je fünf Gramm Laktose sind 5 000 bis 7 500 FCC (siehe Kasten Seite 52) häufig ausreichend. Eine Möglichkeit ist daher das Aus-

HILFSMITTEL ZUR LAKTOSEBERECHNUNG

Üblicherweise fehlt bei Milchprodukten die Angabe des Laktosegehalts. Am besten greifen Sie daher einfach auf die aufgelistete Kohlenhydratmenge zurück. Weil Laktose den größten Anteil davon ausmacht, sind Sie mit diesem Wert in jedem Fall auf der sicheren Seite. Aber Achtung: Diese Rechnung funktioniert nur bei Naturprodukten ohne Zusatz von Früchten und Zuckerstoffen.

probieren von entsprechenden Mengen FCC-Laktase pro laktosehaltiger Mahlzeit. Langfristig können Sie natürlich Kosten sparen, wenn Sie die Laktosemenge möglichst genau einschätzen und nur so viele Enzyme einnehmen wie nötig. Wenn eine möglichst exakte Dosierung wichtig ist, kann man nach folgendem Schema vorgehen:

- Wie viel Laktose können Sie auch ohne Laktasepräparat beschwerdefrei vertragen?
- Wie hoch schätzen Sie den Laktoseanteil im Essen? Beispiel: Die Tomatensauce auf Ihrer Pasta enthält Sahne (je drei Esslöffel Sahne enthalten etwa 1 Gramm Laktose) – ist die Tomatensauce sehr rot und enthält vielleicht nur einen »Schuss« Sahne zur Abrundung? Ist viel oder wenig Sauce auf Ihrem Teller?
- Wie hoch ist Ihr persönlicher Bedarf an Laktase? Passt für Sie die übliche Enzymmenge von 1 000 bis 1 500 FCC je 1 Gramm Laktose? Oder haben Sie bei dieser Dosierung noch Beschwerden? Dann verdoppeln Sie die Dosis beim nächsten Mal.
- Haben Sie nach der Einnahme von Laktaseenzymen zu einem laktosehaltigen Essen keine Beschwerden, sollten Sie die Dosis für die nächsten Laktaseversuche erst einmal beibehalten. Verlaufen diese wieder erfolgreich und konnten Sie das milchzuckerhaltige Essen folgenlos genießen, können Sie die Dosis nach und nach leicht reduzieren, um zu testen, ob auch kleinere Mengen Enzym ausreichen.
- Testen Sie Ihren Laktasebedarf erst ein paarmal in den eigenen vier Wänden, damit Sie sich für einen Einsatz außer Haus sicher fühlen.
- Merken Sie sich für Milch und die gängigsten Milchprodukte ein paar Standardportionen, die etwa 5 Gramm Laktose enthalten. Das sind zum Beispiel ein halbes Glas Milch (100 ml), ein kleines Glas Buttermilch (125 ml), ein Glas Sahne (150 ml), ein Becher Joghurt (150 g) oder zwei Portionspackungen Kaffeesahne (je 20 ml). Für jede dieser Portionen nehmen Sie 5 000 bis 7 500 FCC ein.

So ermitteln Sie Ihren Laktasebedarf

Mit der Zeit werden Sie sich immer besser mit laktosehaltigen Speisen auskennen und dank Laktaseenzymen auch immer unbeschwerter außer Haus essen können, ohne irgendwelche Folgen für Ihr Wohlbefinden befürchten zu müssen.

Für den Anfang gehen Sie am besten ganz pragmatisch vor, schätzen großzügig und nehmen lieber eine höhere Dosis Enzympräparate ein als zu wenig. Sie riskieren dabei nichts: Weil die Präparate ganz spezifisch nur auf die in der Nahrung enthaltene Laktose wirken, haben sie keinen Einfluss auf andere Substanzen – auch dann nicht, wenn ein deutlicher Überschuss vorhanden ist. Nachdem die Laktase den Milchzucker im Speisebrei aufgespalten hat, wird sie – wie alle anderen Eiweiße – mithilfe proteinspaltender Enzyme abgebaut und die einzelnen Aminosäuren werden resorbiert. Wirksame Laktase kann also nicht in den Organismus gelangen, lediglich die Einzelbausteine werden vom Darm ins Blut abgegeben. Aus diesem Grund ist selbst die Zufuhr größerer Laktasemengen beziehungsweise eine hohe Dosierung über einen längeren Zeitraum völlig unproblematisch. Im Zweifelsfall können Sie sich also immer guten Gewissens für den Einsatz von Laktaseenzymen entscheiden.

WAS BEDEUTET EIGENTLICH FCC?

Die Laktasemenge in Enzympräparaten wird mit der Einheit FCC (Food Chemical Codex) angegeben. FCC ist ein Maß für die Reinheit von lebensmittelchemischen Substanzen. Laktaseenzympräparate gibt es derzeit in Dosierungen zwischen 1000 und 18 000 FCC. Zur Spaltung von einem Gramm Laktose werden etwa 1000 bis 1500 FCC benötigt.

Wie sinnvoll ist »frei von Laktose«?

Noch vor wenigen Jahren fristete laktosefreie Milch ein Nischendasein in Reformhäusern – sie wurde auch nur als ultrahocherhitzte H-Milch mit 3,5 Prozent Fett angeboten. Das hat sich geändert: Immer mehr milchverarbeitende Betriebe produzieren Milch und Milchprodukte ohne Laktose – als Frischmilch, H-Milch, in allen Fettstufen, konventionell und biologisch produziert. Zu erkennen sind sie an Bezeichnungen wie »MinusL«, »LAC lactosefrei«, »frei von Lactose« oder einfach am Zusatz »laktosefrei« oder »lactosefrei« auf der Verpackung.

Das wachsende Angebot ist zum einen natürlich ein Indiz für die steigende Zahl betroffener Verbraucher. Umgekehrt kann man aber auch davon ausgehen, dass ein Teil der Konsumenten die Produkte kauft, eben weil sie angeboten werden und sie sich von ihnen eine gesundheitsfördernde Wirkung erhoffen.

Das Einzige, was laktosehaltige Milch und Milchprodukte jedoch von den laktosefreien Varianten unterscheidet, ist die Qualität des enthaltenen Zuckers. Im »Normalprodukt« steckt der Zweifachzucker Laktose, in der laktosefreien Variante wurde diese zu den beiden Einfachzuckern (Glukose und Galaktose) abgebaut. Abgesehen davon sind sowohl Zuckermenge wie auch sämtliche anderen Inhaltsstoffe identisch.

Nicht alle laktosefreien Produkte sind zudem notwendig. Zum Beispiel ist es fast immer völlig unnötig, laktosefreie Butter zu verwenden. Der Laktosegehalt in Butter ist minimal – und die verwendete Menge ist es meist auch. Hartkäse, Schnittkäse und Camembert enthalten Laktose ebenfalls nur in Spuren. Eine werbewirksame Auslobung als »frei von Laktose« suggeriert dem Verbraucher jedoch, es gebe solche Käsesorten auch mit Laktose, und schränkt damit seine Wahlmöglichkeiten grundlos ein. Und vergessen Sie auch nicht: Zuckergesüßte Milchprodukte sind Süßspeisen, ob mit oder ohne Laktose.

DIE DREI PHASEN BEI FRUKTOSE-UNVERTRÄGLICHKEIT

Die gute Nachricht zuerst: Eine Fruktose-Unverträglichkeit besteht fast immer nur vorübergehend. Denn nach einer Einschränkung sowie der nachfolgenden schrittweise gesteigerten Zufuhr in der Testphase wird der Fruchtzucker in vielen Fällen wieder bis zur täglichen physiologischen Aufnahmekapazität von 35 Gramm vertragen. Und das ist deutlich mehr, als man mit der von Ernährungsfachgesellschaften empfohlenen Menge an Früchten aufnehmen würde.

Die Deutsche Gesellschaft für Ernährung zum Beispiel empfiehlt für Erwachsene zwei etwa faustgroße Portionen Obst beziehungsweise

MILCH UND MILCHPRODUKTE MIT LAKTOSEFREIEN ALTERNATIVEN

- Butter
- Buttermilch
- Camembert
- Frischkäse
- Fruchtjoghurt
- Hartkäse

- Kondensmilch
- Milch
- Milchmixgetränke
- Mozzarella
- Naturjoghurt
- Pudding

- Quark
- Sahne
- Schmand
- Schmelzkäse
- Schnittkäse
- Speiseeis

250 bis 350 Gramm am Tag. Diese Menge enthält weniger als 22 Gramm freie Fruktose. Isst man außer diesen Früchten möglichst wenig verarbeitete Nahrungsmittel und nur kleine Mengen an Süßigkeiten und gesüßten Getränken, führt man seinem Körper täglich insgesamt ungefähr 20 bis 25 Gramm Fruktose zu. Diese Fruchtzuckermenge vertragen die meisten Erwachsenen gut, besonders, wenn es gelingt, die Früchte nicht solo zu genießen, sondern etwa als Dessert im Rahmen einer kombinierten Mahlzeit oder zusammen mit Milchprodukten mit ausreichendem Fettgehalt. Mithilfe dieser einfach umsetzbaren Maßnahmen bleiben Sie dauerhaft beschwerdefrei.

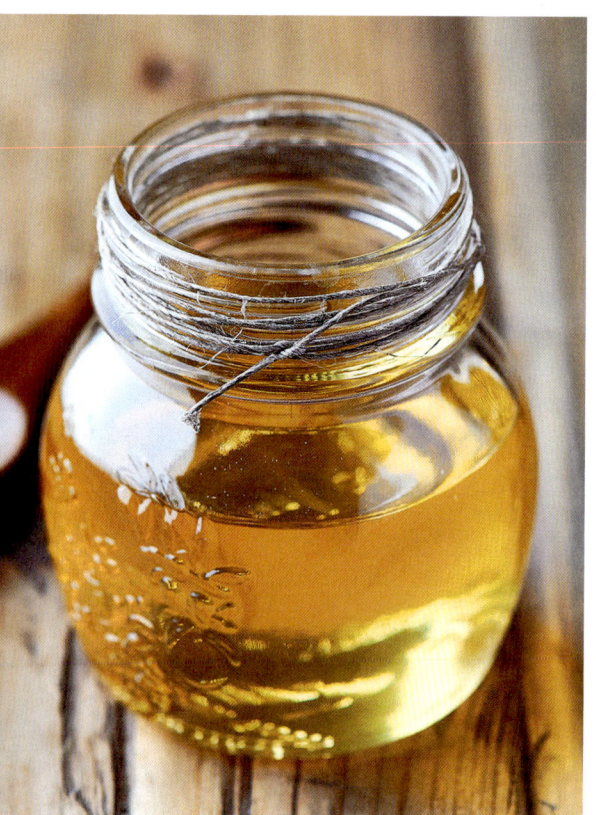

Honig hat ein gesundes Image, besonders flüssige Sorten sind aber reich an Fruktose und bereiten daher oft Probleme.

Das 3-Phasen-Programm bei Fruktose-Unverträglichkeit startet mit dem völligen Verzicht auf fruktosereiche Lebensmittel. Nach einer solchen kurzen Karenz können Sie Schritt für Schritt wieder Früchte in Ihren Speiseplan einbauen und so Ihre individuelle Grenze für die Verträglichkeit von Fruchtzucker ermitteln. Durch die trickreiche Kombination mit anderen Lebensmitteln können Sie zudem probieren, diesen Wert noch zu toppen.

Phase 1: Fruktose-Reduktion

Ziel der Karenzphase: Der Darm soll sich erholen. Und zum Glück bessern sich die Symptome recht schnell. Man muss dazu nur Früchte, Fruchtprodukte und industriell verarbeitete Lebensmittel mit der Zutat Fruktose vom Speiseplan streichen, und auch das nur für eine kurze Zeit von maximal zwei Wochen. Ein längerer oder gar dauerhafter Verzicht auf Fruktose wäre sogar eher nachteilig. Anders als bei einer Laktose-Intoleranz könnte ein Verzicht dazu führen, dass die Verträglichkeit immer weiter zurückgeht.

Sie müssen auch tatsächlich nur die fruchtzuckerreichen Lebensmittel einschränken. Ansonsten sollten Sie auch in der Startphase der Behandlung sehr nährstoffreich essen. Ihr Körper braucht für seine täglich zu leistenden »Reparaturen« ausreichend lebenswichtige Eiweißbausteine, Fettsäuren, Vitamine und Mineralstoffe. Verzichten Sie aber in der Startphase auf folgende Lebensmittel:

- Früchte, Trockenfrüchte, Fruchtmus, Kompott und Fruchtprodukte wie Konfitüre oder Gelee
- Fruchtsäfte, Fruchtschorlen, Fruchtsaftgetränke, mit Fruchtzucker gesüßte Erfrischungsgetränke, Smoothies
- Lebensmittel, die Trockenfrüchte enthalten, wie Früchtemüsli, Früchtebrot, Rosinenbrötchen
- Fruktose in kristalliner Form (als Ersatz für »normalen« Zucker)
- verarbeitete Lebensmittel, die mit Fruktose und/oder Fruktose-Glukose-Sirup (Stärkesirup, der mehr als 50 Prozent Fruktose enthält) gesüßt sind

- Zucker und zuckerähnliche Süßmittel (Kristallzucker aus Zuckerrohr oder Zuckerrübe, Ahornsirup, Agaven-, Apfel- und Birnendicksaft, Honig, Invertzucker und Rübensirup)
- große Portionen fruktosereichere Gemüsesorten, wie Paprika, Kohlrabi, Tomaten (siehe Tabelle ab Seite 178)
- Verzichten Sie während der Startphase auch auf den Zuckeralkohol Sorbit (E420), der den Fruktosetransport behindert. Genauso wenig empfehlenswert sind die Zuckeralkohole Mannit (E421), Isomalt (E953), Maltit (E965), Laktit (E966), Xylit (E967) und Erythrit (E968). Sie lösen Blähungen aus und können bei übermäßigem Verzehr abführende Wirkung haben. Zuckeralkohole finden Sie besonders in »zuckerfreien« Süßwaren (siehe auch Seite 59).
- Grundsätzlich gilt: Verwenden Sie Zucker, egal welchen, möglichst sparsam. Denn er liefert zwar reichlich Kalorien, aber extrem wenige wertvolle Nährstoffe.

AUF EINEN BLICK

Wie gut Sie fruktosehaltige Lebensmittel vertragen, wird durch verschiedene Faktoren beeinflusst:
- Kapazität des Fruktose-Transporters
- Menge an Fruktose in einer Mahlzeit
- Verhältnis von Fruktose zu Glukose im Lebensmittel
- Förderung des Transports durch direkte Ergänzung mit Glukose oder indirekte Ergänzung über Glukose aus abgebauter Stärke
- Förderung der Verträglichkeit durch Kombination von fruktosereichen Lebensmitteln mit eiweiß- und fetthaltigen Lebensmitteln
- Abwesenheit des Transporthemmers Sorbit

Zu Beginn der Behandlung ist der Darm häufig noch empfindlich. Deshalb ist es eine gute Unterstützung, zunächst auch Lebensmittel mit blähenden Inhaltsstoffen einzuschränken. Die Blähsubstanzen sind spezielle Kohlenhydrate, für die unser Verdauungsenzym keine abbauenden Enzyme besitzt. Sie gelangen deshalb unverändert in den Dickdarm, wo sie von den dort siedelnden Bakterien verstoffwechselt werden.

Teilweise reagieren Menschen mit Fruktose-Unverträglichkeit vorübergehend auch auf Laktose. Daher ist es hilfreich, in der Karenzphase Milch und Sauermilchprodukte, wie in den Rezepten ab Seite 77, gegen entsprechende laktosefreie Varianten auszutauschen.

Phase 2: Testen und Ausprobieren

Durch die Fruktose-Beschränkung sollten Sie sich relativ rasch beschwerdefrei oder zumindest deutlich beschwerdereduziert fühlen. Für den Fall, dass Sie trotz Reduktion der Fruchtzuckermenge keine deutliche Verringerung Ihrer Beschwerden erleben, ist es an der Zeit abzuklären, ob andere Ursachen für die auftretenden Symptome verantwortlich sind, wie Unverträglichkeiten gegen Laktose, Histamin oder Gluten oder entzündliche Darmerkrankungen. Normalerweise jedoch beginnen Sie spätestens nach zwei Wochen, die Fruktosemenge schrittweise wieder zu steigern. Gehen Sie dabei behutsam vor und sorgen Sie weiterhin für ein entspanntes Bauchgefühl. Selbst wenn es Ihnen sehr schnell wieder besser geht, ist es gut, den gestressten Darm nicht zu überfordern. Steigern Sie die Fruchtzuckermenge am besten Schritt für Schritt. Mithilfe der Tabelle ab Seite 178 können Sie sich gut an Ihre persönliche Verträglichkeitsgrenze herantasten.

Denken Sie auch daran, andere Lebensmittel, auf die Sie in der Karenzphase verzichtet haben, jetzt auf individuelle Verträglichkeit hin zu testen. Schließlich soll Ihnen diese Phase auch die Sicherheit bringen, dass Fruktose in günstigen Kombinationen beschwerdefrei verträglich ist.

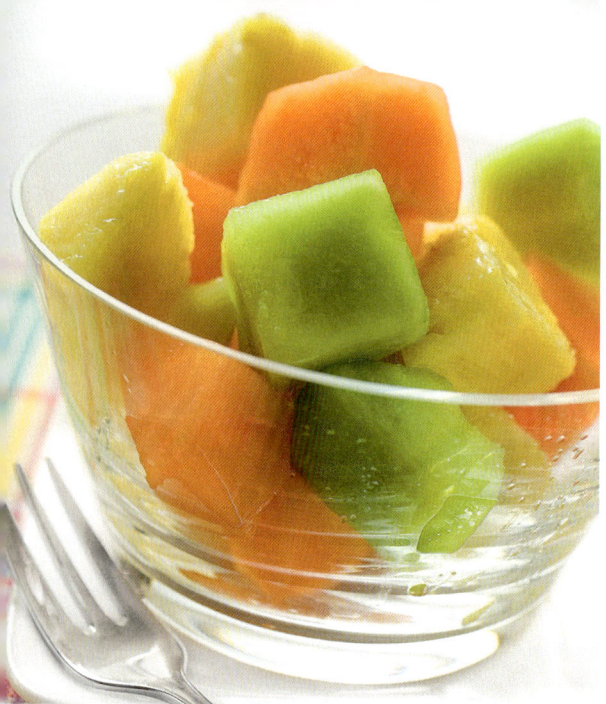

Melone enthält wenig freie Fruktose und wird daher auch bei einer entsprechenden Unverträglichkeit oft gut vertragen.

- Genießen Sie pro Tag maximal zwei faustgroße Portionen Früchte und verteilen Sie diese Portionen auf verschiedene Mahlzeiten des Tages.
- Wählen Sie zunächst Fruchtsorten mit günstigem Fruktose-Glukose-Verhältnis, wenig natürlichem Sorbit und geringerer Menge an freier Fruktose, wie Honigmelone, Mandarine und Nektarine. Oder testen Sie halbe Portionen fruktosereicherer Sorten.
- Testen Sie die Verbesserung der Verträglichkeit von Früchten mit ungünstigem Fruktose-Glukose-Verhältnis durch den Zusatz von reiner Glukose oder Reissirup.
- Probieren Sie die Verträglichkeit von Früchten nach einer stärkehaltigen Mahlzeit (Stärke wird beim Abbau zu Glukose).
- Testen Sie, ob Sie die individuelle Verträglichkeit von Fruktose durch Zugabe von Fett verbessern können. Essen Sie Früchte beispielsweise als Dessert mit einem Pudding oder einem vollfetten Joghurt. Denn Fett verzögert die Magenentleerung.

- Versuchen Sie mit Beginn der Testphase auch, Ihren Darm behutsam an »Blähgemüse« wie Chicorée, Lauch, Kohl und Zwiebel zu gewöhnen. Die Blähsubstanzen sind äußerst gesundheitsfördernd, weil sie ideales Futter für die gesunden Darmbakterien sind. Verzichten Sie also nicht zu lang auf gesundheitsfördernde, darmgesunde Ballaststoffe, sondern bauen Sie diese langsam wieder in Ihren Tagesplan ein. Steigern Sie dabei die Menge in kleinen Schritten, damit sich Ihr Darm gut an die unverdaulichen Nahrungsbestandteile gewöhnen kann.
- Nehmen Sie anfangs jedoch nicht mehr als 10 Gramm Inulin pro Tag auf und steigern Sie die Mengen langsam. Der unverdauliche Mehrfachzucker kann sonst Darmbeschwerden verstärken. Besonders inulinhaltige Lebensmittel sind Knoblauch, Lauch, Chicorée, Topinambur und Kaffeeersatz aus Zichorien sowie Weizen, Pastinaken, Spargel und Zwiebeln. Allerdings schwanken die Werte je nach Sorte stark. Manchmal genügen schon 100 Gramm, bei anderen müsste man fast ein Kilo essen, um das Limit zu erreichen. Gut zu wissen: Neben den natürlichen Lebensmitteln wird Inulin auch einigen Joghurts und Mikroorganismuspräparaten zugesetzt.
- Vermeiden Sie weiterhin kristalline Fruktose und Sorbit sowie Lebensmittel, die mit Fruktose und/oder Fruktose-Glukose-Sirup gesüßt sind. In Haushaltszucker dagegen finden sich Fruktose und Glukose im Verhältnis 1:1. Deshalb ist dieser Zucker üblicherweise gut verträglich.

Phase 3: Stabilisierung

Die mehrwöchige Testphase ist dazu da, verschiedene Möglichkeiten auszuprobieren, um die persönliche Fruktose-Verträglichkeit zu verbessern. Sie kennen mittlerweile die Menge an Früchten, die Sie gut vertragen, und konnten erste Erfahrungen mit kombinierten Mahlzeiten zur Steigerung der Verträglichkeit von fruktosereichen Fruchtsorten sammeln.

In der Stabilisierungsphase sollen Sie jetzt ausprobieren, inwieweit Sie auch solche Lebensmittel vertragen, die Sie bisher gemieden haben. Ab jetzt wird sich Ihr persönliches Lebensmittelspektrum also stetig erweitern.

- Testen Sie nach und nach diejenigen Lebensmittel, die Sie wegen der enthaltenen Blähsubstanzen vorsorglich nicht gegessen haben, um den gereizten Darm nicht unnötig zu irritieren. Gerade diese Lebensmittel liefern das wichtige Bakterienfutter für die Dickdarmbewohner, steigern so die multikulturelle Darmbesiedlung und stärken in der Folge das Immunsystem. Freunden Sie sich wieder an mit wertvollen Fruktanlieferanten wie Artischocke, Chicorée, Kohl, Lauch, Schwarzwurzeln, Spargel und Zwiebeln.
- Probieren Sie aus, ob kleine Mengen Fruchtsaft oder Saftschorle im Rahmen einer Mahlzeit verträglich sind.
- Vielleicht hatten Sie parallel zur Fruktose-Unverträglichkeit zeitgleich eine Laktose-Intoleranz? Dann überprüfen Sie jetzt, ob diese lediglich sekundär durch die Fruktose-Malabsorption hervorgerufen war und ob Sie Laktose zwischenzeitlich wieder vertragen.

Falls das nicht der Fall ist, besteht die Möglichkeit, dass Sie parallel zwei verschiedene Unverträglichkeiten haben, und es ist empfehlenswert, sich durch einen Test darüber Klarheit zu verschaffen.

Was bringen Enzympräparate?

In Deutschland ist seit 2016 mit Fructaid® ein Enzympräparat erhältlich, das Fruktose im Dünndarm in die leicht resorbierbare Glukose umwandelt. Man nimmt dazu kurz vor dem Verzehr fruktosehaltiger Speisen ein bis vier Kapseln mit Flüssigkeit zu sich (wie viele Kapseln Sie benötigen, muss individuell getestet werden).

Allerdings: Erfahrungsgemäß ist im Anschluss an die Karenzphase und der nachfolgenden langsam ansteigenden Zufuhr von Fruktose die Fruchtzuckermenge normaler Obstportionen gut verträglich. Zudem haben Sie die Möglichkeit, Glukose als »Huckepackträger« für Fruktose zu nutzen und sie so mit in den Körper zu schleusen. Sie können dazu zum Beispiel zu Früchten mit überwiegendem Anteil an Glukose greifen, wie Bananen, Honigmelonen, Kirschen, Kiwi und Mandarinen. Apfel, Birne und Kaki sowie andere Fruchtsorten, bei denen der Fruktoseanteil überwiegt, kombinieren Sie mit Lebensmitteln, bei deren Abbau Glukose frei wird, wie zum Beispiel Milch, Joghurt, Quark und Kefir, oder mit stärkehaltigen Lebensmitteln wie Brot, Kartoffeln, Nudeln und Reis. Alternativ können Sie diesen Früchten auch einfach etwas Traubenzucker oder Reissirup zusetzen, um das Glukose-Fruktose-Verhältnis zu verbessern.

Selbst wenn Sie Fruktose schlecht vertragen, sollten Sie daher kritisch überlegen, ob der Einsatz von Enzymen sinnvoll ist beziehungsweise inwieweit Sie persönlich davon profitieren können. Wichtig ist auch, dass Enzympräparate bei hereditärer Fruktose-Intoleranz nicht geeignet sind.

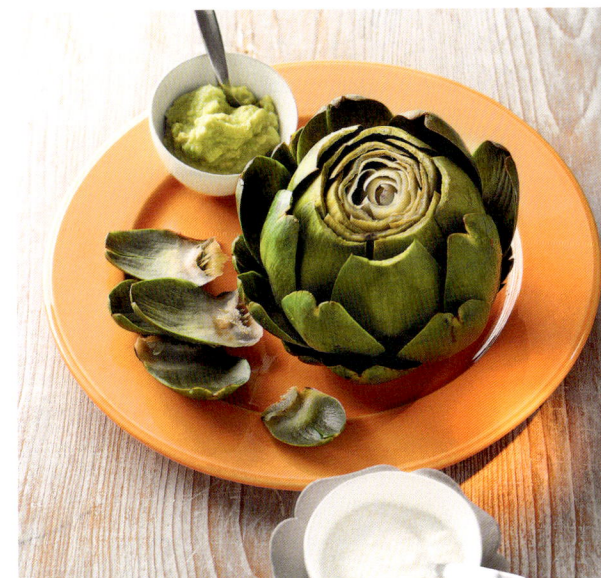

Artischocken sind natürliche Präbiotika und fördern die guten Darmbakterien.

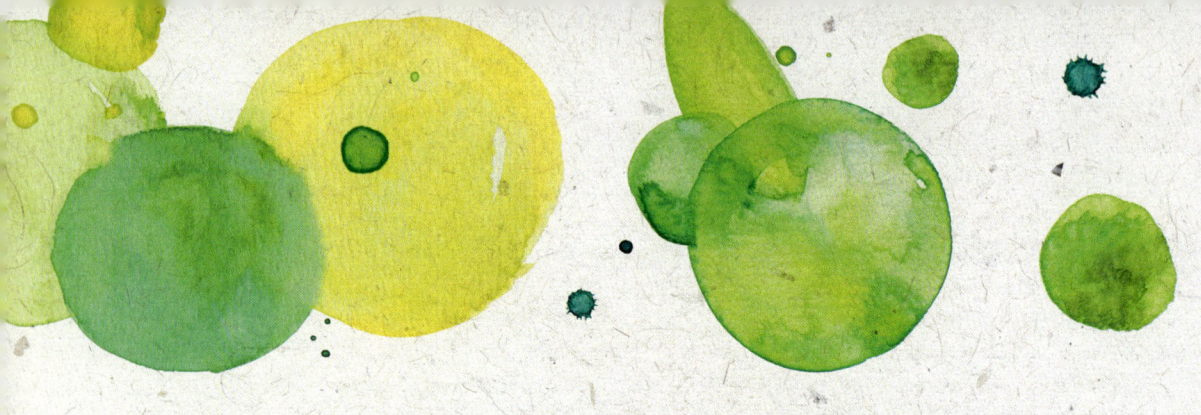

KLEINES ABC DER SÜSSMACHER

Sehr viele Nahrungsmittel enthalten Zucker und Süßstoffe, auch wenn man es vielleicht nicht vermutet. Hier erfahren Sie, hinter welchen Namen sich die Süßungsmittel verstecken können – und wo Sie auch bei einer Fruktose-Unverträglichkeit in Maßen genießen dürfen.

Zuckerarten, die schon in der Karenzphase verträglich sind

Glukose/Traubenzucker/Dextrose: werden alle aus Stärke gewonnen; trotz guter Verträglichkeit sollten Sie sie aber nur in Maßen verwenden

Maltose/Malzzucker/Malz: aus Getreidestärke hergestellter Zweifachzucker (Disaccharid) aus Glukose; geringe Süßkraft

Reissirup: durch Enzymzusatz aus Reismehl gewonnen; enthält Glukose, Maltose und Mehrfachzucker (Oligosaccharide); leicht nussig-karamellartiges Aroma

Zuckerarten, deren Verträglichkeit Sie ab der Testphase prüfen können

Ahornsirup: aus dem Saft des Ahornbaums gewonnen; enthält neben Saccharose auch freie Fruktose und freie Glukose

Haushaltszucker/Kandiszucker/Rohrzucker/Rübenzucker/Saccharose/Sucrose (auch als Einmachzucker, Gelierzucker, Hagelzucker/Perlzucker bekannt): aus Zuckerrübe oder Zuckerrohr; seine Moleküle enthalten je gleiche Teile von Fruktose und Glukose

Invertzucker(sirup): in Süßwaren und Zuckersirup für Cocktails; bestcht zu gleichen Teilen aus Fruktose und Glukose; entsteht durch das Enzym Invertase aus Haushaltszucker

Kokosblütenzucker: aus dem Nektar von Kokosblüten; enthält hauptsächlich Saccharose und in geringem Umfang freie Fruktose und freie Glukose

Kristall-/Haushaltszucker/Raffinade: aus Zuckerrüben

Rübensaft/Rübensirup/Zuckerkraut: streichfähiger Sirup; entsteht durch Kochen der Zuckerrüben

Vanillezucker: Raffinade mit gemahlener echter Vanille

Vanillinzucker: Raffinade mit synthetischem Vanillearoma

Vollrohrzucker/Ursüße: Rohrzucker, der noch geringe Anteile an Mineralstoffen enthält

Zuckerarten, die oft schlecht verträglich sind*

Agavendicksaft/-sirup: hergestellt aus dem Saft von Agaven; hoher Anteil freier (nicht an Glukose gebundener) Fruktose

Apfel- und Birnendicksaft: aus Fruchtsäften gewonnen; ebenfalls hoher Anteil freier Fruktose

Fruktose/Fructose/Fruchtzucker/Fruktosesirup: freie Fruktose; wird zunehmend aus preiswertem Stärkesirup hergestellt und findet sich daher in immer mehr Produkten

Honig: von Honigbienen erzeugt; unterschiedlicher Anteil von freier Fruktose – je flüssiger und je geringer die Neigung zum Auskristallisieren desto höher der Fruktoseanteil

Bitte meiden: Zuckeralkohole

Lebensmittel, die Zuckeralkohole (Zuckeraustauschstoffe) enthalten, meiden Sie bei einer Fruktose-Unverträglichkeit am besten komplett. Achten Sie daher auf Werbeversprechen wie »zuckerfrei« und »free« auf der Packung.

Erythrit (E968): wird aus Glukose durch Fermentation hergestellt; nur 20 Kilokalorien je 100 Gramm; zum Beispiel Tafelsüße und kalorienreduzierte Produkte

Isomalt, Isomaltit (E953): wird aus Saccharose (Zucker) hergestellt; findet sich vor allem in »zuckerfrei-en« und kalorienreduzierten Süßwaren

Laktit (E966): aus Milchzucker gewonnen; wirkt nicht wasseranziehend und wird deshalb besonders für Produkte verwendet, die trocken bleiben müssen

Maltit (E965): aus Stärke synthetisiert; als Zutat Maltitsirup findet es sich beispielsweise in Energieriegeln, die als »zuckerfrei« beworben werden

Mannit, Mannitol (E421): aus Glukose über Umwandlung in Fruktose und schließlich Mannose hergestellt; auch als Arzneistoff bei Wassereinlagerungen eingesetzt

Sorbit, Sorbitol (E420): aus Glukose synthetisiert, nur halb so süß wie Haushaltszucker; steckt in vielen als »zuckerfrei« beworbenen Bonbons

Xylit (E967): aus Xylose (Birkenzucker, Holzzucker) synthetisiert; erzeugt einen kühlenden Effekt auf der Zunge und unterstützt so die erfrischende Wirkung menthol- oder minthaltiger Süßwaren

* Soweit die physiologische Resorptionsgrenze überschritten wird, sind die hier genannten Zuckerarten möglicherweise auch für Menschen ohne Fruktose-Malabsorption schlechter verträglich.

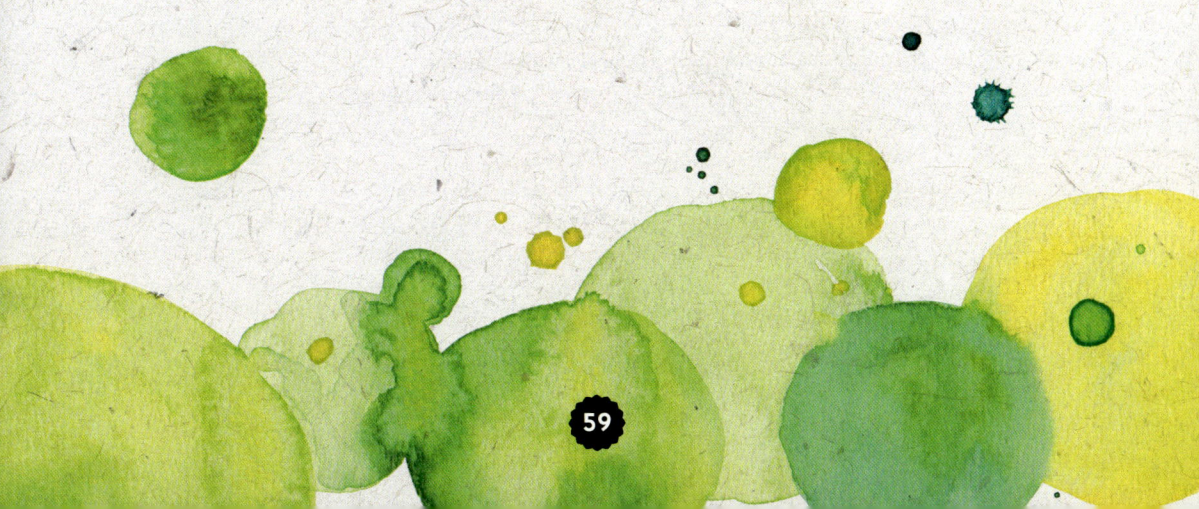

DREI-PHASEN-PROGRAMM BEI HISTAMIN-INTOLERANZ

Eine Histamin-Unverträglichkeit zu behandeln und den Körper trotzdem optimal mit Nährstoffen zu versorgen, erfordert eine Kombination verschiedener Maßnahmen.

Damit sich der gestresste Körper schnell erholen kann, starten Sie die Behandlung mit einer Karenzphase, während der Sie auf potenzielle Beschwerdeauslöser verzichten. Diese Startphase dient, da standardisierte Tests fehlen, auch der Diagnosestellung. Voraussetzung dafür ist jedoch eine konsequente Durchführung. Andernfalls sind Aussagen über die Wirksamkeit einer Ernährungsumstellung leider nicht möglich. Direkt im Anschluss an die Karenzphase können Sie dann die Lebensmittel, die Sie ausgeklammert haben, auf ihre individuelle Verträglichkeit testen. Auf diese Weise finden Sie Ihre persönliche beschwerdefreie Ernährungsform. Schließlich können Sie in der dritten Phase noch ein Enzymersatzpräparat testen.

Phase 1: Der Körper soll sich erholen

Die 10- bis 14-tägige Karenzphase ist auch bei einer Histamin-Intoleranz die Zeit der Einschränkung. Da Ihre Symptome verschiedene Auslöser haben können, ist es sinnvoll, auch verschiedene Maßnahmen zu kombinieren.

- Verzichten Sie auf Lebensmittel mit hohem Gehalt an Histamin sowie auf Lebensmittel, die individuell Histamin freisetzen können. Als solche möglichen Histaminliberatoren gelten verschiedene Gemüsesorten (scharfe Paprika, Tomaten, Oliven, Erdbeeren, Zitrusfrüchte), Kräuter und Gewürze, Fisch und Krustentiere.
- Für eine optimale Entlastung ist es wichtig, dass Sie zusätzlich die anderen Amine so gut wie möglich meiden, wie Serotonin (etwa in Ananas, Avocado, Bananen, Pflaumen, Tomaten, Walnüssen), Tyramin (zum Beispiel in Ananas, Himbeeren, Orangen, Erdnüssen, Hefe, Curry, Sojasauce) oder Phenylethylamin (wie in Schokolade, Käse, Rotwein).
- Trinken Sie keinen Alkohol.

Berücksichtigen Sie auch die allgemeinen Empfehlungen für eine pseudoallergenarme Auswahl:

- Vermeiden Sie generell Nahrungsmittel und Getränke, die unter Verwendung von Aromastoffen (egal ob künstlichen, natürlichen oder naturidentischen), Geschmacksverstärkern, Konservierungsstoffen, Farbstoffen und/oder Antioxidationsmitteln hergestellt wurden. Auf der Zutatenliste sind alle Zusatzstoffe mit ihrem Namen oder der E-Nummer angegeben.
- Verzichten Sie in der ersten Phase vorsichtshalber auf Früchte. Vor allem Erdbeeren, Zitrusfrüchte und andere Exoten können nicht nur individuell Histamin freisetzen, der in ihnen enthaltene Fruchtzucker kann Ihren gereizten Darm außerdem zusätzlich irritieren.

Die Tabelle auf Seite 178 hilft Ihnen, die Verträglichkeit von Lebensmitteln besser einzuschätzen und auch während der Karenzphase möglichst abwechslungsreich und vollwertig zu essen.

HISTAMINARM GENIESSEN

Die Rezepte ab Seite 77 berücksichtigen neben Laktose- und Fruktose-Unverträglichkeit auch die Empfindlichkeit gegenüber Histamin und sind daher in der Karenzphase gut verträglich.

- Essen Sie frische pflanzliche Lebensmittel und vermeiden Sie solche, die durch Fermentationsprozesse hergestellt wurden, wie Sauerkraut, Sojasauce und Miso.
- Verzichten Sie auf essigsauer eingelegtes Gemüse wie saure Gurken oder Mixed Pickles.
- Wählen Sie möglichst wenig bearbeitete, frische oder tiefgekühlte Lebensmittel, die frei sind von Lebensmittelzusatzstoffen wie Farb- oder Konservierungsstoffen.
- Greifen Sie bei Käse zu Sorten, die wie Frischkäse völlig ungereift oder nur über kurze Zeiträume gereift sind wie Butterkäse und junger Gouda. Meiden Sie dagegen mittellang oder lange gereifte Sorten, wie mittelalten oder alten Gouda und ähnliche Sorten.
- Milch dagegen ist in der Regel unproblematisch, genauso wie Naturjoghurt und Quark. Die Milchsäurebakterien, die für deren Herstellung verwendet werden, bilden keine oder nur wenig biogene Amine und werden daher meistens vertragen.
- Essen Sie nur ganz frisches, kurz gelagertes Geflügel oder Fleisch. Verzichten Sie auf luftgetrocknete sowie gepökelte Fleischwaren und Würste.

Ganz wichtig: Vermeiden Sie unbedingt einen Flüssigkeitsmangel, indem Sie ausreichend Wasser und ungesüßten Kräutertee trinken (mindestens 1,5 Liter am Tag) sowie ergänzend reichlich wasserreiche Lebensmittel essen (zum Beispiel Salat oder Gurke). Auf diese Weise können Sie einer Verstopfung gezielt vorbeugen.

Phase 2: Individuelle Grenzen und Auslöser identifizieren

In der sich jetzt anschließenden Testphase werden Sie über einen Zeitraum von sechs bis acht Wochen Ihre individuelle Toleranzgrenze herausfinden. Dazu können Sie täglich die Verträglichkeit eines neuen Lebensmittels testen, zum Beispiel mit den Rezepten ab Seite 97.

Zudem können Sie überprüfen, ob ein bereits als verträglich erkanntes Lebensmittel auch in größerer Menge keine Beschwerden auslöst.

Beginnen Sie mit Lebensmitteln mit mittleren Mengen an Histamin oder anderen Aminen.

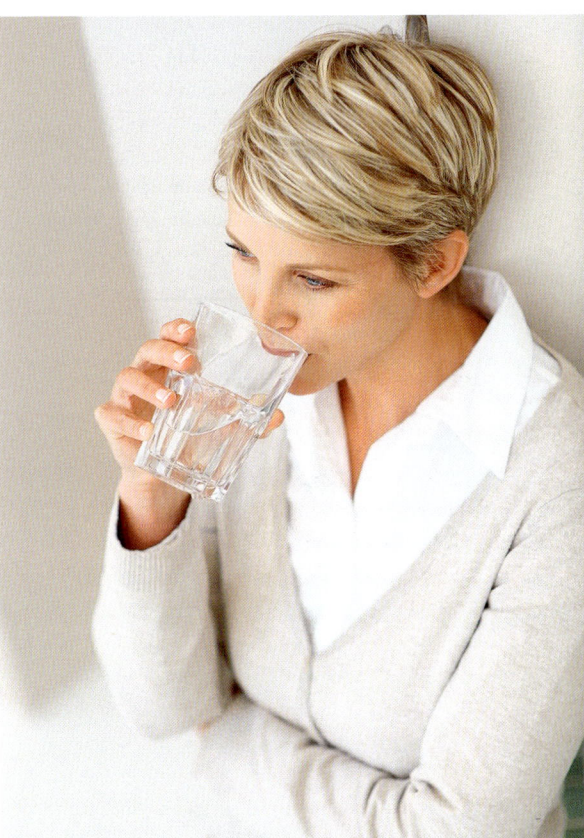

Viele Softdrinks und Säfte sind schlecht verträglich. Mit Wasser gehen Sie auf Nummer sicher.

Steigern Sie nach und nach die Mengen, um auf diese Weise Ihre individuelle Verträglichkeitsgrenze zu finden. Halten Sie Ihre persönlichen »guten« und »schlechten« Lebensmittel im Test-Beschwerde-Barometer fest (siehe Seite 63).

Wagen Sie die ersten Verträglichkeitstests

Trauen Sie sich unbedingt auch wieder an solche Lebensmittel, auf die Sie während der Karenzphase vorsichtshalber verzichtet haben – auch an diejenigen, die Sie bisher als potenzielle Histaminliberatoren vermieden haben. Starten Sie aber ebenfalls mit kleinen Mengen und erweitern Sie Schritt für Schritt das Spektrum der zu testenden Lebensmittel.

- Für die ersten Tests empfehlen sich für Lebensmittel, die häufig Beschwerdeauslöser sind, folgende Mengen:
- 1 Tomate
- ½ Riegel Schokolade (10 g)
- 1 dünne Scheibe gereifter Käse (20 g), zum Beispiel alter Gouda
- 1 Scheibe luftgetrockneter Schinken (15 g)
- ½ Glas Orangensaft (100 ml)
- 1 kleines Glas Weißwein (100 ml)

Tragen Sie das getestete Lebensmittel und das Ergebnis Ihrer Beobachtungen in das Testtagebuch ein.

Gehen Sie den nächsten Schritt

Haben Sie für ein getestetes Lebensmittel keine Reaktionen beziehungsweise Beschwerden beobachtet, können Sie im nächsten Schritt die Menge verdoppeln und schauen, was passiert. Genauso können Sie als weiterer Test je zwei gut verträgliche Lebensmittel am selben Tag oder innerhalb derselben Mahlzeit kombinieren.

Tragen Sie wieder das Ergebnis Ihrer Beobachtungen für die gesteigerte Lebensmittelmenge in das Test-Beschwerde-Barometer ein. Wenn Sie Lebensmittel kombinieren, tragen Sie auch die Test-Kombis ein und schließlich wieder das Ergebnis Ihrer Beobachtungen.

Phase 3: Individualernährung, Enzymersatz und Rezeptorblocker

In der letzten Phase geht es um die dauerhafte Sicherung einer Ernährungsweise, die identifizierte Beschwerdeauslöser wenn möglich vermeidet und dabei trotzdem eine ausgewogene Nährstoffzufuhr sicherstellt. Allerdings kann man Histamin und potenziellen Histaminliberatoren selbst bei größter Achtsamkeit nicht in jeder Lebenslage sicher ausweichen. Für solche Situationen gibt es zum Glück Histamin abbauende Enzympräparate sowie Rezeptorblocker. Probieren Sie jetzt aus, wie diese bei Ihnen wirken.

Enzymersatz

Das Enzym Diaminoxidase (DAO), das den Abbau von Histamin im Darm unterstützt, gibt es auch als Nahrungsergänzungsmittel in Apotheken oder übers Internet (eine Kapsel kostet je nach Packungsgröße und Anbieter 60 bis 80 Cent). DAO-Enzympräparate wirken ausschließlich im Darm, weshalb sie die Auswirkungen bereits aufgenommenen Histamins nicht abmildern. Dementsprechend nützt es nichts, abzuwarten, ob nach dem Essen Symptome auftreten, und erst dann Enzyme einzunehmen. Die Präparate müssen vor der Mahlzeit eingenommen werden – idealerweise 15 Minuten vorher –, damit Histamin und Enzyme zeitgleich im Darm landen.

Ob die Präparate nutzen, hängt letztlich davon ab, inwieweit Ihre Beschwerden überhaupt durch Nahrungshistamin ausgelöst werden. Treten die Symptome nämlich als pseudoallergische Reaktion auf Histaminliberatoren auf, bleiben DAO-Enzympräparate wirkungslos.

Histamin-Rezeptorblocker

Rezeptorblocker sind bei allergischen Reaktionen wirksam, indem sie die Andockstellen für Histamin blockieren. Dadurch kann Histamin keine Rezeptorbindung eingehen und seine Wirkung nicht ausüben. Histamin-Rezeptorblocker können Sie daher auch bei pseudoallergischen Reaktionen oder gegen die Symptome von übermäßig aufgenommenem Nahrungshistamin ausprobieren. Die Wahl des Rezeptorblockers richtet sich dabei nach den individuell auftretenden Symptomen: H_1-Rezeptorblocker wirken beispielsweise bei Fließschnupfen und Flush, H_2-Rezeptorblocker bei Magen-Darm-Beschwerden wie Übelkeit.

Besprechen Sie im Vorfeld mit Ihrem Arzt, welche Rezeptorblocker für Sie geeignet sind und in welchen Situationen Sie sie verwenden können. Die Kosten betragen für H_1-Blocker etwa 12 bis 32 Euro/100 Stück – je nach Packungsgröße und Anbieter. H_2-Blocker sind rezeptpflichtig, daher ist nur eine Zuzahlung von 5 Euro nötig.

BEISPIEL FÜR DIE EINTRAGUNGEN IN EIN TEST-BESCHWERDE-BAROMETER

Test	Beobachtete Beschwerden – Bewertung nach Schulnoten					
Lebensmittel oder Kombination	1 keine	2 fast keine	3 mäßig viele	4 starke	5 sehr starke	6 extreme
Tomate	1 Tomate 2 Tomaten				Fertigtomatensauce	
Bier	0,33 l Pils					
Banane	1 reife Banane			1 überreife Banane		
gereifter Käse	20 g mittelalter Gouda 20 g alter Gouda	40 g mittelalter Gouda				
Weißwein	100 ml Weißwein					
Schokolade	10 g Schokolade					
Tomate + Käse		1 Tomate + 20 g mittelalter Gouda				

WAS SONST NOCH WICHTIG IST

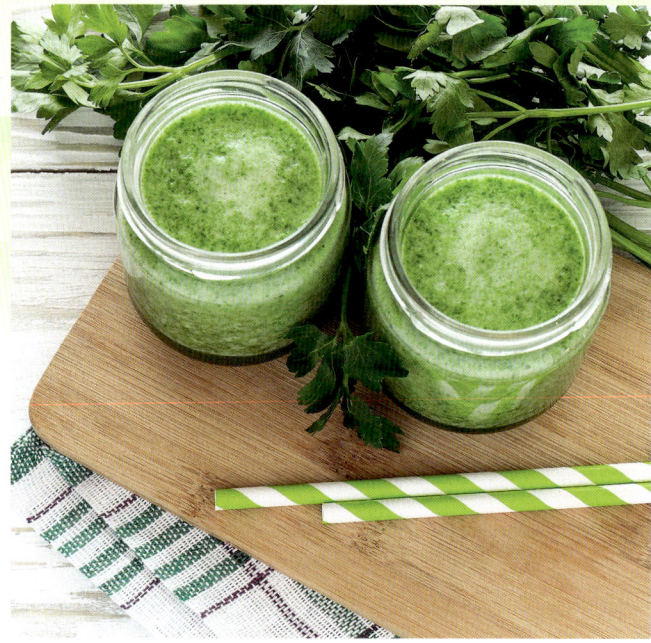

Natürlich sollte Essen bekömmlich sein und gut schmecken. Gleichzeitig sollte es noch dazu beitragen, Ihre Leistungsfähigkeit zu erhalten. Eine ausgewogene Ernährung ist wichtig, um dem Körper all jene Stoffe zuzuführen, die er dringend benötigt, aber nicht selbst herstellen kann. Dazu gehören Vitamine, Mineralstoffe und Spurenelemente, lebenswichtige Amino- und Fettsäuren sowie die funktionsfördernden Ballaststoffe. Sie alle müssen dem Organismus möglichst täglich zugeführt werden. Anderenfalls riskiert man einen Mangel, der auf Dauer das Wohlergehen massiv beeinträchtigen und sogar die Gesundheit gefährden kann.

Eine geregelte Verdauung hängt jedoch nicht nur damit zusammen, was wir essen, sondern auch wie und in welcher Umgebung. Nehmen Sie Ihre Mahlzeiten in angenehmer Atmosphäre zu sich, sorgen Sie für frische Luft und eine gute Stimmung. So schaffen Sie beste Bedingungen, damit Ihnen nichts unangenehm auf den Magen schlägt. Nicht zuletzt ist auch eine gesunde Darmflora wichtig. Die Bakterien im Dickdarm leisten nämlich einen weitaus größeren Beitrag zu Gesundheit und Wohlbefinden, als man denkt. Aber nur wenn wir uns gut ernähren, bekommen die Bakterien auch genug von den Stoffen, die sie brauchen. Mehr dazu erfahren Sie auf Seite 70 und 71.

MANGEL VERMEIDEN

Die Behandlung einer Unverträglichkeit ist die eine Sache, die Sicherung einer optimalen Nährstoffzufuhr die andere. Denn bei allem notwendigen Verzicht auf unverträgliche Lebensmittel dürfen Sie nicht vergessen, dass Nahrung nicht nur die Aufgabe hat, satt zu machen, sondern auch den Organismus mit sämtlichen lebenswichtigen und funktionellen Nährstoffen zu versorgen. Damit unser Körper die rund um die Uhr zu leistenden Auf- und Umbauprozesse bewerkstelligen kann, ist er auf eine ausreichend große Menge an Vitaminen, Mineralstoffen, lebenswichtigen Aminosäuren sowie Fettsäuren angewiesen. Nur bei einer optimalen Nährstoffzufuhr können erforderliche Zellreparaturen und Zellneubildungen sicher durchgeführt werden.

Es gibt Richtwerte, welche Nährstoffe der Körper in welchen Mengen benötigt. Da diese Nährstoffe jedoch in Lebensmitteln stecken, braucht es für die praktische Umsetzung auch zusätzlich Empfehlungen für die Lebensmittelzufuhr. Dabei hilft zum Beispiel die Lebensmittelpyramide. Sie zeigt, welchen Platz die verschiedenen Lebensmittelgruppen in der täglichen Ernährung einnehmen sollten, um den Nährstoffbedarf bestmöglich zu decken (siehe Abbildung Seite 66).

Jeder Verzicht auf Lebensmittel ist mit dem Risiko verbunden, dass der Körper unzureichend mit Nährstoffen versorgt wird. Daher sollten Sie den verschiedenen Gruppen auch während der Karenzphase Platz in der täglichen Ernährung einräumen. Vermeiden Sie lediglich die individuell unverträglichen Lebensmittel aus den verschiedenen Gruppen. Die Rezepte für die Karenzphase ab Seite 77 sowie die Tabelle ab Seite 178 unterstützen Sie bei der Auswahl.

Mikronährstoff-Basis und bioaktive Substanzen

Die möglichst perfekte Versorgung mit Mikronährstoffen ist Voraussetzung für die Ernährung der Zellen und für geordnete Stoffwechselabläufe. Besonders reich an Vitaminen, Mineralstoffen und bioaktiven Substanzen ist Gemüse. Es sollte daher auch während der Karenzphase die Basis Ihrer Ernährung bilden: Essen Sie täglich drei Portionen à 150 bis 200 Gramm – zum Beispiel je eine Portion als Rohkost, Gemüse und Salat. Wählen Sie in der Startphase zunächst die für Sie individuell verträglichen Sorten. Ab der Testphase ist es dann wichtig, die Sortenauswahl für die »Rundumversorgung« behutsam zu erweitern.

Auch Obst ist reich an Vitalstoffen. Trotzdem sollten Sie während der Karenzphase noch darauf verzichten. Ab der Testphase sind zwei kleine Obstportionen à 100 bis 150 Gramm eine gute Ergänzung der Gemüseportionen. Wählen Sie die Sorten je nach Verträglichkeit aus – alternativ können Sie bereits während der Karenzphase zwei weitere Portionen aus der Gemüsegruppe wählen.

Stoffwechsel-Balance mit Kohlenhydraten

Eine ausreichende Zufuhr an Kohlenhydraten, also Stärke und verschiedene Zuckerarten, sorgt für ein gutes Stoffwechselgleichgewicht. Weniger als 130 Gramm Kohlenhydrate am Tag sollte ein Erwachsener deshalb nicht zu sich nehmen, anderenfalls riskiert er auf Dauer eine Übersäuerung des Blutes.

Da Sie in der Karenzphase auf Obst und damit auf eine mögliche Kohlenhydratquelle verzichten, sichern in erster Linie die Stärkekohlenhydrate aus Getreide und Kartoffeln die ausreichende Zufuhr. Sie werden ergänzt durch Kohlenhydrate aus Gemüse, Milch und Sauermilchprodukten. Essen Sie über den Tag verteilt zwei bis drei Scheiben Brot – am besten feines Vollkornbrot oder Schrotbrot. Diese Menge liefert etwa 40 bis 60 Gramm Kohlenhydrate. Ergänzen Sie diese dann durch 60 bis 75 Gramm Getreide oder Getreideprodukte (Flocken, Reis, Nudeln, Couscous und Ähnliches; Trockengewicht) oder 280 bis 350 Gramm Kartoffeln. Sie liefern nochmals 40 bis 50 Gramm Kohlenhydrate.

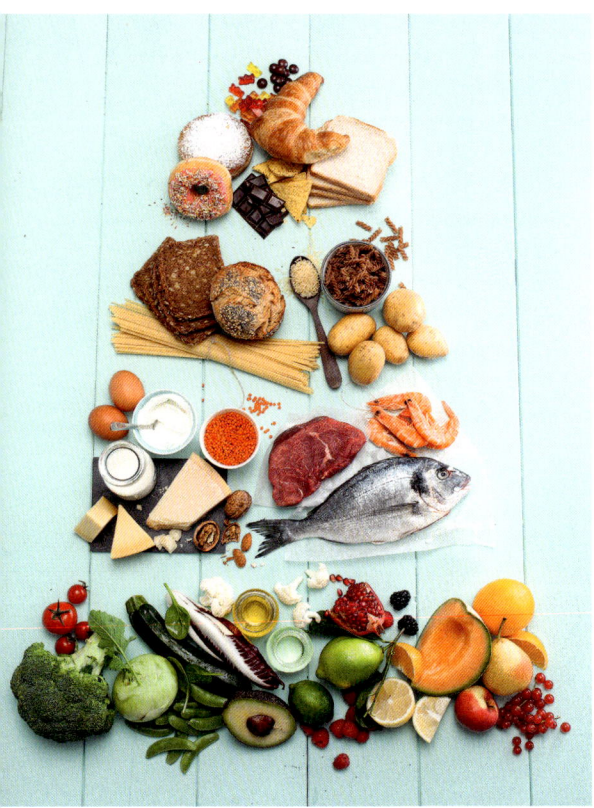

Die Lebensmittelpyramide zeigt, wieviel der Körper von jeder Lebensmittelgruppe braucht, um optimal versorgt zu sein.

Biologisch hochwertige Proteine und Omega-3-Fettsäuren

Die Hälfte aller Aminosäuren, das sind die kleinsten Bausteine der Proteine, kann unser Organismus nicht selbst herstellen. Er braucht sie jedoch dringend für die Neubildung körpereigener Strukturen. Um den täglichen Bedarf an diesen lebenswichtigen Aminosäuren zu decken, ist er daher auf die Zufuhr von Protein aus der Nahrung angewiesen – pro Kilogramm Normalkörpergewicht wird dabei eine Mindestmenge von 0,8 Gramm Eiweiß empfohlen.

Um diesen Bedarf zu decken, sollten Sie täglich drei Portionen aus der Gruppe der Milchprodukte oder Käse genießen – zum Beispiel zweimal 30 Gramm Käse sowie 150 bis 250 Gramm Naturjoghurt oder Milch – bei Laktose-Unverträglichkeit als laktosefreie Variante. Dazu kommen wöchentlich zwei bis drei 200-Gramm-Portionen Fisch, ein- bis zweimal je 150 Gramm Geflügel oder Fleisch oder alternativ 150 Gramm Quark sowie ein bis zwei Eier.

Wegen der blähenden Wirkung verzichten Sie während der Karenzphase noch auf Hülsenfrüchte, obwohl diese ebenfalls wichtige Eiweißlieferanten sind. Ab der Testphase sollten Sie Hülsenfrüchte wegen ihres hohen Gesundheitswerts schrittweise in Tagesportionen von 50 bis 75 Gramm (Trockengewicht) mit einbauen.

Lebenswichtige Fettsäuren inklusive fettlösliche Vitamine

Über Pflanzenöle, Nüsse und Samen führen Sie Ihrem Organismus lebenswichtige Fettsäuren zu. Darüber hinaus sind diese Lebensmittel eine gute Quelle für das fettlösliche Vitamin E. Öle und Ölfrüchte sorgen zudem für die Aufnahme fettlöslicher Vitamine aus pflanzlichen Quellen in den Blutkreislauf – soweit diese in derselben Mahlzeit aufgenommen werden.

Wählen Sie täglich etwa vier Esslöffel Öl zum Dünsten, Braten und für Salatdressings (besonders gut sind Raps- und Olivenöl) oder tauschen Sie je einen Esslöffel davon gegen 15 Gramm Nüsse oder Samen aus.

Fische, vor allem Hering, Lachs und Makrele, liefern nicht nur wertvolles Protein, sondern auch die besonders wertvollen langkettigen Omega-3-Fettsäuren. Sie wirken unter anderem entzündungshemmend, senken den Blutdruck und beeinflussen die Triglyzeridwerte positiv.

Wer keinen Fisch isst, kann seinem Körper die wichtigen Fettsäuren auch über Fischölkapseln oder Omega-3-Fettsäuren aus Krill beziehungsweise Algen zuführen. Omega-3 aus Pflanzenölen ist kein gleichwertiger Ersatz, jedoch eine sehr gute Ergänzung.

Hohe Kaloriendichte bei niedriger Nährstoffdichte

Extras wie Süßigkeiten, salzige Snacks sowie süße und alkoholische Getränke werden auch als »leere« Kalorienlieferanten bezeichnet. Denn diese Genussmittel enthalten neben den kalorienhaltigen Nährstoffen (vor allem Zucker und Fett) kaum lebenswichtige Mikronährstoffe. Wählen Sie daher möglichst nur sieben »Extras« pro Woche, besser noch weniger.

GENUSSVOLL DURCH DEN TAG

Damit der Körper immer ausreichend mit Energie versorgt wird, verteilt man die Mahlzeiten möglichst gleichmäßig über den Tag. Drei Hauptmahlzeiten sorgen dafür, dass Sie leistungsfähig bleiben und keinen Heißhunger bekommen.

Eine ausgewogene Hauptmahlzeit setzt sich aus frischen Zutaten von vier Lebensmittelgruppen zusammen, kombiniert also stärkereiche, eiweißreiche, vitalstoffreiche und fettreiche Lebensmittel. Das sichert zum einen die überlebensnotwendige Zufuhr an Nährstoffen. Zum anderen ist das Essen dadurch meist am besten verträglich. Nicht zuletzt bleibt der Blutzucker über einen längeren Zeitraum konstant. Auch das trägt zu Wohlbefinden und guter Leistungsfähigkeit bei.

AUSREICHEND TRINKEN

Trinken Sie etwa 1,5 Liter pro Tag. Besonders geeignet sind Wasser, stilles Mineralwasser und ungesüßter Tee. Vermeiden Sie kohlensäurehaltige Getränke, denn diese verursachen vielen Menschen Beschwerden in Form von Aufstoßen und Blähungen.

Genauso wichtig wie die Mahlzeiten selbst sind aber auch die Pausen dazwischen. Vergeht zu viel Zeit, ist das nicht weniger schädlich als Dauer-Snacking. Am besten lassen Sie zwischen den Hauptmahlzeiten jeweils vier bis sechs Stunden vergehen. Bei Mehrbedarf für körperliche Aktivitäten können Sie eine kleine Zwischenmahlzeit einschieben.

Wenn Sie in Schichtsystemen arbeiten müssen, ist es hilfreich, sich die Schichtzeiten mit Pausen, Freizeiten und Schlafenszeiten in einen Übersichtsplan zu notieren und dann entsprechend drei Hauptmahlzeiten mit vier- bis sechsstündigem Abstand einzuplanen.

Das Frühstück

Was das Essen betrifft, beginnt der Tag mit dem Frühstück. Mit den richtigen Zutaten garantiert diese erste Hauptmahlzeit einen energiegeladenen Start. Wer morgens schon gern isst, sollte daher für diese Mahlzeit unbedingt ausreichend Zeit einplanen, um sie auch in Ruhe und Muße genießen zu können. Aber nicht alle Menschen können schon am frühen Morgen mit gutem Appetit essen. Wenn auch Sie dazugehören, versuchen Sie, am späteren Vormittag eine Arbeitspause für die erste Mahlzeit des Tages einzulegen.

Das Mittagessen

Nach einigen Stunden folgt mittags die nächste Hauptmahlzeit, mit der Sie die verbrauchten Kohlenhydratspeicher wieder aufladen. Probieren Sie aus, ob Ihnen warme oder kalte Speisen besser bekommen. Kombinieren Sie stärkereiche Beilagen wie zum Beispiel Kartoffeln, Reis oder Nudeln mit eiweißreichen Lebensmitteln wie Quark, Käse, Geflügel oder Fleisch (Fisch und Hülsenfrüchte ab der Testphase) und ergänzen Sie dazu große Gemüse- oder Salatportionen. Wählen Sie aber Öl statt Fertigdressings (Essig und Zitronensaft ab der Testphase). Natürlich können Sie auch Vollkornbrot mit Käse oder Braten und dazu einen großen Salat essen.

In der Regel macht ein empfindlicher Darm weniger Probleme, wenn die Speisen wohltemperiert sind. Vermeiden Sie deshalb eiskalte Getränke und lassen Sie sich Zeit bei heißen Speisen. Nichtsdestotrotz gibt es auch hier individuelle Unterschiede. Testen Sie daher ruhig, ob es Ihnen besser bekommt, wenn Sie bevorzugt Warmes essen, und ob es einen Unterschied macht, ob Sie Gemüse als Rohkost oder in Öl gedünstet genießen. Probieren Sie mutig unterschiedliche Varianten aus und achten Sie jeweils auf Ihr körperliches Wohlbefinden.

Das Abendessen

Wie mittags ist es wieder eine persönliche Frage, ob Sie lieber kalt oder warm essen. Planen Sie jedoch für abends auf jeden Fall leichte Mahlzeiten mit gut verdaulichen, wenig blähenden Gemüsesorten wie Feldsalat, Möhren und Zucchini ein. Falls Sie Rohkost und Salate am Abend nicht gut vertragen, können Sie auf gedünstete oder gegrillte Gemüse-Antipasti zurückgreifen. Bevorzugen Sie Fisch oder Milchprodukte, essen Sie Fleisch nur in kleineren Portionen und vermeiden Sie hart gekochte Eier. Diese werden ebenfalls nur langsam verdaut. Wenn möglich, lassen Sie zwischen Abendessen und Bettzeit zwei bis drei Stunden Zeit vergehen. Auf diese Weise sorgen Sie für erholsamen Schlaf.

Zwischenmahlzeiten

Körperliche Arbeit, sportliche Aktivitäten oder sehr große Abstände zwischen den Hauptmahlzeiten machen manchmal eine zusätzliche Zwischenmahlzeit erforderlich. Sie verhindern damit, dass der Blutzucker abfällt und physiologischen Stress und Heißhunger verursacht.
Während der Karenzphase sollten Sie für den Hunger zwischendurch noch keine Früchte wählen. Versuchen Sie stattdessen, die Zeit bis zur nächsten Hauptmahlzeit mit einem Naturjoghurt oder einem Glas Milch oder Buttermilch zu überbrücken – bei Laktose-Intoleranz natürlich mit den jeweils laktosefreien Varianten. Ab der Testphase können Sie Milch und Milchprodukte auch mit Früchten kombinieren.
Bei größerem Hunger können Sie auch ein feines Vollkornbrot mit möglichst jungem Käse und ein paar Scheiben Gurke genießen.
Generell sollten Sie in jeder Phase versuchen, Blutzuckerspitzen durch Zwischenmahlzeiten zu vermeiden. Daher ist es günstig, Lebensmittel, die relativ schnell ins Blut gehen (Früchte und Brot) nicht solo, sondern immer kombiniert mit langsamen Lebensmitteln zu genießen. Also kein trockenes Brot, sondern Brot mit Käse und einer Portion Rohkost.

ESSEN AUSSER HAUS

Wenn bestimmte Lebensmittel bei Ihnen Unverträglichkeiten auslösen, bestellen Sie in der Kantine oder einem Restaurant einfach nur das, was Sie sicher vertragen. Zum Beispiel Salat ohne Dressing und dafür Öl, Salz und Pfeffer separat. Der Gast sollte der König sein, daher ist es die Aufgabe des Restaurants, sich nach Ihren Wünschen, Vorlieben und Verträglichkeiten zu richten. Wählen Sie Restaurants danach aus, ob man bereit ist, sich auf Ihre Bedürfnisse einzustellen.

Kennzeichnungspflicht Laktose

Seit Dezember 2014 müssen Sie nach EU-Lebensmittel-Informationsverordnung (LMIV) auch bei loser Ware über die Verwendung von Allergenen informiert werden.
Laktose ist in diese Verordnung mit eingeschlossen. An Bedientheken von Bäckerei, Metzgerei, Kiosken, Imbiss sowie in Kantinen, Cafés und Restaurants kann die Auskunft mündlich erfolgen. Ein Schild, ein Aushang oder die Speisekarte müssen dann aber auf diese Informationsmöglichkeit hinweisen. Auf Wunsch müssen Sie als Konsument zudem schriftliche Unterlagen über enthaltene Allergene einsehen dürfen.

Ist in einem Gericht Laktose enthalten, nehmen Sie vor dem Essen ein Laktase-Enzympräparat ein, um beschwerdefrei genießen zu können (siehe ab Seite 50). Dosieren Sie das Mittel entsprechend Ihren Erfahrungen und nehmen Sie im Zweifelsfall lieber etwas mehr als zu wenig – Sie können nicht überdosieren.

Fruktose- und Histaminfallen umschiffen

Vermuten Sie, dass sich in einer Speise Fruchtzucker versteckt, kombinieren Sie möglichst geschickt andere Lebensmittel dazu, die beispielsweise Traubenzucker, Michzucker, Stärke oder Fett enthalten. Dadurch wird die Fruktose für den Körper verträglicher (siehe Seite 56 f.).

Falls Sie eine Speise als histaminhaltig einschätzen, können Sie vor dem Essen ein DAO-Enzympräparat oder histaminhemmende Präparate einnehmen, um die Mahlzeit ohne darauffolgende Beschwerden genießen zu können. Schöpfen Sie auch hier aus Ihrem Erfahrungsschatz und behelfen Sie sich mit der Tabelle ab Seite 178.

WOHLFÜHLEN BEIM ESSEN

Der ganze Aufwand mit Fruktose-Einschränkung, Verzicht auf Laktose, Histamin, biogene Amine, Lebensmittel, die Histamin freisetzen, und eventuelle Blähsubstanzen nützt nur bedingt, wenn der Abstand zwischen den Mahlzeiten und das Klima rund ums Essen nicht stimmen. Kümmern Sie sich daher um regelmäßige Essenspausen und eine gute Atmosphäre während der Mahlzeiten. Sie sind die Basis für jede Form der Heilung.

Bei jeglicher Form von Stress schüttet unser Körper Stresshormone aus: Energiereserven werden mobilisiert, Atem- und Herzfrequenz erhöht, die Pupillen weitgestellt. Der Körper bereitet sich mit seinem gesamten System auf Flucht vor. Wer so gestresst seine Mahlzeiten isst, bekommt die Quittung häufig in Form von Unwohlsein und Völlegefühl serviert. Denn ein Körper, der auf der Flucht ist, kann nicht gleichzeitig optimal Verdauungsenzyme bereitstellen. Sorgen Sie deshalb für eine ruhige und entspannte Essenssituation. Es wirkt sich positiv auf die Verdauung aus. Diese Tipps helfen:

- Lüften Sie einmal kräftig durch, bevor Sie sich an den Tisch setzen.
- Essen Sie in heller, freundlicher und ruhiger Umgebung. Sorgen Sie für gutes Raumklima und gute Stimmung.
- Essen Sie nur, wenn Sie sich auch auf das Essen freuen und Ihnen förmlich das Wasser im Mund zusammenläuft. Lebensmittel, die Sie mit Abneigung essen, werden meist auch schlecht vertragen.
- Essen Sie langsam und kauen Sie gründlich. Planen Sie nach Möglichkeit jeweils mindestens 20 Minuten Zeit für Ihre Hauptmahlzeiten ein.
- Machen Sie echte Mahlzeitenpausen und arbeiten Sie nicht weiter, während Sie essen. Essen Sie nicht im Stehen oder Gehen.
- Vermeiden Sie übergroße Bissen, kauen Sie gründlich und legen Sie währenddessen Besteck und alles Essbare aus der Hand. Auf diese Weise zu essen, sieht nicht nur besser aus, Sie schlucken damit auch weniger Luft, vermeiden hektisches In-sich-Reinstopfen und müssen so weniger oder überhaupt keine Beschwerden befürchten, wie Völlegfühl, Druck oder Schmerzen.

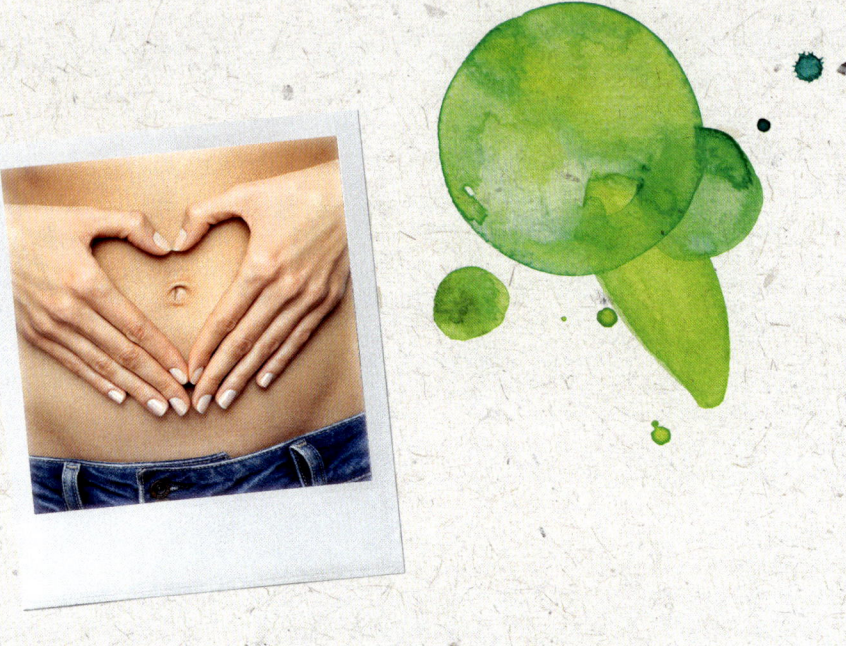

DARMMIKROBIOTA

Im Darm eines Erwachsenen leben bis zu 100 Billionen Bakterien – die meisten davon im Dickdarm (Colonmikrobiota). Tausende Bakterienarten leben in den tiefen Darmabschnitten. Sie spielen eine wichtige Rolle bei der Verdauung, weil sie zum Beispiel lösliche Ballaststoffe zu Fettsäuren abbauen. Sie regen die Darmperistaltik an und sorgen so dafür, dass der Stuhl schneller aus dem Körper abtransportiert wird. Weil sie die Darmwand wie eine Schutzschicht besiedeln, wehren sie außerdem Krankheitserreger ab und unterstützen damit unser Immunsystem. Eine gesunde Darmbesiedelung verhindert zum Beispiel, dass sich unerwünschte Keime vermehren, und hilft, Entzündungsreaktionen im Körper zu unterdrücken.

Neben anderen Stoffwechselprodukten der Colonbakterien entstehen zwar auch biogene Amine, vor allem Cadaverin, Putrescin, Agmatin und Histamin. Allerdings werden von der gesunden Dickdarmmikrobiota üblicherweise nur sehr geringe und damit harmlose Mengen davon gebildet. Die positive Wirkung überwiegt bei Weitem. Wie wir uns ernähren, hat einen direkten Einfluss auf die Darmbakterien. Falsche, ungesunde und einseitige Ernährung können das Gleichgewicht der Darmbesiedlung empfindlich stören – genauso wie hastiges, schlecht gekautes, unachtsames oder zu häufiges Essen. Das bedeutet im Umkehrschluss, dass sich die Zusammensetzung der Darmmikrobiota durch eine ausgewogene Ernährungsweise positiv beeinflussen lässt. Gerade bei Nahrungsmittel-Unverträglichkeiten entlastet eine konsequente Behandlung den Darm. Sie schafft die besten Bedingungen für den Aufbau einer gesunden multikulturellen Darmbesiedlung und dadurch beste Voraussetzungen für eine gute Immunabwehr. Gleichzeitig werden weitere Beschwerden, etwa durch eine bakterielle Fehlbesiedlung des Dünndarms, vermieden.

Probiotika

Probiotika sind lebende Mikroorganismen, die das Gleichgewicht im Darm günstig beeinflussen können und dadurch eine positive Wirkung auf das Immunsystem haben. Sie fördern die Verdauung von Laktose, verringern die Häufigkeit und Dauer von Durchfällen und reduzieren krebsfördernde Enzyme im Dickdarm.

Probiotika finden sich als Zutat in verschiedenen Milchprodukten – auch laktosefreien Varianten –, werden mittlerweile aber auch anderen Lebensmitteln zugesetzt, wie Würsten, Säften und Schokolade. Außerdem gibt es in der Apotheke probiotische Präparate für den gezielten Einsatz bei Darmerkrankungen.

Präbiotika

Die Zufuhr von Probiotika allein ist jedoch nicht ausreichend für den wünschenswerten gesundheitsfördernden Effekt. Erst gutes Bakterienfutter (Präbiotika) in ausreichender Menge fördert die Ansiedlung und Vermehrung günstiger Dickdarmbakterien, die im Gegenzug die benötigte Energie der Colonzellen herstellen. Denn Präbiotika gelangen unverdaut in den Dickdarm.

Vor allem ein gutes Angebot an löslichen Ballaststoffen dient den Darmbakterien als Nahrung. Es kann das Wachstum »guter« Bakterien im Darm fördern und das Wachstum unerwünschter Bakterien hemmen. Dazu genügt es schon, täglich gut verträgliche Vollkornprodukte, Obst in maßvollen Mengen sowie zwei bis drei große Gemüseportionen zu essen. Zudem gibt es Präbiotika in der Apotheke (Kosten: etwa 2 bis 5 Euro/100 Gramm). Das Lieblingsfutter der Bakterien sind Pektin, Oligofruktose, Inulin, Beta-Glucane und resistente Stärke Typ 3 (retrograde Stärke). Sie werden von den günstigen Darmbewohnern zu kurzkettigen Fettsäuren verstoffwechselt, die wiederum beste Nahrung für die Dickdarmzellen sind. Gut ernährt können die Schleimhautzellen des Dickdarms eine schützende Barriere aufbauen. Pektin, Oligofruktose und Inulin steigern zudem die Menge an Bifidobakterien, die zur Schutzmikrobiota des Dickdarms gehören.

Pektin ist natürlicherweise zum Beispiel in Möhren, Äpfeln mit Schale, Aprikosen und Zitrusfrüchten enthalten. Oligofruktose und Inulin kommen in Gemüsesorten wie Pastinaken, Schwarzwurzeln, Spargel, Topinambur und Zwiebeln vor. Beta-Glucane sind in Hafer und betaglucanreicher Gerste enthalten. Resistente Stärke steckt von Natur aus in einigen Lebensmitteln, etwa in Bananen (vor allem in noch leicht grünen), Haferflocken, Kartoffeln, Getreide und Hülsenfrüchten. Ihr Gehalt steigt noch, wenn stärkereiche Lebensmittel nach dem Garprozess abkühlen. Kartoffelsalat, Reissalat, Sushi, kalter Milchreis und ähnliche Speisen sind daher auch ein Festmahl für die guten Darmbakterien.

Bei empfindlichen Menschen können verschiedene Gemüsesorten und Früchte zu Blähungen und Magen-Darm-Beschwerden führen. Weil die gesundheitsfördernden Eigenschaften dieser Ballaststofflieferanten jedoch überwiegen, sollten Sie nur während der Karenzphase auf sie verzichten und die Zufuhr ab der Testphase schrittweise erhöhen. Manche, wie Kartoffeln und Getreide, sind sogar so gut verträglich, dass Sie sie schon während der Karenzphase genießen dürfen.

Unordnung im Darm

Wenn Sie Antibiotika einnehmen mussten, herrscht je nach Medikament mehr oder weniger Unordnung im Darm. Ein gezielter Einsatz von Prä- und Probiotika hilft dann, das Gleichgewicht der Darmmikrobiota wiederherzustellen und den Darm auf sanfte Art zu sanieren. Lassen Sie sich hierbei individuell von Ihrem Arzt oder Ernährungstherapeuten unterstützen. Von Mangeldiäten zur Aushungerung unerwünschter Bakterienstämme ist dagegen abzuraten. Denn Mangel trifft nie nur einen Bereich des Körpers.

AKTIVITÄT UND ENTSPANNUNG

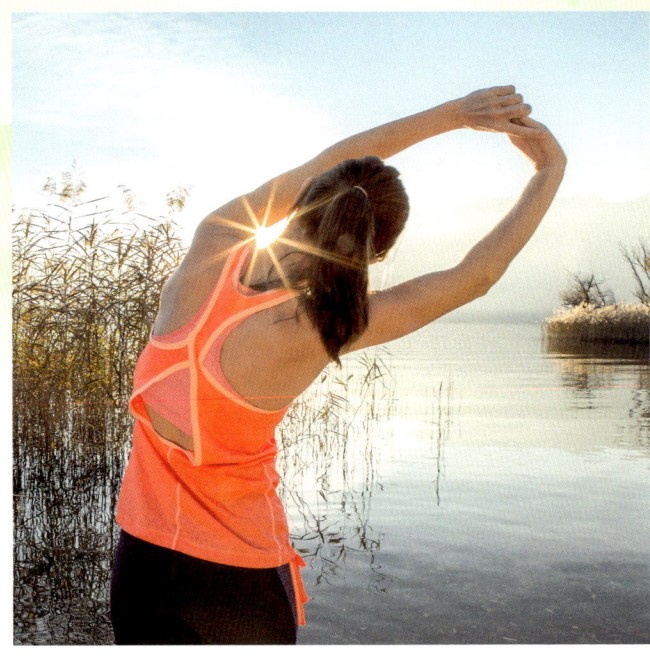

Zu wenig Bewegung und zu viel Stress verstärken Magen-Darm-Beschwerden und in einigen Fällen sind sie sogar die Auslöser für die Probleme. Denn beides wirkt sich negativ auf die Zusammensetzung der Darmbakterien aus. Regelmäßige Bewegung ist daher nicht nur gut für innere Ausgeglichenheit, mehr Wohlbefinden und eine gute Figur. Sie unterstützt auch ein gutes Darmklima. Außerdem regt sie die Darmtätigkeit an und beugt Verstopfung vor. Deshalb sollten Sie sich bereits in der Karenzphase der Nahrungsumstellung nicht schonen, sondern körperlich aktiv werden. Schon 15 Minuten Bewegung am Tag haben eine positive Wirkung. Noch besser sind 30 bis 60 Minuten.

Genauso wichtig ist es, zwischendurch immer wieder mal abzuschalten. Schließlich ist unser Leben heutzutage nur allzu oft geprägt von Stress und Hektik – und das bereitet nicht wenigen Menschen »Bauchschmerzen«.

Damit es gar nicht erst so weit kommt, beugen Sie Überlastungen am besten durch regelmäßige Pausen und ausreichend Schlaf vor und nutzen Sie möglichst täglich die positive Wirkung von Entspannungstechniken und sanften Bauchmassagen, deren Wirkung übrigens ebenfalls umso größer ist, je entspannter Sie sind. Über die Kombination aus Bewegung und Stressabbau freuen sich Organismus und Darmbakterien gleichermaßen.

ATEMENTSPANNUNG

1 Stellen Sie sich entspannt hin und öffnen Sie den Hosenbund, sodass nichts zwickt oder einengt. Atmen Sie aus und legen Sie beide Hände in Nabelhöhe auf den Bauch; die Fingerspitzen sollen sich leicht berühren. Atmen Sie jetzt durch die Nase langsam so tief in den Bauch ein, dass sich die Finger voneinander entfernen.
2 Atmen Sie durch die Nase wieder aus. Der Bauch wird dabei wieder flach und die Hände kommen zurück in ihre Ausgangsposition. Wiederholen Sie diese Atmung ruhig und gleichmäßig, bis Sie eine erste Entspannung spüren und solange Ihnen die Bauchatmung angenehm ist.
3 Gönnen Sie sich diese äußerst entspannende Atemübung einmal täglich – mindestens aber jeden zweiten Tag.

MUSKELENTSPANNUNG

Testen Sie die positive Wirkung der progressiven Muskelrelaxation nach Edmund Jacobson. Übrigens: Der Buchhandel bietet zu dieser wie auch zu anderen bewährten Entspannungsmethoden eine Vielzahl unterstützender Bücher und CDs. Oder Sie fragen bei Ihrer Krankenkasse nach, wo in Ihrer Nähe Kurse angeboten werden.
1 Spannen Sie im Sitzen oder Liegen nacheinander verschiedene Muskelpartien (Oberarme, Po und Oberschenkel, Bauch) zunächst ganz sanft an.
2 Halten Sie die Spannung kurz und lassen Sie dann wieder los. Sie werden den Kontrast von Muskelanspannung und -entspannung deutlich fühlen und die anschließende Entspannung intensiv wahrnehmen. Wiederholen Sie auch diese Übung am besten täglich.

ENTSPANNENDE BAUCHMASSAGE

1 Legen Sie sich auf den Rücken oder stellen Sie sich bequem hin. Platzieren Sie eine Hand flach auf der rechten Bauchseite.
2 Massieren Sie den Bauch nun mit sanftem Druck im Uhrzeigersinn. Führen Sie dazu die Hand etwa in Bauchnabelhöhe quer von rechts auf die linke Seite, dann nach unten und knapp oberhalb des Schambeins langsam wieder zurück auf die rechte Seite.
3 Lassen Sie die Kreise kleiner werden – und anschließend wieder größer.
4 Massieren Sie nur solange es Ihnen angenehm ist. Atmen Sie dabei ruhig und gleichmäßig.

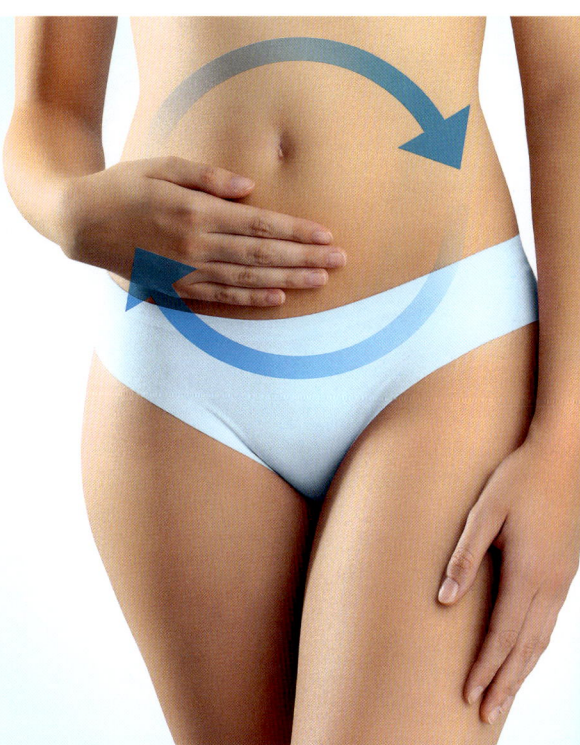

Atem- und Muskelentspannung verstärken den Effekt der Bauchmassage.

KOMMEN SIE IN BEWEGUNG

Zu wenig Bewegung beeinträchtigt das Wohlbefinden und die Gesundheit auf vielerlei Weise, das ist nichts Neues. Aber hätten Sie gedacht, dass sich mangelnde Aktivität auch auf die Darmfunktion negativ auswirkt?

Sie kennen sicher den Spruch »Nach dem Essen sollst du ruh'n oder 1 000 Schritte tun«. Tatsächlich bringt bereits ein kurzer Spaziergang nach einer Mahlzeit den Darm in Schwung. Höchstleistung sollten Sie direkt nach dem Essen jedoch nicht erbringen. Bei starker Belastung müssen die Muskeln besser durchblutet werden – und dieses Blut fehlt dann im Magen-Darm-Trakt. Das wiederum blockiert die Verdauung. Außerdem kann Ihnen schnell übel werden, wenn der Bauch beim Sport zu voll ist.

Bewegen Sie sich regelmäßig!

Ausreichend Bewegung baut Stress ab und ist dadurch ein wichtiger Baustein für die Darmpflege. Vor allem sanfte Ausdauersportarten und die Kräftigung der Bauchmuskeln sind hilfreich (drei leichte Übungen dafür lernen Sie auf der nächsten Seite kennen).

Bewegen Sie sich möglichst täglich 30 bis 60 Minuten. Gehen Sie spazieren, walken oder joggen Sie, fahren Sie Rad oder schwimmen Sie. Berücksichtigen Sie aber in jedem Fall Ihre persönliche Leistungsfähigkeit und überfordern Sie sich nicht. Sie werden bald sehen, wie Sie immer fitter werden und immer mehr bewältigen können.

Das Wichtigste ist: Bleiben Sie am Ball. Sehen Sie die Trainingseinheit als Verabredung mit sich selbst und als Beitrag zu mehr Wohlbefinden. Sollten Sie sich anfangs allein nicht aufraffen können, suchen Sie sich Gleichgesinnte. Wenn Sie verabredet sind, fällt es viel schwerer abzusagen. Und wenn Sie eine Weile durchhalten, wird Ihr Körper bald nicht mehr auf die Bewegung verzichten wollen. Es fehlt Ihnen dann richtig etwas, wenn Sie keinen Sport machen. Ab diesem Moment schaffen Sie es prima auch allein, dauerhaft dranzubleiben.

Aktiver Alltag

Versuchen Sie außerdem, generell mehr Bewegung in Ihren Alltag einzubauen – ganz nebenbei. Steigen Sie zum Beispiel eine Station früher aus dem Bus, wenn Sie zur Arbeit fahren, oder parken Sie das Auto nicht auf dem Firmenparkplatz, sondern zwei Blocks weiter. Lassen Sie Aufzug und Rolltreppen links liegen. Laufen Sie beim Telefonieren ein paar Schritte im Zimmer herum. Platzieren Sie Aktenordner und Ähnliches so, dass Sie immer wieder aufstehen müssen. Schauen Sie, wenn Sie Fragen haben, selbst kurz bei den Kollegen vorbei, anstatt eine Mail zu schreiben …

Es ist vielleicht nicht jeden Tag die Zeit dafür, aber je öfter Sie solche kleinen Action-Einheiten einplanen, desto fitter werden Sie auf Dauer. Und desto besser geht es auch Ihrem Darm.

STRESS ABBAUEN

Ausdauerbewegung tut auch der Seele gut. Wer sich regelmäßig bewegt, kann Belastungen insgesamt besser standhalten. Aktueller Stress und Ärger lassen sich mithilfe von Bewegung ebenfalls leichter bewältigen. So wird zum Beispiel das Stresshormon Adrenalin durch Muskelarbeit schneller abgebaut – ein Relikt aus Steinzeit-Zeiten, in denen auf Stresssituationen oft Flucht folgte. Bevor Ihnen also irgendein Ärger allzu heftig auf den Magen schlägt, gehen Sie besser raus, bewegen sich an der frischen Luft und laufen dem Ärger einfach davon.

DIE BAUCHMUSKELN TRAINIEREN

Die Bauchmuskeln sind wichtig für eine geregelte Verdauung. Denn ein zu geringer Muskeltonus ist verbunden mit dem Risiko, dass der Stuhl zu langsam transportiert wird. Daher lohnt es sich, die Bauchmuskulatur im Zwei-Tage-Rhythmus ganz gezielt zu kräftigen. Mit den folgenden Übungen können Sie rückenschonend trainieren.

BAUCH-WORKOUT

1 Legen Sie sich auf einer Matte oder gefalteten Decke auf den Rücken, winkeln Sie die Beine an und ziehen Sie die Zehen nach oben, sodass nur noch die Fersen am Boden stehen. Die Arme liegen parallel am Körper, der untere Rücken liegt fest auf dem Boden. Spannen Sie den Bauch an.
2 Um die geraden Bauchmuskeln zu trainieren, heben Sie die Arme leicht an und schieben sie dann so weit wie möglich nach vorn. Holen Sie keinen Schwung, sondern arbeiten Sie ganz langsam nur aus dem Bauch. Dann genügen auch kleine Strecken. Senken Sie den Oberkörper ebenso achtsam wieder ab. Insgesamt 10- bis 20-mal. *(Bild oben)*
3 Anschließend sind die schrägen Bauchmuskeln an der Reihe: Verschränken Sie die Arme vor der Brust und heben Sie die Beine so in die Luft, dass Ober- und Unterschenkel einen 90-Grad-Winkel bilden. Führen Sie nun den rechten Arm aus der Ausgangslage langsam außen am linken Knie vorbei. Dann geht es wieder zurück und Sie kommen gleich wieder nach vorn … Nach 10 bis 20 Wiederholungen ist dann die andere Seite dran. *(Bild unten)*

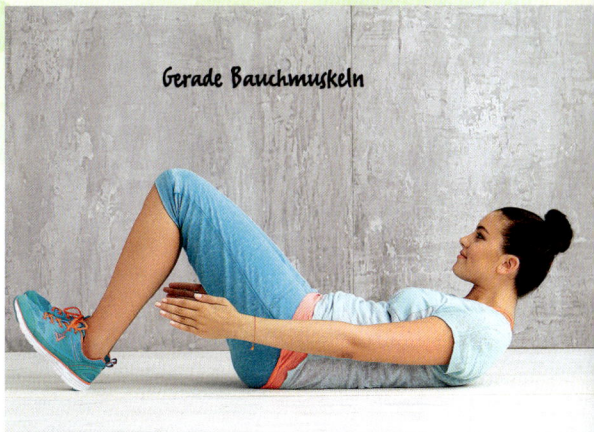

Gerade Bauchmuskeln

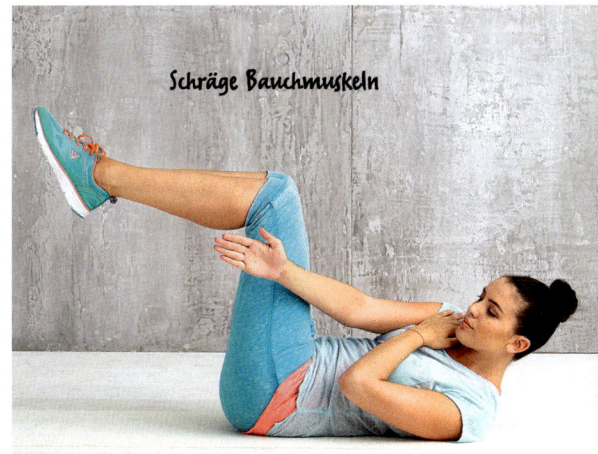

Schräge Bauchmuskeln

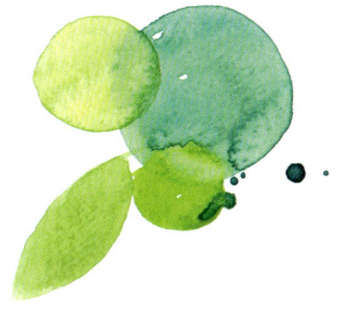

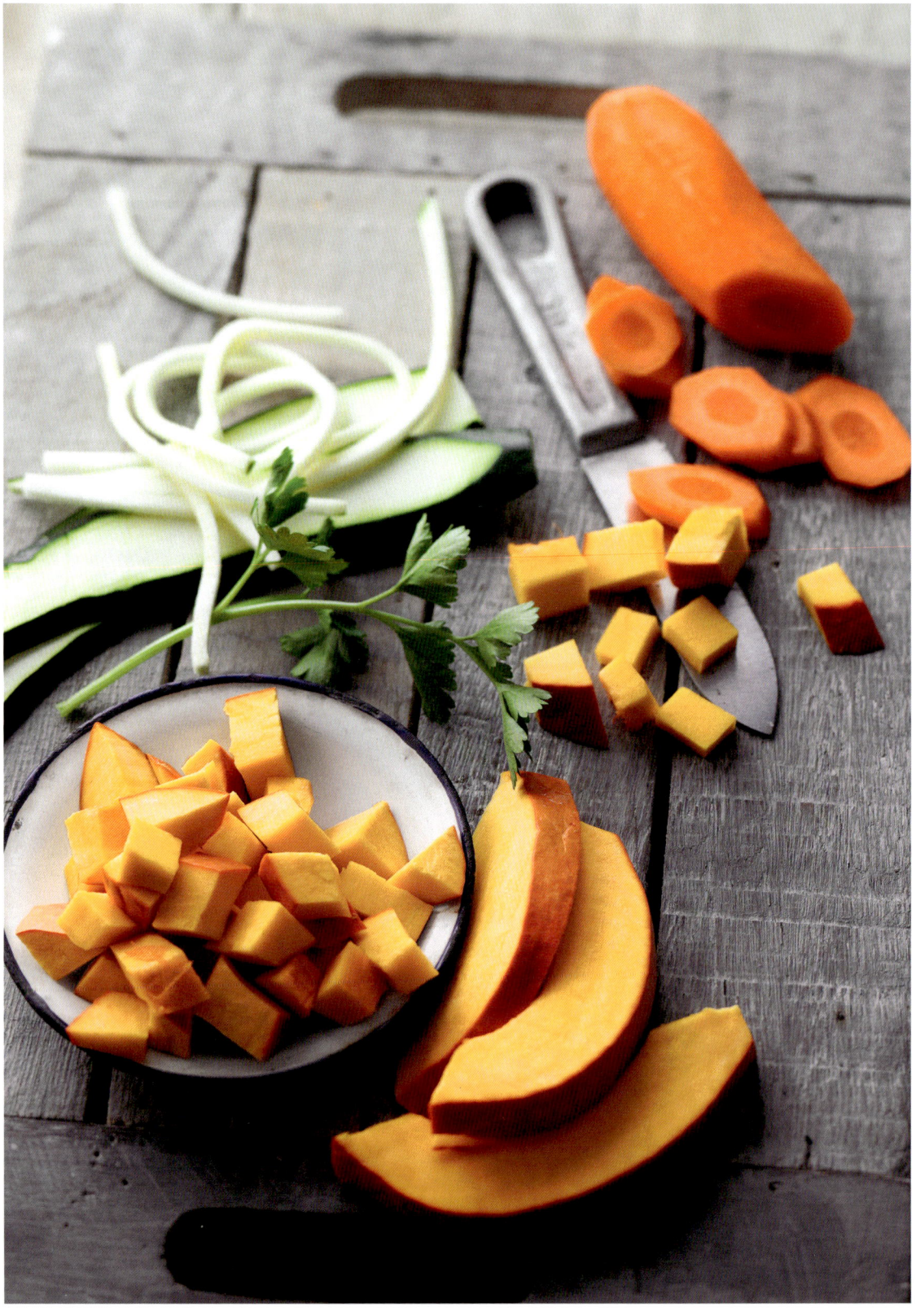

3

REZEPTE FÜR DIE KARENZPHASE

Die erste Phase der Ernährungsumstellung erstreckt sich über 10 bis maximal 14 Tage. Um auch Mehrfach-Unverträglichkeiten zu kurieren, ist Ihr Essen während dieser Zeit arm an Fruktose, Laktose, Histamin, biogenen Aminen und Pseudoallergenen. Aber keine Sorge: Die folgenden Rezepte sind so zusammengestellt, dass Sie auch trotz dieser Einschränkung möglichst abwechslungsreich genießen können.

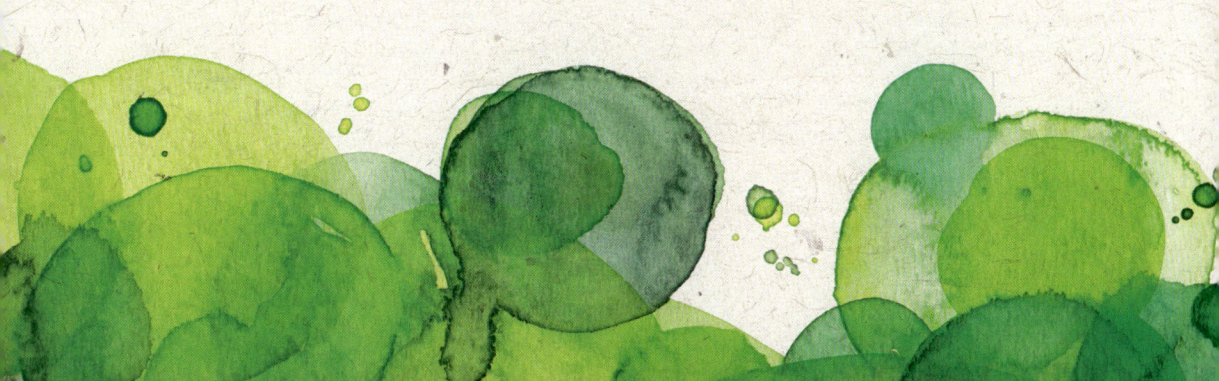

FRÜHSTÜCK UND SNACKS

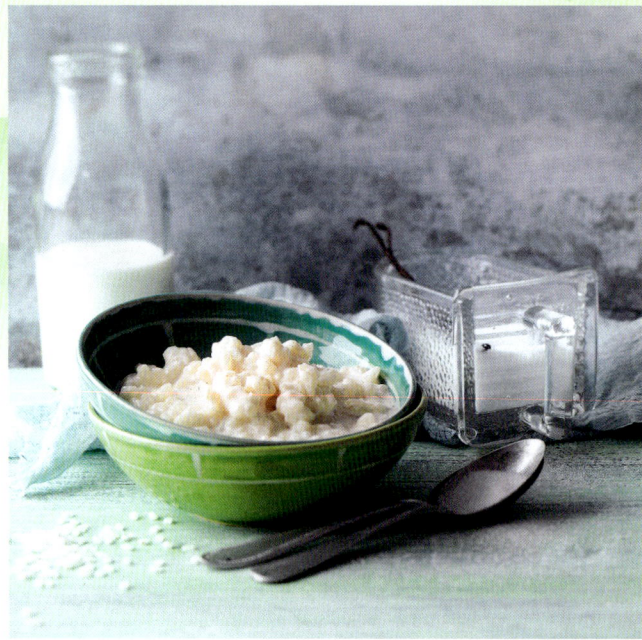

Während wir schlafen, läuft unser Stoffwechsel zwar langsamer, dennoch verbraucht der Körper eine Menge Energie für lebenserhaltende Prozesse. Das Gehirn läuft auch nachts auf Hochtouren und Atmung, Herzschlag sowie die Entgiftung über Leber und Nieren finden in der Schlafphase ebenfalls weiter statt. Damit alle diese Vorgänge optimal funktionieren, werden im Verlauf der Nacht die Energiereserven der Leber angezapft. Mit dem Frühstück füllen Sie diese geleerten Speicher wieder auf.

Um Fruktose zu vermeiden, enthalten die Frühstücksrezepte der maximal vierzehntägigen Startphase weder Früchte noch Fruchtprodukte. Wegen möglicher Mehrfach-Unverträglichkeiten sollten Sie zudem nur laktosefreie Milch und Milchprodukte verwenden. Und um die Belastung mit Histaminen und anderen Aminen gering zu halten, genießen Sie nur junge, kurz gereifte Käse wie Gouda oder Butterkäse. Verzichten Sie außerdem vorsorglich auf grobkörnige Vollkornbrote. Sie sind zwar reich an Ballaststoffen, deswegen aber auch schwerer verdaulich. Greifen Sie stattdessen zu feinvermahlenem Schrotbrot.

Zu Trinken gibt es am Morgen Wasser, Tee oder Kaffee (ohne Milch und Zucker). Sofern Sie diese bisher immer getrunken und vertragen haben, gibt es keinen Grund, sie wegzulassen.

BASIS-MÜSLI

Für 1 Portion: 2 TL Mandelblättchen oder Sonnenblumenkerne | 3 große EL laktosefreier Naturjoghurt oder 1 Tasse laktosefreie Milch | 2 gehäufte EL Getreideflocken | 1 TL Reissirup (nach Belieben)

1 Die Mandelblättchen beziehungsweise Sonnenblumenkerne in einer Pfanne ohne Fett goldbraun rösten. Mit den restlichen Zutaten vermischen, kurz quellen lassen und genießen.

Tipp: Rösten Sie am besten gleich Ihren ganzen Wochenbedarf an Mandelblättchen oder Sonnenblumenkernen und bewahren Sie sie nach dem vollständigen Abkühlen in einem Schraub- oder Vorratsglas luftdicht verschlossen auf.

HAFER-NUSS-MÜSLI

Für 1 Portion: 3 EL Haferflocken | 15 g gehackte Nüsse (z. B. Haselnüsse, Mandeln und Walnüsse) | 150 g laktosefreier Joghurt | laktosefreie Milch (nach Belieben)

1 Am Vorabend die Flocken und Nüsse in einer Schale mit dem Joghurt mischen und alles über Nacht zugedeckt im Kühlschrank durchziehen lassen. Am Morgen nochmals umrühren und je nach gewünschter Konsistenz noch etwas Joghurt oder Milch unterrühren.

Tipp: Nach der Karenzphase können Sie zusätzlich 100 g frische oder 25 g getrocknete, klein gewürfelte Aprikosen ergänzen, die Sie mit den Flocken und Nüssen einweichen.

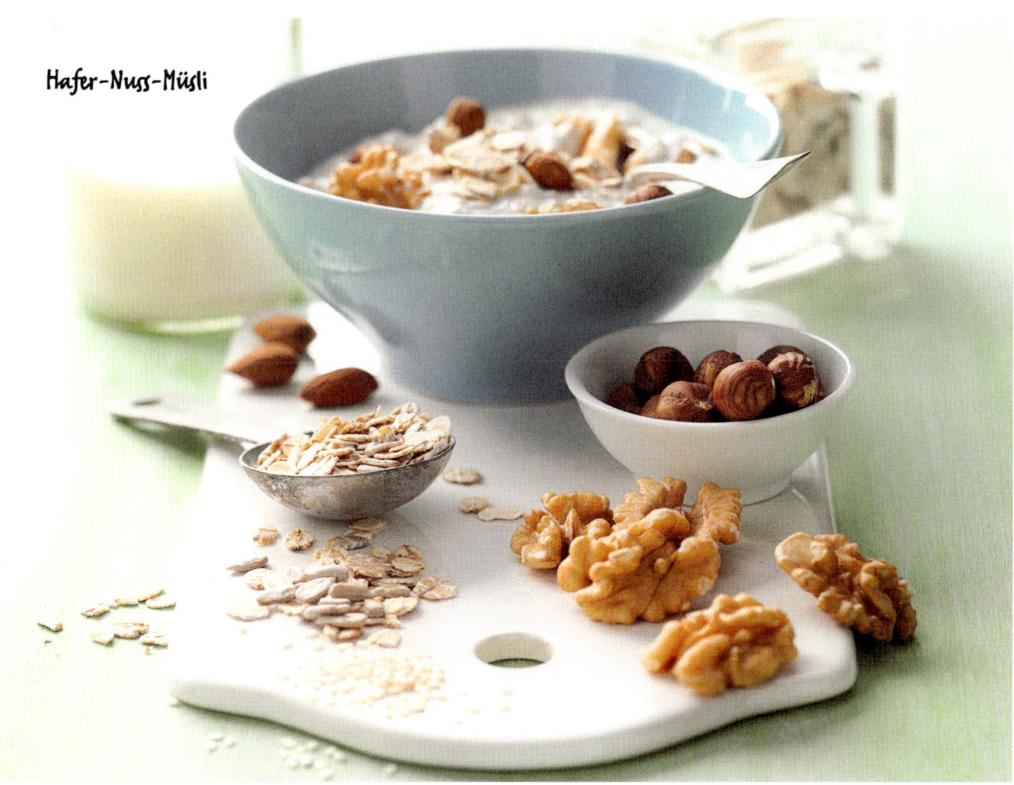

Hafer-Nuss-Müsli

MÖHREN-PORRIDGE

Für 1 Portion: 250 ml laktosefreie Milch | 1 Prise Salz | 1 Möhre | 4 EL Haferflocken

1 Milch mit Salz zum Kochen bringen; zwischendurch immer wieder umrühren, damit nichts ansetzt. In der Zwischenzeit die Möhre schälen, grob raspeln, zur Milch geben und aufkochen. Haferflocken zugeben, nochmals aufkochen lassen und das Porridge vor dem Servieren 3–4 Minuten ziehen lassen.

SÜSSER HIRSEBREI

Für 2 Portionen: 30 g Mandelblättchen | 100 g Speisehirse | abgeriebene Schale von ½ Bio-Zitrone | 1 Prise Salz | 4 EL süße Sahne | 10 g Traubenzucker oder Reissirup

1 Die Mandelblättchen in einer Pfanne ohne Fett goldgelb rösten, abkühlen lassen und etwas zwischen den Fingern zerbröseln.
2 Hirse in einem Sieb waschen. Mit Zitronenschale, Salz und 600 ml kaltem Wasser in einem Topf aufkochen. Deckel auflegen und bei geringer Hitze ausquellen lassen, bis die Flüssigkeit aufgesogen ist. In einer Schüssel auskühlen lassen, dann mit der Gabel vorsichtig auflockern.
3 Vor dem Servieren Sahne, Traubenzucker oder Reissirup sowie Mandelblättchen unter die erkaltete Hirse mischen.
Variante: Nach der Karenzphase können Sie zusätzlich 400 g klein geschnittene Früchte oder Beeren unter den Brei mischen.

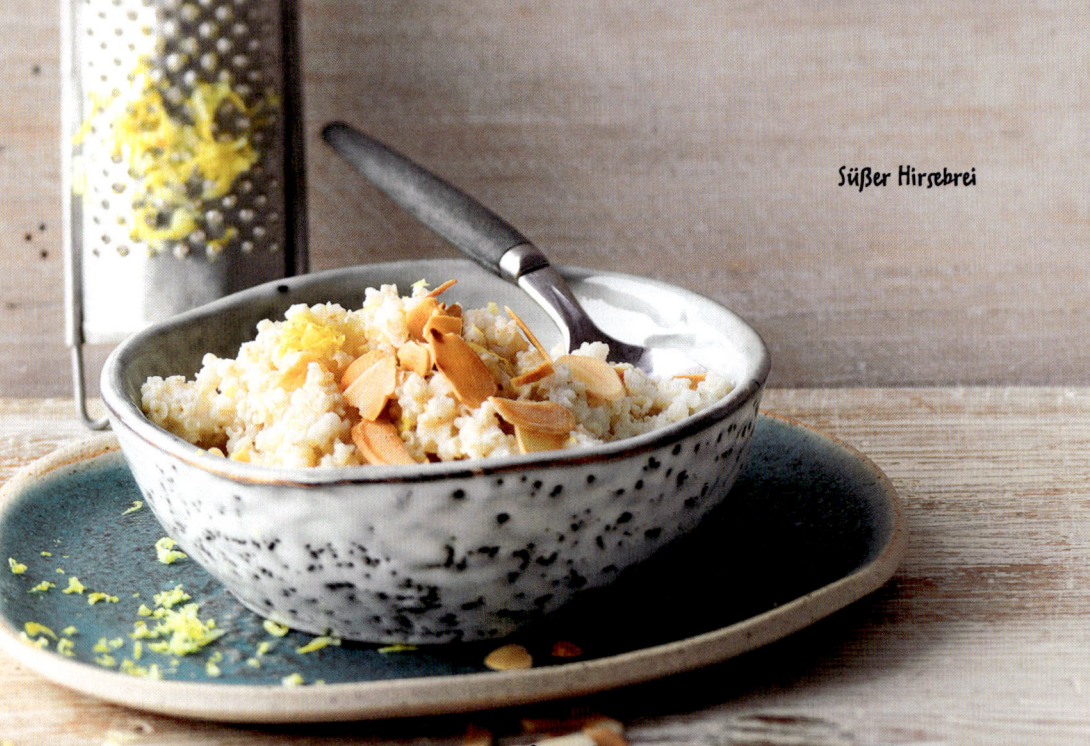

Süßer Hirsebrei

VANILLE-MILCHREIS

Für 2 Portionen: ½ Vanilleschote | 500 ml laktosefreie Milch | 2–3 EL Reissirup | 1 Prise Salz | 125 g Milchreis

1 Die Vanilleschote längs halbieren, das Mark herauskratzen und mit Milch, Reissirup und Salz in einem Topf erhitzen; kurz aufkochen lassen.
2 Milchreis in die kochende Milch geben, umrühren und noch mal aufkochen lassen. Dann auf kleiner Hitze in etwa 30 Minuten fertig garen. *(Bild Seite 78)*
Tipp: Die ausgekratzte Vanilleschote können Sie in kleine Stücke schneiden und zusammen mit 100 g Zucker in ein Schraubglas füllen, für etwa zwei Wochen ziehen lassen und dann wie Vanillezucker verwenden. Sie können später immer wieder Zucker nachfüllen, denn die Schoten geben ihr Aroma über einen längeren Zeitraum ab.

SCHROT-MÜSLI

Für 1 Portion: 1 EL geschroteter Hafer | 2 EL geschrotete 6-Korn-Getreidemischung (aus Roggen, Weizen, Hafer, Buchweizen, Gerste und Hirse) | laktosefreier Naturjoghurt | ½ EL Sonnenblumenkerne | ½ EL Sesamsamen

1 Am Vorabend den Hafer und die 6-Korn-Mischung mit etwas Wasser zu einem dicken Brei verrühren. Über Nacht zugedeckt im Kühlschrank durchziehen lassen.
2 Am Morgen die Mischung mit so viel Joghurt verrühren, dass ein cremiger Brei entsteht.
3 Die Sonnenblumenkerne und die Sesamsamen in einer Pfanne ohne Fett rösten, abkühlen lassen und unter das Müsli mischen.
Tipp: Nach der Karenzphase können Sie 100 g frische Himbeeren, Heidelbeeren, Johannisbeeren oder Erdbeeren ergänzen.

GRIESSPUDDING

Für 2 Portionen: 250 ml laktosefreie Milch | 50 ml laktosefreie Sahne | 25 g Traubenzucker | 1 Prise Salz | ½ Vanilleschote | 35 g Hartweizengrieß

1 Milch, Sahne, Traubenzucker und Salz in einem Topf verrühren. Die Vanilleschote der Länge nach aufschneiden, das Mark herauskratzen und samt Schote ebenfalls in den Topf geben. Alles unter Rühren aufkochen, vom Herd nehmen und die Vanilleschote entfernen.
2 Den Grieß zufügen und unter Rühren erneut aufkochen. In kalt ausgespülte Schälchen füllen und kalt stellen.

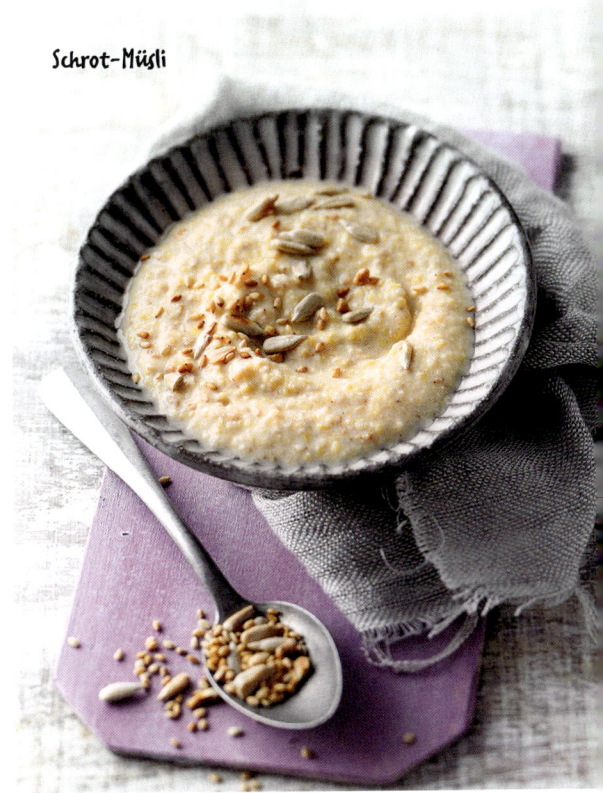

Schrot-Müsli

KÄSESANDWICH

Für 1 Portion: 2 Scheiben feines Schrotbrot |
2 EL laktosefreier Frischkäse | 1 Scheibe
junger Schnittkäse (Gouda oder Butterkäse) |
Salatblätter | Salatgurkenscheiben

1 Beide Brotscheiben mit Frischkäse bestreichen.
Eine Scheibe mit Käse, Salat und Gurkenscheiben
belegen, die zweite darauflegen.

HERZHAFTE FRÜHSTÜCKSBROTE

Für 1 Portion: 2 Scheiben Schrotbrot | 2 TL
laktosefreier Frischkäse | 25 g Schnittkäse |
25 g Lamm- oder Rinderschinken, Roastbeef,
Geflügelbrust | 100 g Gemüsescheiben (z. B.
Salatgurken, Möhren)

1 Die Brotscheiben dünn mit Frischkäse bestreichen und mit Käse und Schinken belegen. Die
Gemüsescheiben auf den Broten verteilen oder
dazu knabbern.

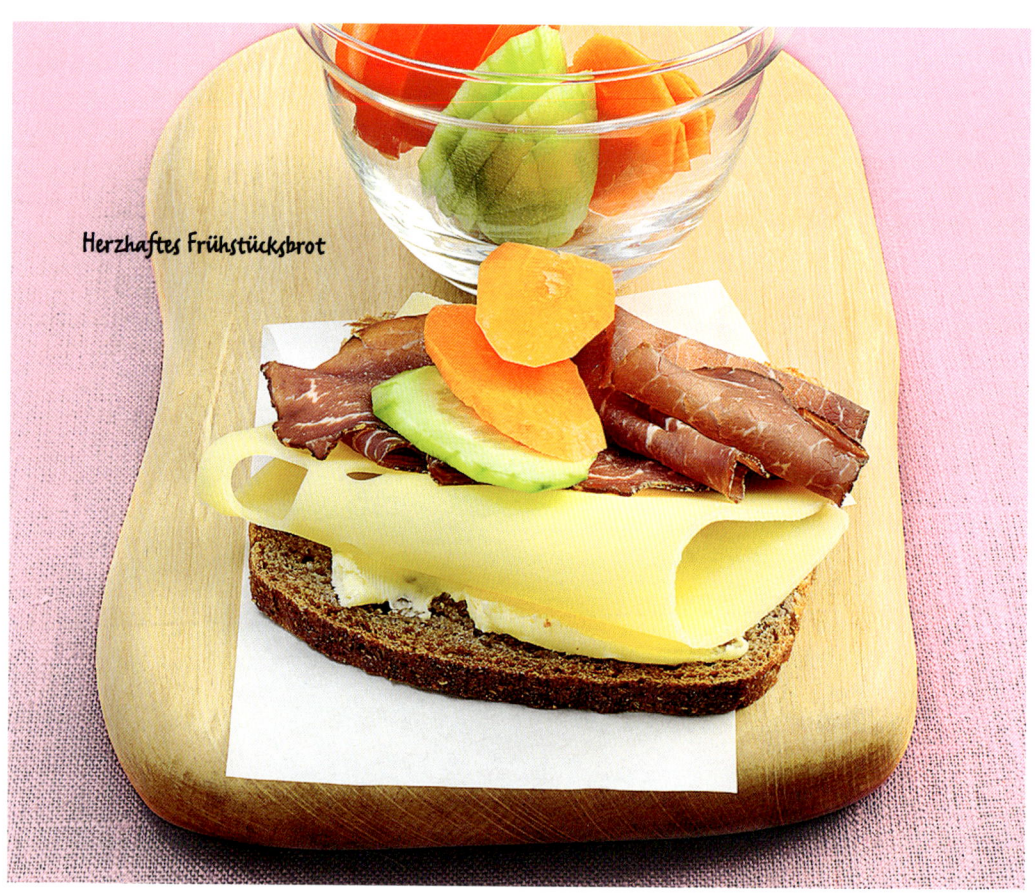

Herzhaftes Frühstücksbrot

MÖHRENAUFSTRICH

Für 2 Portionen: 100 g Möhren | 1 TL Olivenöl | 30 g laktosefreier Quark | Salz | Pfeffer | Kreuzkümmel

1 Möhren waschen, schälen und grob raspeln.
2 Olivenöl in einer Pfanne erhitzen. Möhrenraspel zugeben und weich dünsten.
3 Möhren abkühlen lassen, dann den Quark unterrühren und mit Salz, Pfeffer sowie Kreuzkümmel herzhaft abschmecken.
Tipp: Nach der Karenzphase können Sie nach Geschmack noch eine kleine zerdrückte Knoblauchzehe unterrühren oder den Aufstrich zusätzlich mit einer Prise Curry würzen. In beiden Fällen hält der Aufstrich gut verschlossen im Kühlschrank mindestens eine Woche – je nachdem, wie frisch der Joghurt war, auch länger.

AYRAN

Für 1 Portion: 125 g laktosefreier Naturjoghurt | 125 ml kaltes Mineralwasser (mit oder ohne Kohlensäure) | 1 Prise Salz

1 Den Joghurt mit Mineralwasser und Salz in eine hohe Schüssel geben, mit dem Stabmixer schaumig aufschlagen. In ein Glas gießen.

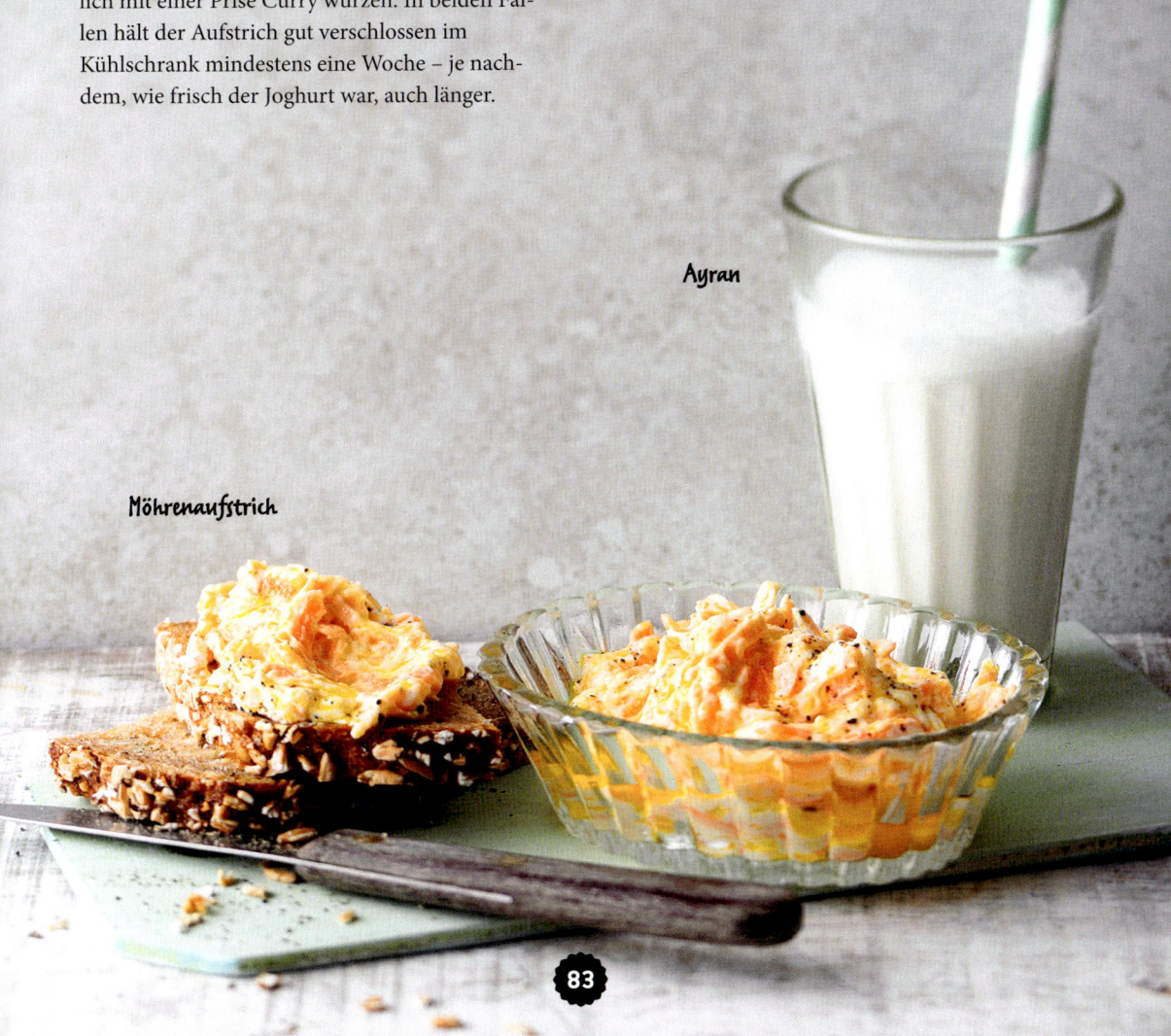

Ayran

Möhrenaufstrich

SALATE UND WARME GERICHTE

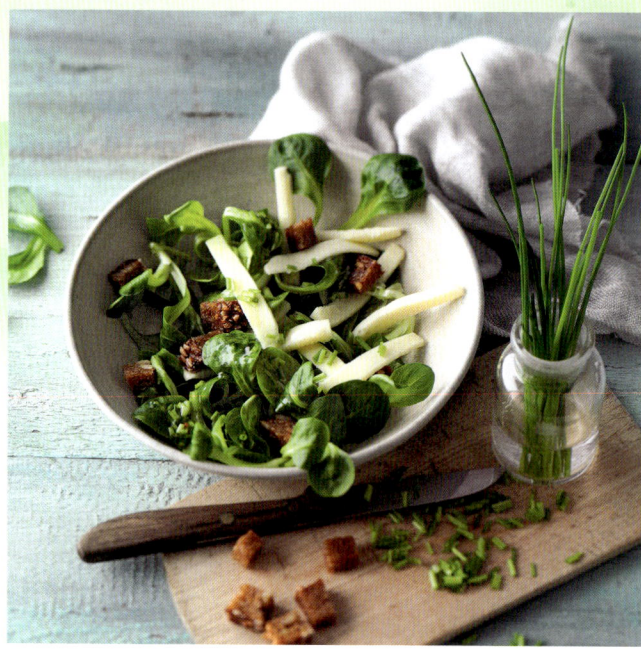

Karenz geht leider Hand in Hand mit Verzicht, ganz besonders wenn verschiedene Unverträglichkeiten für diese erste Phase der Behandlung berücksichtigt werden. Dennoch sollten Sie natürlich auch während der Startphase möglichst abwechslungsreich genießen können und optimal mit Nährstoffen versorgt sein. Die Rezepte für Salate und Hauptgerichte werden daher aus Lebensmitteln zusammengestellt, die allgemein als gut verträglich eingeschätzt werden. Auf Nahrungsmittel, die aus Erfahrung häufig Unverträglichkeiten auslösen, wurde dagegen gezielt verzichtet. So gibt es zum Beispiel keinen Essig im Salatdressing, die Gemüsesorten sind leicht ver-

daulich und als Käse wurden nur junge, kurz gereifte Sorten eingesetzt. Falls Sie dennoch irgendwo über ein Lebensmittel stolpern, von dem Sie aus Erfahrung wissen, dass es bei Ihnen Beschwerden hervorruft, ersetzen Sie es einfach gegen eine für Sie verträgliche Alternative.

Sie finden in diesem Kapitel neben den Salatideen zehn Rezepte für warme Gerichte. Falls Sie eine 14-tägige Karenz durchführen, suchen Sie sich für die restlichen Tage vier Rezepte aus, die Ihnen besonders gut geschmeckt haben, oder variieren Sie die Rezepte. Die Tabelle ab Seite 178 hilft Ihnen, Lebensmittel hinsichtlich ihrer Verträglichkeit besser einzuschätzen.

BLATTSALAT MIT MÖHREN

Für 2 Portionen: 100 g Blattsalat | 2 kleine
Möhren | 2 EL laktosefreier Naturjoghurt |
3 EL Rapsöl | Salz | Pfeffer

1 Salat putzen, waschen und trocken schleudern.
Möhren waschen, schälen und grob raspeln.
2 Joghurt mit Öl und 4 EL Wasser glatt rühren,
mit Salz und Pfeffer würzen.
3 Salat und geraspelte Möhren mischen, auf tiefe
Teller verteilen und mit dem Dressing beträufeln.
Tipp: In der Karenzphase sollten Sie auf Essig und
Zitronensaft im Dressing verzichten, weil frukto-
se- und histaminempfindliche Menschen darauf
mit Magen-Darm-Problemen reagieren. Variieren
Sie das Joghurtdressing, indem Sie verschiedene
Öle und frische Kräuter hineinrühren. Oder mi-
xen Sie ein Dressing aus Öl und Gemüsebrühe.

GRÜNER SALAT

Für 2 Portionen: 2 EL Sonnenblumenkerne |
100 g unterschiedliche grüne Salate nach
Saison und Angebot (z. B. Eisbergsalat,
Eichblattsalat, Friséesalat, Rucola und
Babyspinat) | 200 g Salatgurke | 2 EL Walnuss-
öl | 2 EL laktosefreier Naturjoghurt | Reissirup |
Salz | Pfeffer

1 Die Sonnenblumenkerne in einer Pfanne ohne
Fett rösten und beiseitestellen.
2 Salate putzen, waschen, trockenschleudern und
in mundgerechte Stücke zupfen. Salatgurke streifig
schälen, der Länge nach halbieren und dann quer
in Scheiben schneiden.
3 Für das Dressing das Walnussöl mit Joghurt und
Reissirup verrühren und mit Salz und Pfeffer würzen. Die gerösteten Sonnenblumenkerne unter das
Dressing rühren. Kurz vor dem Servieren über
den Salat geben und gut mischen.

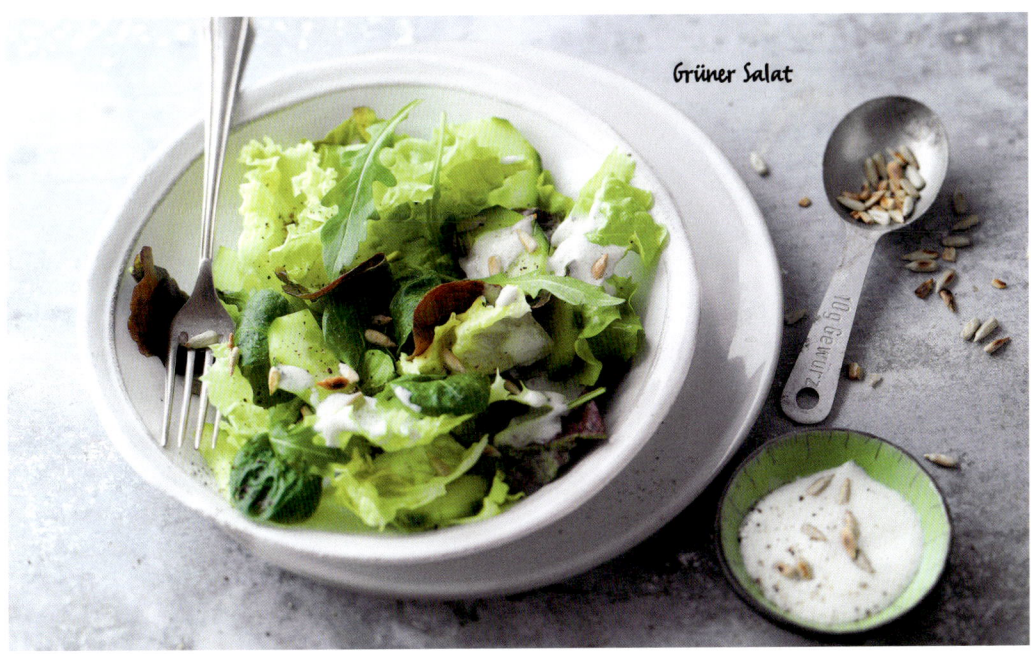

Grüner Salat

FELDSALAT MIT CROUTONS UND KÄSESTREIFEN

Für 2 Portionen: 1 Scheibe Vollkornschrotbrot | 3 EL Olivenöl | 100 g Feldsalat | 30 g Butterkäse | 3 EL Gemüsebrühe (ohne Geschmacksverstärker und Hefeextrakt) | 2 TL Schnittlauchröllchen | Reissirup | Salz | Pfeffer

1 Schrotbrot in kleine Würfel schneiden. In einer Pfanne in 1 EL Olivenöl knusprig braten.
2 Feldsalat putzen, waschen und trockenschleudern. Butterkäse in feine Streifen schneiden.
3 Restliches Olivenöl und Gemüsebrühe verrühren, Schnittlauchröllchen untermischen, mit Reissirup, Salz und Pfeffer abschmecken, über den Salat geben und unterheben.
4 Salat auf tiefe Teller verteilen und mit Käsestreifen und Croûtons garnieren. *(Bild Seite 84)*

KARTOFFEL-GEMÜSE-GRATIN

Für 2 Portionen: 300 Kartoffeln | 300 g Möhren | 300 g Zucchini | 200 ml laktosefreie Sahne | 200 ml laktosefreie Milch | 90 g Butterkäse oder junger Gouda | Salz | Pfeffer | frisch geriebene Muskatnuss | Butter für die Form | etwas Basilikum und Petersilie

1 Den Backofen auf 200 °C Ober-/Unterhitze (Umluft 180 °C) vorheizen. Eine Auflaufform mit Butter auspinseln.
2 Kartoffeln und Möhren schälen, Zucchini waschen und alles in dünne Scheiben schneiden. Abwechselnd dachziegelartig in die gebutterte Auflaufform schichten.
3 Sahne und Milch in einem Topf zum Kochen bringen, dabei gelegentlich umrühren. Den Käse grob reiben und die Hälfte in der heißen Milch-Sahne-Mischung schmelzen lassen. Mit Salz, Pfeffer und Muskat abschmecken und in die Auflaufform gießen. Die restlichen Käseraspel in der Form verteilen und den Auflauf auf der zweiten Schiene von unten für etwa 40 Minuten backen. Mit Backpapier abdecken, falls das Kartoffel-Gemüse-Gratin zu dunkel wird. Vor dem Servieren mit Basilikum und Petersilie garnieren.

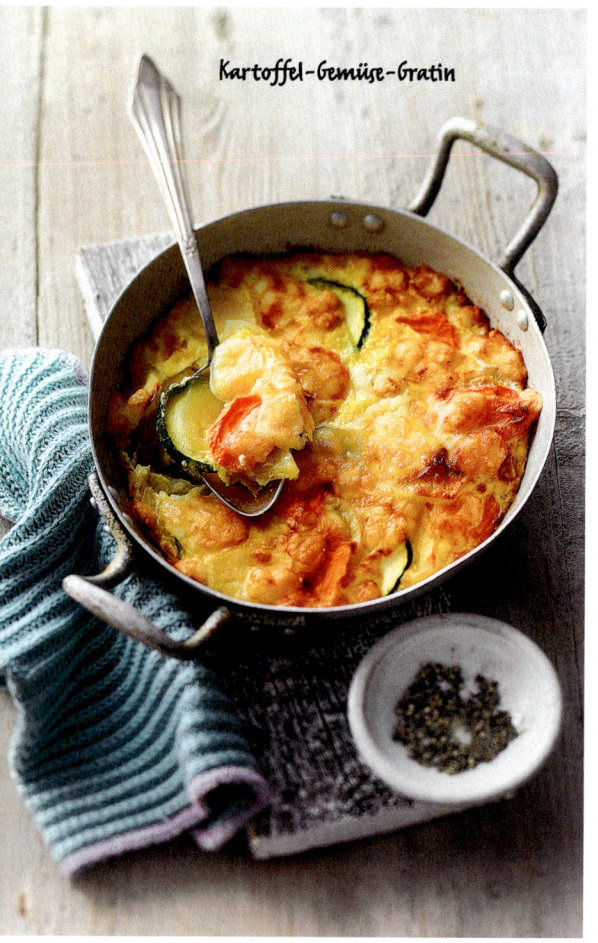

Kartoffel-Gemüse-Gratin

KÜRBISSUPPE MIT KARTOFFEL-CROUTONS

Für 2 Portionen: 1 kleiner Hokkaidokürbis (etwa 500 g) | 1 Stange Staudensellerie | 3 EL Olivenöl | 500 ml Gemüsebrühe (ohne Geschmacksverstärker und Hefeextrakt) | 250 g festkochende Kartoffeln | Salz | Pfeffer | 2 EL laktosefreier Schmand | 2 EL Kürbiskernöl (nach Belieben)

1 Kürbis teilen, Kerne und Fasern entfernen, das Fruchtfleisch würfeln. Staudensellerie waschen, den Wurzelansatz entfernen, die Fäden abziehen und die Stange in dünne Scheibchen schneiden.
2 In einem großen Topf 1 EL Olivenöl erhitzen. Kürbis und Staudensellerie darin andünsten, Gemüsebrühe angießen und aufkochen. Den Deckel auflegen und den Kürbis bei schwacher Hitze in ungefähr 15 Minuten weich kochen.

3 Inzwischen die Kartoffeln schälen, waschen und gut ½ cm groß würfeln. Das restliche Öl in einer Pfanne erhitzen und die gewürfelten Kartoffeln darin 8–10 Minuten bei schwacher bis mittlerer Hitze braten, bis sie weich und knusprig sind. Ab und zu umrühren. Mit Salz und Pfeffer würzen.
4 Den weichen Kürbis mit dem Pürierstab im Topf pürieren, mit Salz und Pfeffer würzen und die Suppe dann auf tiefe Teller verteilen. Jeweils ein paar Kartoffelwürfel darauflöffeln und mit je 1 EL Schmand garnieren. Wer mag, träufelt noch etwas Kürbiskernöl darüber.

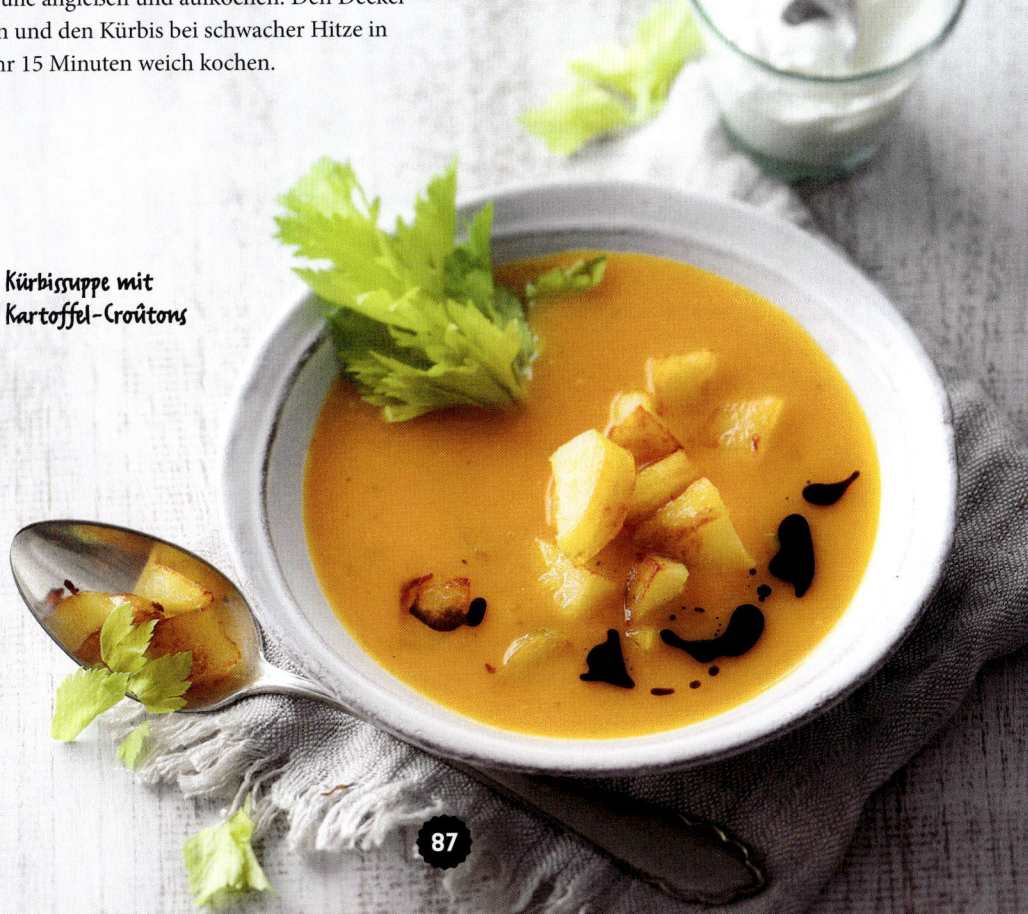

Kürbissuppe mit Kartoffel-Croutons

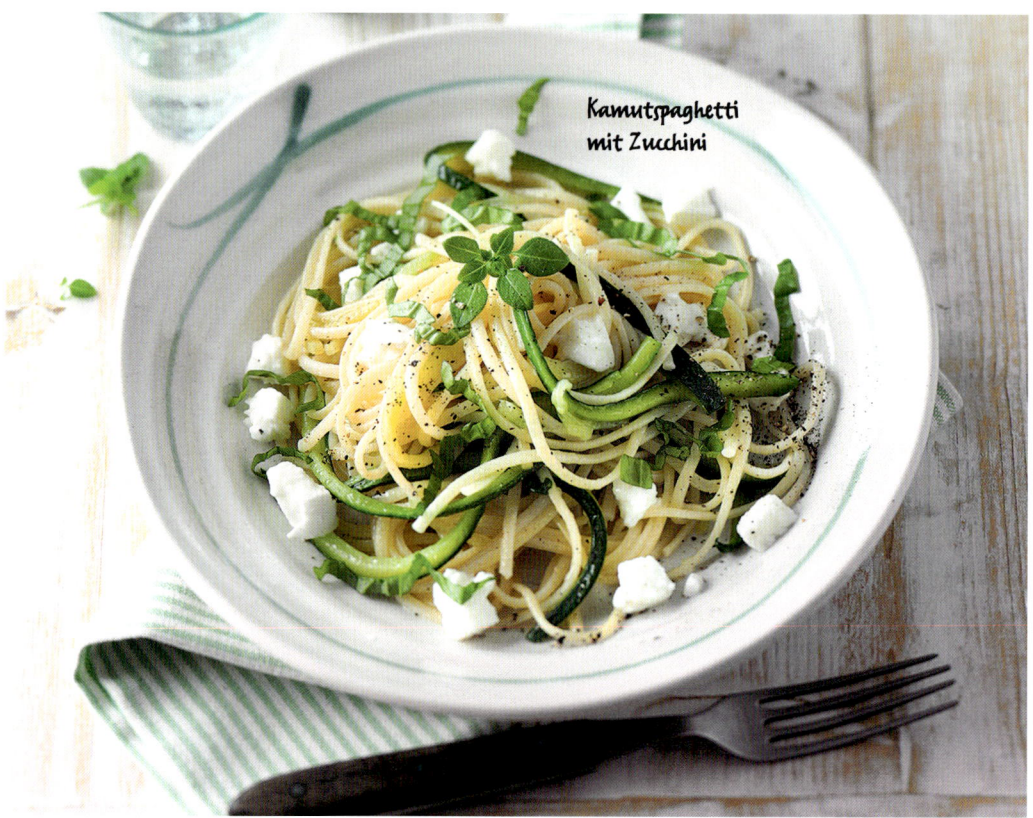

Kamutspaghetti
mit Zucchini

KAMUTSPAGHETTI MIT ZUCCHINI

Für 2 Portionen: 400 g Zucchini | 1 Bund Basilikum | 1 Kugel Büffelmozzarella | 120–150 g Kamutspaghetti (ersatzweise Hartweizengrieß- oder Dinkelspaghetti) | 3 EL Olivenöl | 2 EL Butter | Salz | Pfeffer

1 Die Zucchini waschen, putzen und mit dem Sparschäler längs in dünne Streifen hobeln. Anschließend die Streifen längs in schmale Stifte schneiden, sodass sie sich später schön mit den Spaghetti vermengen lassen.

2 Das Basilikum waschen, trockenschütteln, die Blättchen abzupfen und in feine Streifen schneiden. Den Mozzarella fein würfeln.

3 Spaghetti in reichlich kochendem Salzwasser nach Packungsanweisung bissfest garen.

4 Währenddessen das Olivenöl in einer großen beschichteten Pfanne erhitzen. Die Zucchinistreifen darin bei mittlerer Hitze kurz anbraten.

5 Die Butter mit den Basilikumstreifen zu den Zucchinistreifen geben, alles für weitere 3–4 Minuten braten.

6 Die abgetropften Kamutspaghetti und die Mozzarellawürfelchen mit zum Gemüse in die Pfanne geben, alles gut vermischen und mit Salz und Pfeffer abschmecken.

BANDNUDELN MIT GEMÜSE-SAFRAN-SAHNE

Für 2 Portionen: 2 Zucchini | 3 Möhren | 0,1 g Safranfäden | 1 EL Butter | 60 ml Gemüsebrühe (ohne Geschmacksverstärker und Hefeextrakt) | 150 ml laktosefreie Sahne | Salz | Pfeffer | 120–150 g Bandnudeln

1 Zucchini putzen und waschen, Möhren schälen. Beide mit dem Sparschäler in Streifen hobeln.
2 In einen Mörser die Safranfäden in 1 TL warmem Wasser einweichen. Währenddessen die Butter in einer Pfanne zerlassen und die Möhrenstreifen darin für etwa 1 Minute dünsten. Anschließend die Zucchinistreifen hinzufügen. Mit Gemüsebrühe ablöschen und alles einmal aufkochen lassen. Anschließend 2–3 Minuten auf mittlerer Hitze ziehen lassen, sodass die Flüssigkeit etwas einköchelt.
3 Die Sahne hinzufügen. Den Safran im Wasser etwas zerstoßen und die Mischung ebenfalls zum Gemüse geben. Alles aufkochen lassen und gegebenenfalls mit Salz und Pfeffer würzen.
4 In einem Topf ausreichend Salzwasser zum Kochen bringen und die Bandnudeln darin nach Packungsanweisung bissfest garen. Abgießen, mit der Gemüse-Safran-Sahne vermengen und auf Tellern anrichten.

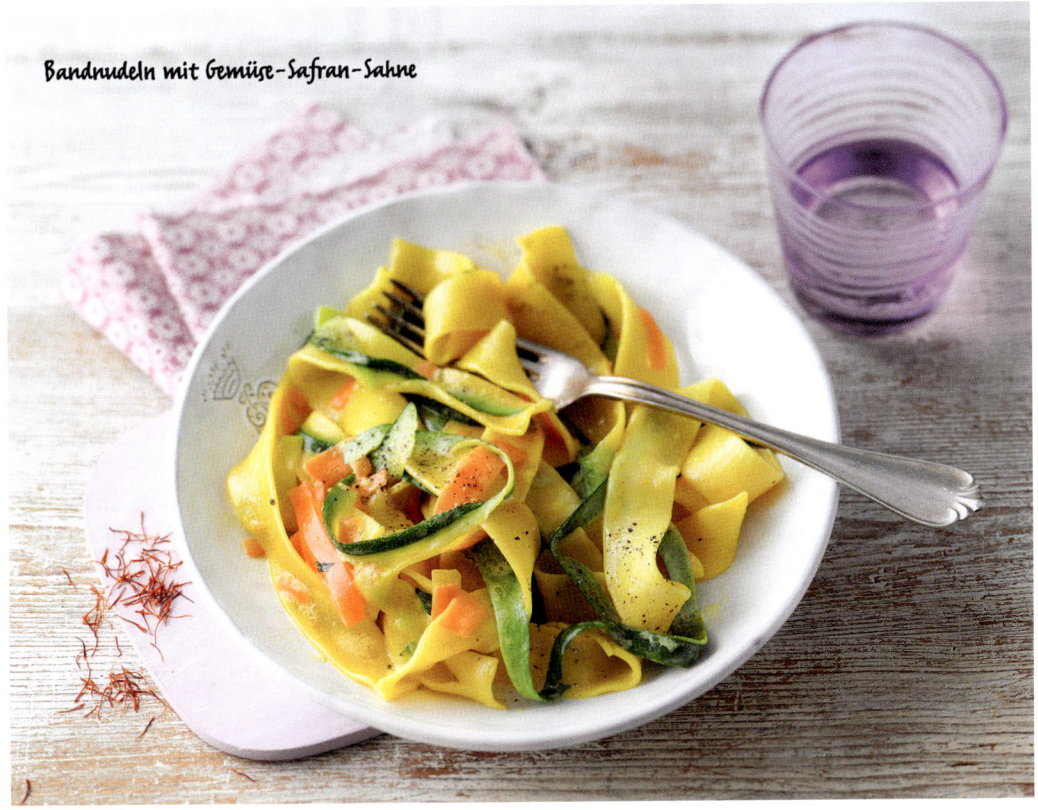

Bandnudeln mit Gemüse-Safran-Sahne

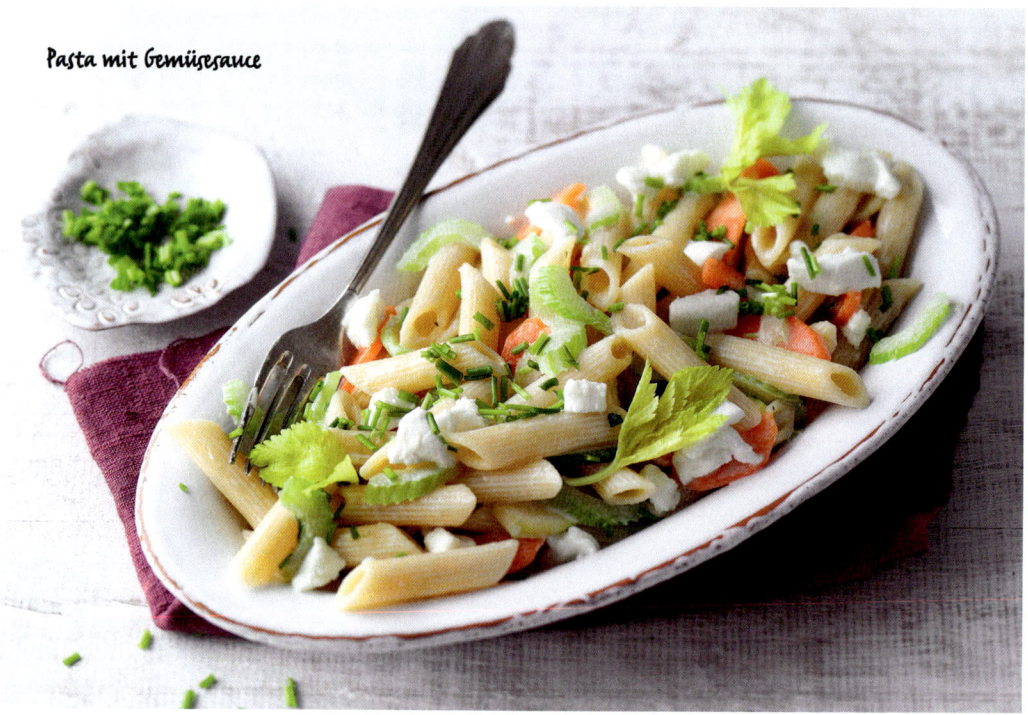

Pasta mit Gemüsesauce

PASTA MIT GEMÜSESAUCE

Für 2 Portionen: 2 Möhren | 2 Stangen Staudensellerie | 2 Zucchini | 1 Kugel Mozzarella | Salz | 120–150 g Penne rigate oder Spiralnudeln | 2 EL Olivenöl | 100 ml Gemüsebrühe (ohne Geschmacksverstärker und Hefeextrakt) | 4 EL laktosefreie Sahne | Pfeffer | 2 EL Schnittlauchröllchen

1 Möhren waschen, schälen, längs halbieren und in Scheibchen schneiden.

2 Staudensellerie und Zucchini waschen, putzen und in Scheibchen schneiden. Zucchini davor ebenfalls längs halbieren.

3 Mozzarella abtropfen lassen und würfeln.

4 In einem großen Topf ausreichend Salzwasser zum Kochen bringen und die Nudeln nach Packungsanweisung bissfest garen.

5 Währenddessen das Olivenöl in einer Pfanne erhitzen und das klein geschnittene Gemüse darin 3–4 Minuten dünsten. Gemüsebrühe und Sahne angießen, mit Salz und Pfeffer würzen und alles 6–8 Minuten sanft köcheln lassen.

6 Nudeln abgießen, abtropfen lassen und in der Pfanne mit der Gemüsesauce und den Mozzarellawürfelchen mischen. Auf tiefen Tellern anrichten und mit den Schnittlauchröllchen garnieren.

OFENKARTOFFELN MIT QUARK UND MÖHRENROHKOST

Für 2 Portionen: 2 vorwiegend festkochende Kartoffeln (à 250–300 g) | 125 g laktosefreier Quark | 100 g laktosefreier Naturjoghurt | 3 EL Rapsöl | Salz | Pfeffer | 2 EL Schnittlauchröllchen | 800 g Möhren | ½ TL Reissirup | Öl zum Einfetten

1 Den Backofen auf 220 °C Ober-/Unterhitze (Umluft 200 °C) vorheizen. Kartoffeln gründlich waschen. Aus Alufolie und Backpapier je zwei passende Stücke zuschneiden. Jeweils ein Backpapier auf eine Alufolie legen, mit Öl bepinseln und die Kartoffeln einzeln darin einwickeln. Im heißen Ofen (Mitte) 1–1,5 Stunden backen.

2 Inzwischen Quark und Joghurt mit 1 EL Rapsöl cremig rühren. Mit Salz und Pfeffer würzen und die Schnittlauchröllchen untermischen.

3 Möhren schälen und raspeln. Mit Salz durchkneten und 15 Minuten ziehen lassen, dann leicht ausdrücken und mit Reissirup, Salz, Pfeffer und dem restlichen Rapsöl anmachen.

4 Die Kartoffeln aus dem Ofen nehmen, mit einer Rouladennadel oder einem Holzspieß prüfen, ob sie gar sind, und die Päckchen öffnen. Die Kartoffeln kreuzweise einschneiden und auseinanderdrücken, Quark und nach Belieben etwas Rohkost daraufgeben. Die restliche Rohkost dazu reichen.

Ofenkartoffeln mit Quark und Möhrenrohkost

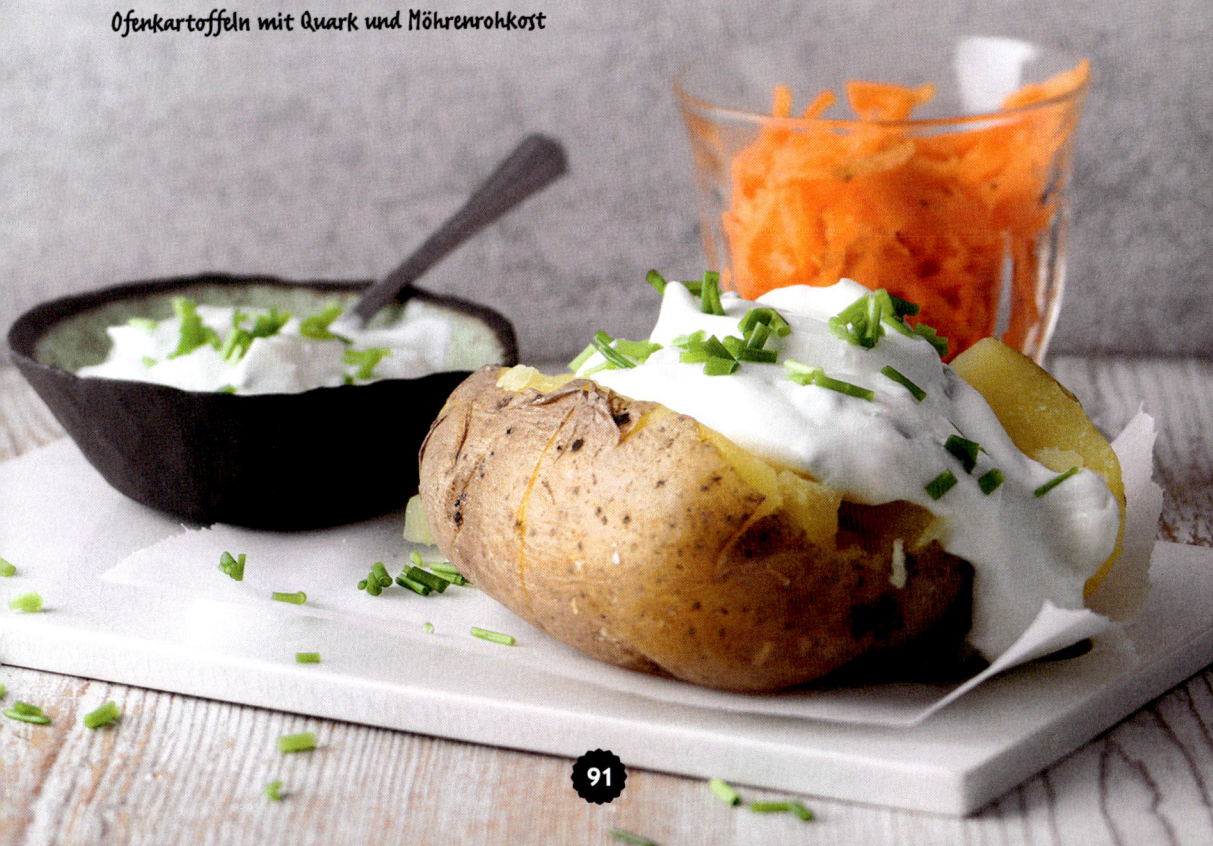

FELDSALAT-RISOTTO MIT HOKKAIDO

Für 2 Portionen: 400 g Hokkaidokürbis | 1 EL Olivenöl | Salz | Pfeffer | 75 g Feldsalat | 650 ml Gemüsebrühe (ohne Geschmacksverstärker und Hefeextrakt) | 1 Möhre | 2 EL Butter | 120–150 g Risottoreis (Arborio oder Carnaroli) | 2 EL geriebener junger Gouda

1 Ofen auf 200 °C Ober-/Unterhitze (Umluft 180 °C) aufheizen.

2 Hokkaido halbieren und entkernen. Das Fruchtfleisch in Spalten schneiden und auf ein mit Backpapier belegtes Backblech legen, mit Olivenöl einpinseln, mit Salz und Pfeffer würzen. Im vorgeheizten Ofen auf der zweiten Schiene von unten 25–30 Minuten backen.

3 Feldsalat putzen, waschen und trockenschleudern. Etwa ein Drittel davon beiseitestellen, den Rest fein pürieren.

4 Die Gemüsebrühe aufkochen und auf kleiner Flamme warmhalten. Die Möhre fein würfeln.

5 In einem Topf 1 EL Butter schmelzen und die Möhrenwürfel mit dem Risottoreis darin kurz anschwitzen.

6 Mit einer großen Kelle Brühe ablöschen, Flüssigkeit auf großer Flamme einkochen lassen, dann erneut einen Schöpflöffel aufgießen und so fortfahren, bis alle Flüssigkeit verbraucht ist. Dabei öfter mal umrühren. Der Risotto sollte nach ungefähr 18 Minuten al dente sein. Zusammen mit der letzten Kelle Brühe das Feldsalatpüree unter den Reis rühren. Etwas pfeffern, restliche Butter und geriebenen Gouda unterrühren, den Topf vom Herd nehmen und alles 5 Minuten ruhen lassen.

7 Risotto auf vorgewärmte Teller verteilen und mit den gebackenen Kürbisspalten sowie dem restlichen Feldsalat anrichten.

Tipp: Wenn Sie nicht den ganzen Hokkaidokürbis verbrauchen, können Sie den Rest in einer Tüte oder einem verschlossenen Gefäß bis zu vier Tage im Kühlschrank aufbewahren.

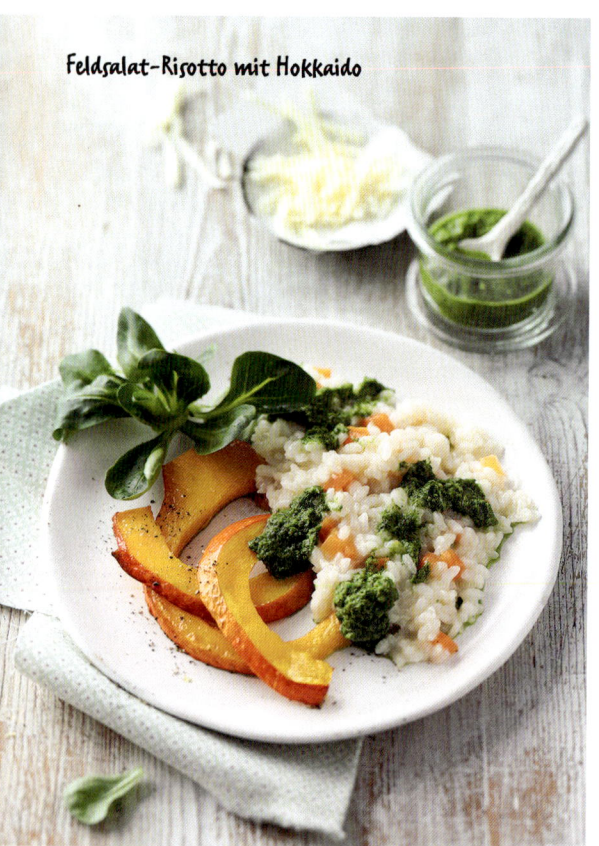

Feldsalat-Risotto mit Hokkaido

FLEISCHBÄLLCHEN UND GEBRATENE KARTOFFELWÜRFEL AUF EISBERGSALAT

Für 2 Portionen: 1 Möhre | 300 g Lamm- oder Rinderhackfleisch | Salz | Pfeffer | 500 g Pellkartoffeln | 100 g Eisbergsalat | Reissirup | 6 EL Olivenöl | 60 g Schafskäse (Feta)

1 Ofen auf 200 °C Ober-/Unterhitze (Umluft 180 °C) vorheizen.

2 Möhre schälen, fein reiben, mit dem Hackfleisch mischen und mit Salz und Pfeffer würzen. 12 Fleischbällchen formen und kalt stellen.

3 Kartoffeln pellen und fein würfeln.

4 Eisbergsalat putzen, waschen, trockenschleudern und in mundgerechte Stücke zupfen.

5 Für das Dressing Reissirup mit 3 EL Wasser verrühren, 2 EL Olivenöl unterschlagen und mit Salz und Pfeffer abschmecken.

6 Das restliche Öl in einer Pfanne erhitzen und die Kartoffelwürfelchen darin bei mittlerer Hitze in 12–15 Minuten rundum goldbraun braten. Mit Salz und Pfeffer würzen.

7 Zwischenzeitlich die vorbereiteten Fleischbällchen auf einem mit Backpapier belegten Blech im vorgeheizten Ofen 10–12 Minuten backen, bis sie gebräunt und gar sind.

8 Schafskäse würfeln und mit Salat, Kartoffelwürfeln und Fleischbällchen auf Tellern anrichten. Mit Dressing beträufeln.

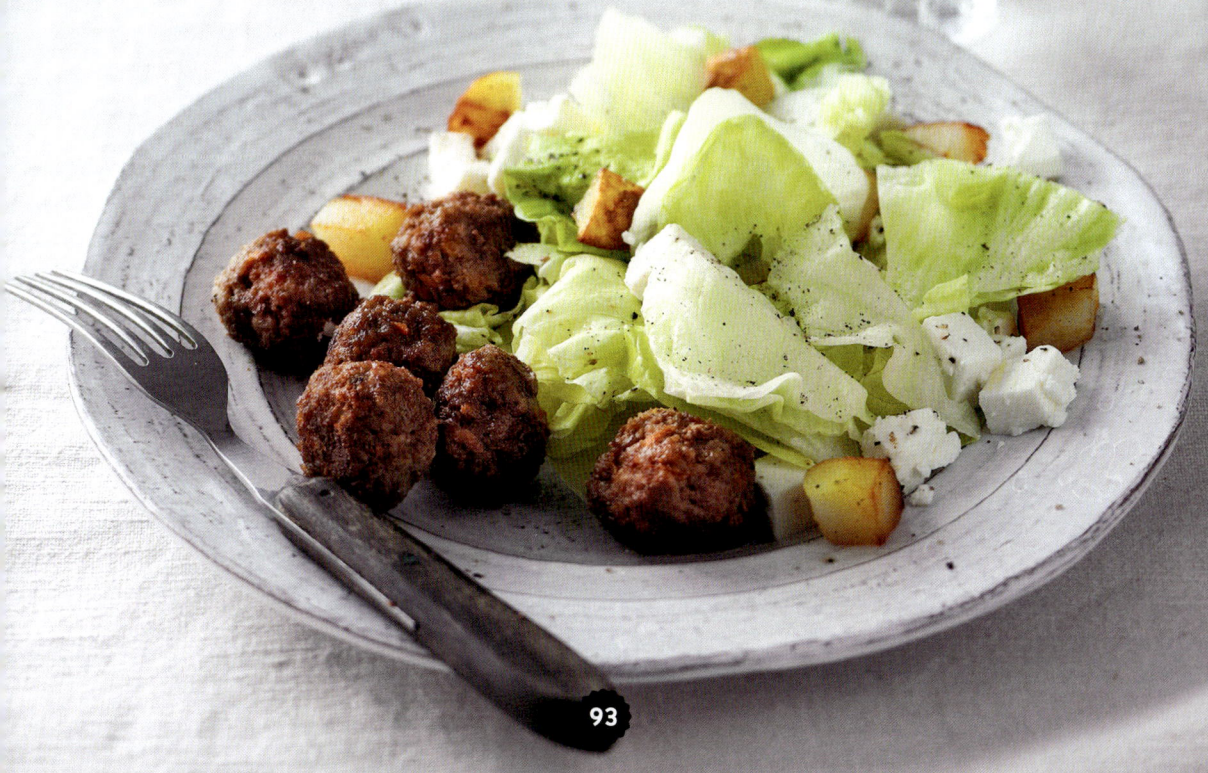

Fleischbällchen und gebratene
Kartoffelwürfel auf Eisbergsalat

PANIERTE SCHNITZEL MIT KARTOFFEL-GURKEN-SALAT

Für 2 Portionen: 400 g festkochende Kartoffeln | 1 kleine Salatgurke | Salz | 3 EL Mehl | 75 ml laktosefreie Sahne | 80 g Semmelbrösel | ½ TL Instant-Gemüsebrühe (ohne Geschmacksverstärker und Hefeextrakt) | 3 EL Rapsöl | Pfeffer | 2 Schnitzel (à ca. 150 g, Pute, Hähnchen oder Kalb) | Butterschmalz zum Ausbacken (ersatzweise neutrales Öl)

1 Die Kartoffeln waschen, in einem Topf mit Wasser bedecken und in etwa 25 Minuten garen. Inzwischen die Gurke schälen, in dünne Scheiben hobeln, in einer Schüssel mit ½ TL Salz vermengen und etwa 10 Minuten Wasser ziehen lassen.

2 Das Mehl, die Sahne und die Semmelbrösel zum Panieren auf drei tiefe Teller geben.

3 Die Kartoffeln abgießen und etwas ausdampfen lassen. Noch warm pellen, in Scheiben schneiden, leicht salzen und in eine Schüssel geben. Die Gurkenscheiben ausdrücken und dazugeben. Instant-Brühe in 3 EL heißem Wasser auflösen, mit dem Rapsöl verquirlen und kräftig pfeffern. Unter die Kartoffeln mengen.

4 Wenn die Schnitzel dicker als ½ cm sind, mit einem glatten Fleischklopfer oder mit der Unterseite eines Stieltopfes etwas flacher klopfen. Anschließend mit Salz und Pfeffer würzen und zuerst im Mehl, dann in Sahne und schließlich in den Bröseln wenden. Die Panade leicht andrücken.

5 In einer Pfanne bei mittlerer Hitze 1 cm hoch Butterschmalz erhitzen. Die Schnitzel darin bei mittlerer Hitze auf jeder Seite in etwa 3 Minuten goldbraun ausbacken. Herausheben und auf Küchenpapier abtropfen lassen. Den Kartoffel-Gurken-Salat noch einmal mit Salz und Pfeffer abschmecken (die Kartoffeln saugen viel Würze auf) und zu den Schnitzeln servieren.

Paniertes Schnitzel mit Kartoffel-Gurken-Salat

HÄHNCHENSCHNITZEL MIT KOPFSALATSAUCE

Für 2 Portionen: 2 EL Butter | 500 g kleine festkochende Pellkartoffeln (Drillinge) | Salz | 1 große mehligkochende Kartoffel | 200 ml Gemüsebrühe (ohne Geschmacksverstärker und Hefeextrakt) | 1 kleiner Kopfsalat | 300 g Hähnchenbrustfilet | Pfeffer | Mehl zum Mehlieren | 2 EL Olivenöl

1 Die Butter in Flöckchen schneiden und ins Gefrierfach stellen.
2 Die kleinen Kartoffeln waschen und in kochendem Salzwasser in rund 25 Minuten garen.
3 Die große Kartoffel waschen, schälen, in kleine Würfel schneiden und in der Gemüsebrühe weich kochen. Anschließend etwa 1 Tasse Brühe abnehmen und beiseitestellen.
4 Die Salatblätter vom Kopf lösen, waschen, kurz ausschütteln, zu den Kartoffelwürfelchen in die heiße Brühe geben und alles pürieren. So viel von der abgenommenen Brühe zugeben, dass eine sämige Sauce entsteht.
5 Die Hähnchenfilets waschen, trockentupfen, flach klopfen, je nach gewünschter Größe noch einmal halbieren, salzen, pfeffern und mit Mehl bestäuben, überschüssiges Mehl wieder abklopfen.
6 Das Olivenöl in einer Pfanne erhitzen und die mehlierten Hähnchenfilets von beiden Seiten goldbraun braten.
7 Die geeisten Butterflöckchen mit dem Schneebesen unter die Sauce schlagen. Mit Salz und Pfeffer feinwürzig abschmecken.
8 Hähnchenschnitzel mit den Pellkartöffelchen auf vorgewärmten Tellern anrichten und mit der Kopfsalatsauce beträufeln.

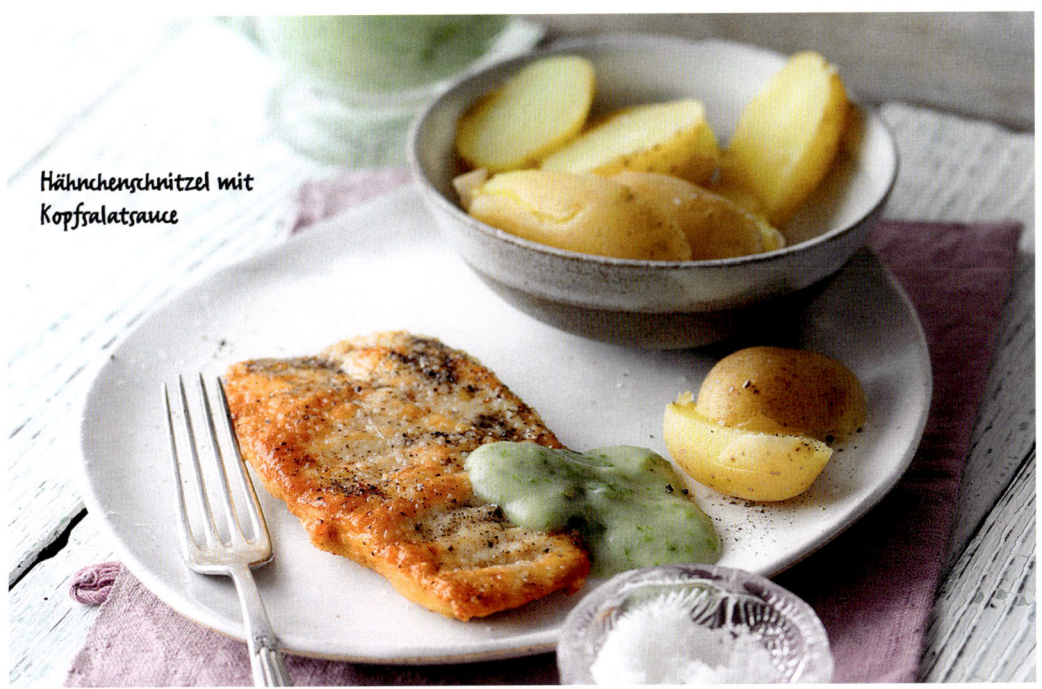

Hähnchenschnitzel mit Kopfsalatsauce

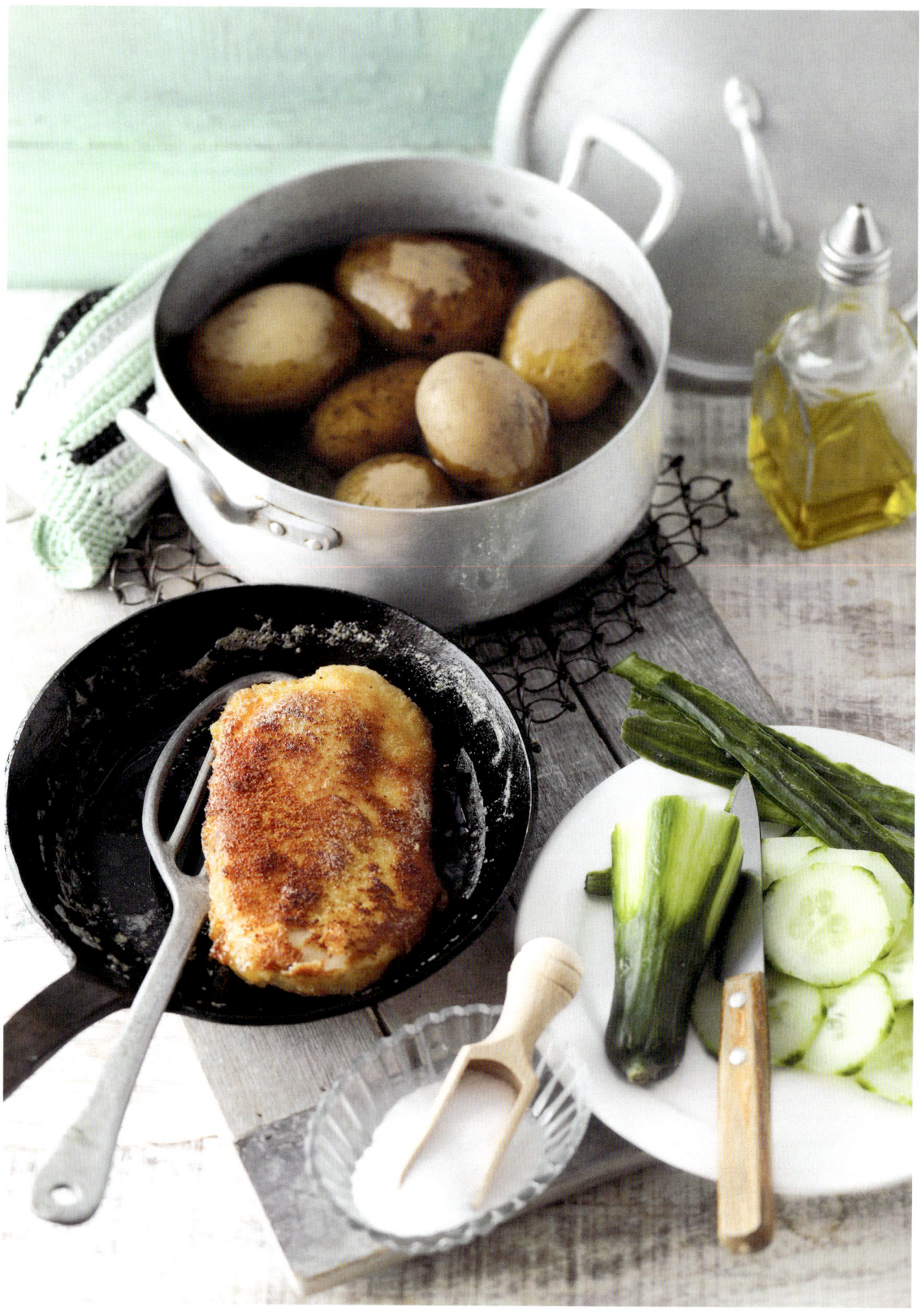

4

REZEPTE FÜR DIE TESTPHASE – UND DANACH

Ab jetzt wird getestet! Probieren Sie nach und nach aus, wie Sie die Nahrungsmittel vertragen, auf die Sie während der kurzen Karenzphase verzichtet haben. Gewöhnen Sie sich dabei gerade auch an ballaststoffreiche Lebensmittel, sie sind äußerst förderlich für die Gesundheit. Wenn Ihr Darm sehr empfindlich ist, beginnen Sie zunächst mit kleinen Mengen und erhöhen die Portionsgrößen nach und nach immer mehr.

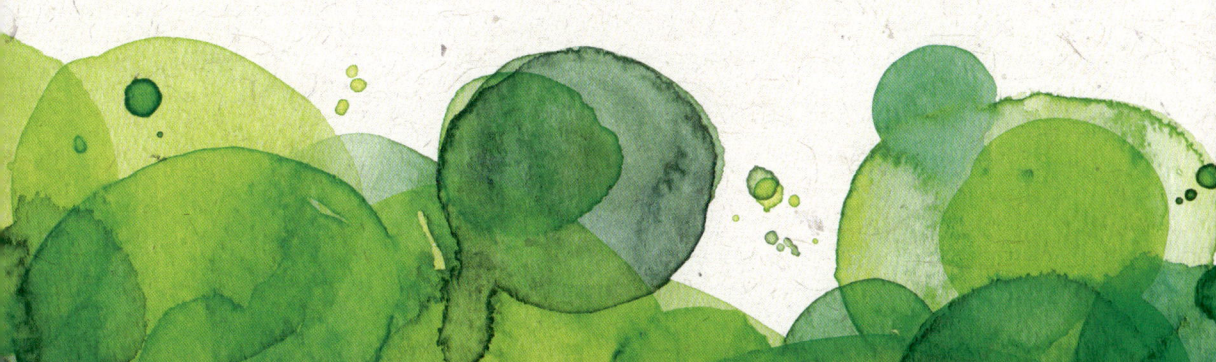

FRÜHSTÜCK UND SNACKS

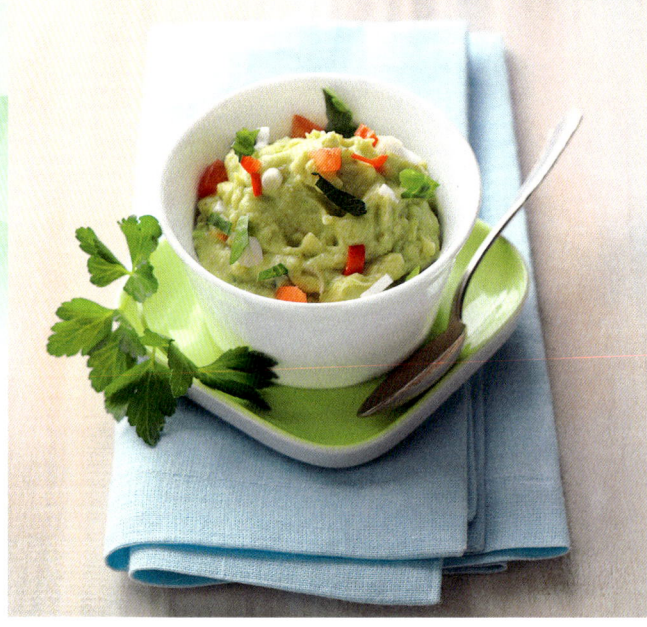

Wie in der Karenzphase soll das Frühstück auch in der Testphase für einen guten Start in den Tag sorgen. Die Rezepte sind daher wieder so zusammengestellt, dass Blutzuckerspitzen vermieden werden und der Blutzuckerspiegel stattdessen im Verlauf des Vormittags gleichmäßig belastet wird. So ist es möglich, während der anstehenden geistigen und körperlichen Anforderungen konzentriert und leistungsfähig zu bleiben. Im Unterschied zur Karenzphase sind Früchte in Maßen jetzt wieder erlaubt, genauso wie gröberes Vollkornbrot und Gewürze.

Wenn Sie so früh (noch) kein komplettes Frühstück runterbekommen, haben Sie die Möglich-

keit, die Mahlzeit auf zwei Portionen aufzuteilen. Sie starten dann zu Hause zum Beispiel mit einem Drink oder einem Fruchtjoghurt und wählen als zweites Frühstück im Büro eine halbe Portion Müsli oder ein herzhaftes Sandwich. Wer dagegen am Sonntag mal üppiger frühstücken will, kann mehrere Rezepte kombinieren.

Menschen mit Laktose-Intoleranz sollten sich in der Testphase an eine verträgliche Milchzuckermenge herantasten. Daher enthalten alle Rezepte normale Milch und Milchprodukte. Je nach individueller Belastungsgrenze müssen Sie diese eventuell durch laktosefreie Varianten ersetzen. Dasselbe gilt bei Zöliakie für glutenhaltiges Getreide.

POWER-DRINK

Für 1 Portion: 1 Banane | 1 TL kaltgepresstes Rapsöl | 75 g Naturjoghurt | 50 ml Möhrensaft | 100 ml Orangensaft (Direktsaft)

1 Die Banane schälen, in grobe Stücke schneiden und samt Rapsöl und Naturjoghurt mit dem Stabmixer pürieren.
2 Die Säfte dazugeben, untermixen und den Power-Drink in ein Glas füllen.

ERDBEER-SHAKE

Für 1 Portion: 75 g Erdbeeren | 50 g Naturjoghurt | 125 ml kalte Milch

1 Die Erdbeeren waschen, putzen und mit dem Naturjoghurt mit dem Stabmixer pürieren.
2 Die Milch mit dem Stabmixer oder einem Milchaufschäumer schaumig schlagen, mit dem Erdbeer-Joghurt-Püree mischen und alles in ein Glas füllen.
Variante: Probieren Sie den Shake doch auch mal mit Himbeeren oder Mango.

ERDBEER-QUARK MIT KAMUT-KROKANT

Für 1 Portion: 30 g Kamutflocken | 15 g Mandelblättchen | ½ Pck. Bourbon-Vanillezucker | 150 g Erdbeeren | 100 g Quark | 50 g Naturjoghurt oder Milch

1 Kamutflocken und Mandelblättchen in einer Pfanne ohne Fett rösten. Vanillezucker zugeben und unter ständigem Rühren leicht karamellisieren. Vom Herd nehmen und abkühlen lassen.
2 Die Erdbeeren putzen und vierteln.

3 Den Quark mit Joghurt oder Milch aufschlagen, mit den Erdbeerstücken vermengen und in ein Schälchen füllen. Kamut-Krokant darauf verteilen.

HAFER-AMARANTH-BANANEN-MÜSLI

Für 1 Portion: 3 TL Mandelblättchen | 1 EL kernige Haferflocken | 1 EL gepuffter Amaranth | 150 g Naturjoghurt | ½ Banane

1 Mandelblättchen in einer Pfanne ohne Fett goldbraun rösten.
2 Die gerösteten Mandeln mit den Haferflocken, dem Amaranth und dem Joghurt mischen und einige Minuten quellen lassen.
3 Zum Schluss die Banane in Scheiben schneiden und untermischen.

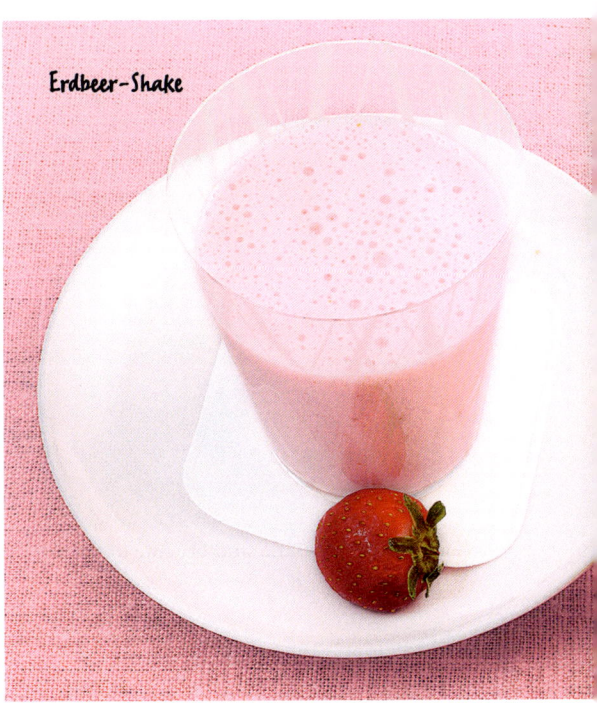

Erdbeer-Shake

AMARANTH-HIMBEER-MÜSLI

Für 1 Portion: 1 gehäufter EL gepuffter Amaranth | 1 EL kernige Haferflocken | 3 gehäufte EL Naturjoghurt | 2 TL Mandelstifte | 50 g Himbeeren

1 Den Amaranth und die Haferflocken mit dem Naturjoghurt vermischen und kurz quellen lassen.
2 Währenddessen die Mandelstifte in einer Pfanne ohne Fett goldbraun rösten.
3 Die Himbeeren mit den gerösteten Mandelstiften unter das Müsli heben.

BIRCHER MÜSLI

Für 1 Portion: 1 EL Vollkornhaferflocken | 1 EL Sahne oder Naturjoghurt | 1 großer Apfel | 1 EL gemahlene Mandeln

1 Die Haferflocken in einer Schüssel erst mit 2 EL Wasser mischen, dann die Sahne oder den Joghurt unterrühren. Kurz quellen lassen.
2 Währenddessen den Apfel waschen, vierteln und das Kerngehäuse entfernen. Das Fruchtfleisch über die Haferflockenmischung reiben und sofort unterrühren, damit sich das Fruchtfleisch nicht braun verfärbt. Zum Schluss die gemahlenen Mandeln untermischen.

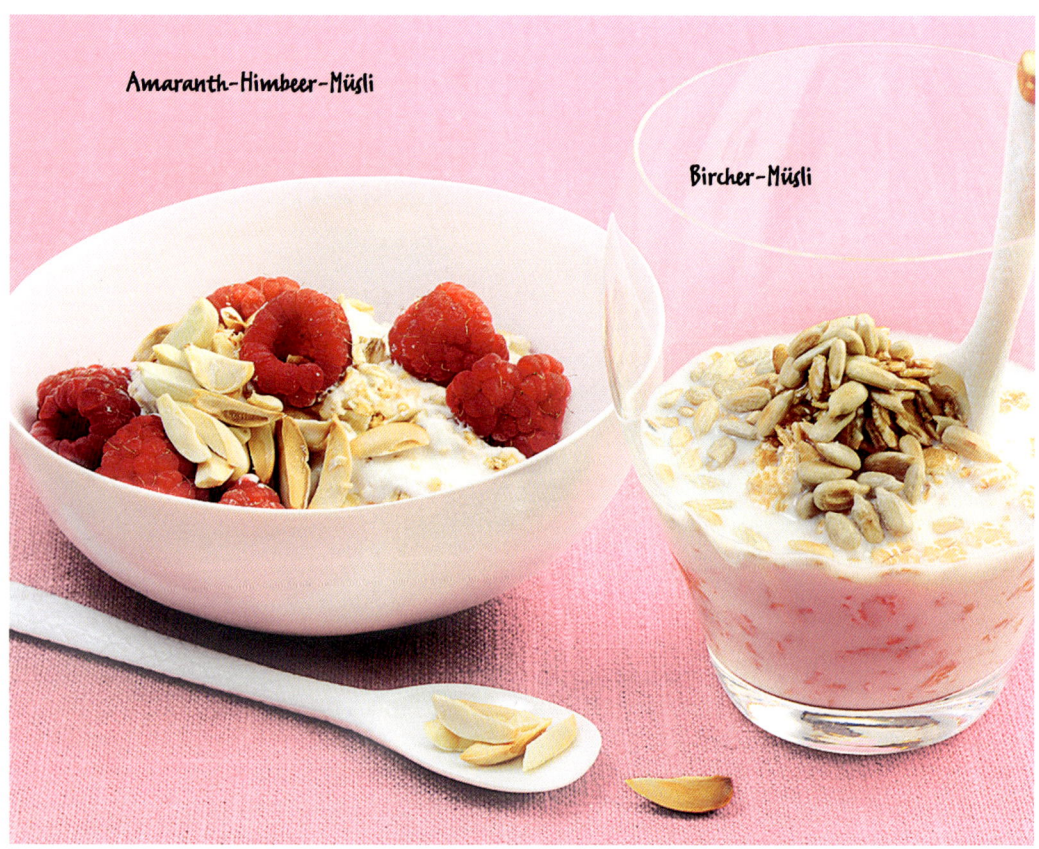

Amaranth-Himbeer-Müsli

Bircher-Müsli

MÜSLI MIT HIMBEERMUS

Für 1 Portion: 1 kleiner Apfel | 150 g Natur-
joghurt | 30 g Hafer- oder Kamutflocken |
15 g Mandelblättchen | 100 g Himbeeren
(frisch oder TK und aufgetaut) | 1 TL Honig |
Tonkabohne (ersatzweise Vanillepulver)

1 Den Apfel waschen und auf der Haushaltsreibe
bis zum Kerngehäuse grob raspeln.
2 Joghurt, Flocken und Mandelblättchen mit dem
geraspelten Apfel verrühren und die Mischung in
ein Schälchen füllen.
3 Einige schöne Himbeeren beiseitelegen. Die
restlichen Beeren mit Honig pürieren und anschließend noch einmal durch ein Sieb streichen.
Das Himbeermus mit gemahlener Tonkabohne
beziehungsweise Vanillepulver abschmecken, über
das Müsli geben und mit den verbliebenen Himbeeren garnieren.
Tipp: Wenn es morgens schnell gehen muss, lassen Sie TK-Beeren in einem Schälchen über Nacht
im Kühlschrank auftauen.

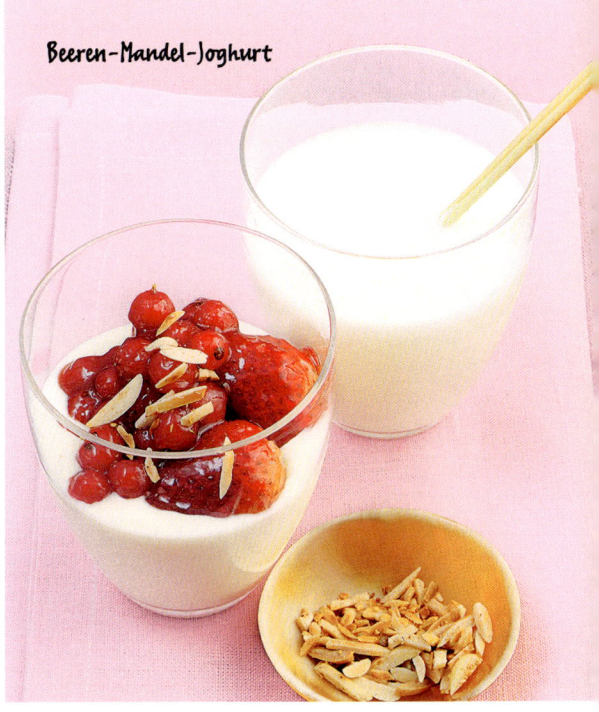

Beeren-Mandel-Joghurt

BEEREN-MANDEL-JOGHURT

Für 1 Portion: 1 EL Mandelstifte | 150 g Natur-
joghurt | 100 g Beeren (frisch oder TK und
aufgetaut) | 1 TL rote Konfitüre

1 Die Mandelstifte in einer Pfanne ohne Fett goldbraun rösten und anschließend grob hacken.
2 Den Naturjoghurt in ein breites Glas oder ein
Schälchen füllen. Die Beeren mit der Marmelade
mischen, über den Joghurt geben und alles mit
den gehackten Mandeln bestreuen.
Variante: Statt Mandeln schmecken auch geröstete Pinienkerne. Und anstelle der Konfitüre können
Sie die Beeren auch mit 1 TL flüssigem Honig
oder Ahornsirup süßen.

SECHSKORN-MÜSLI

Für 1 Portion: 1 getrocknete, ungeschwefelte Aprikose | 30 g grob geschrotete Sechskorn-Getreidemischung (Roggen, Weizen, Hafer, Buchweizen, Gerste, Hirse) | 1 TL Mandelblättchen | 3 gehäufte EL Naturjoghurt | 1 kleiner Apfel | rote Beeren (z. B. Johannisbeeren)

1 Am Vorabend die getrocknete Aprikose in kleine Stücke schneiden und zusammen mit dem Getreide und etwas Wasser zu einem dicken Brei verrühren. Die Mischung zugedeckt über Nacht im Kühlschrank quellen lassen.
2 Am nächsten Morgen die Mandelblättchen und den Naturjoghurt unter den Getreidebrei rühren.
3 Den Apfel waschen, vierteln und das Kerngehäuse entfernen. Das Fruchtfleisch mit Schale über das Müsli reiben und sofort untermischen. Mit den Beeren garnieren.

APRIKOSENMUS

Für 1 Glas: 125 g getrocknete | ungeschwefelte Aprikosen | Vanille oder Zimt (nach Belieben)

1 Die getrockneten Aprikosen mit 150 ml Wasser in ein hohes Gefäß geben und zugedeckt im Kühlschrank 12 Stunden einweichen lassen.
2 Die Aprikosen im Einweichwasser mit dem Pürierstab fein pürieren. Nach Belieben mit Vanille oder Zimt abschmecken. Das Mus in ein Schraubglas füllen und ein bis zwei Wochen im Kühlschrank aufbewahren.
Tipp: Schmeckt als Brotaufstrich oder ins Joghurt gerührt. Wenn Sie es gern körnig mögen, können Sie vor dem Servieren noch ein paar geröstete gemahlene Mandeln untermischen.

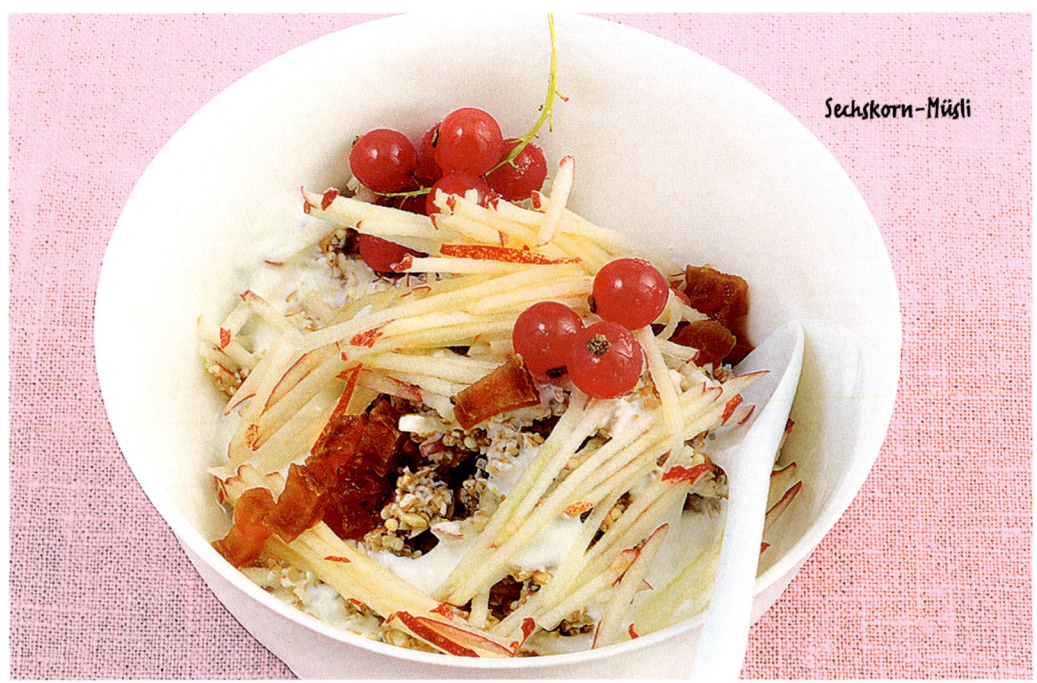

Sechskorn-Müsli

BITTERSÜSSES ORANGEN-DATTEL-MANDEL-MUS

Für 1 kleines Glas: 1 Bio-Orange | 40 g getrocknete Datteln | 15 g Mandelblättchen | Vanille oder Zimt (nach Geschmack)

1 Die Orange heiß abwaschen. Mit einer feinen Reibe die Schale abreiben und beiseitestellen. Anschließend die Orangen filetieren (ergibt etwa 60–70 g). Die getrockneten Datteln in kleine Würfel schneiden.
2 Die Mandelblättchen in einer Pfanne ohne Fett goldgelb rösten.
3 Orangenfilets, Dattelstückchen, Mandelblättchen in einem hohen Gefäß mit dem Pürierstab fein pürieren. Mit Vanille oder Zimt würzen und die abgeriebene Orangenschale zugeben (je bitterer Sie es mögen, desto mehr Schale brauchen Sie). Das Mus in ein sauberes Schraubglas füllen und im Kühlschrank aufbewahren. So bleibt es ein bis zwei Wochen frisch.
Tipp: Sie können auch noch geröstete, gemahlene Nüsse oder Mandeln unter das Mus mischen.

SÜSSE FRÜHSTÜCKSBROTE

Für 1 Portion: 2 Scheiben Vollkornbrot | 1 TL Butter, Margarine oder Frischkäse (ohne Zusatzstoffe) | etwas Honig, Agavendicksaft oder Zuckerrübensirup | 1–2 TL Schokocreme (aus dem Reformhaus oder Bioladen)

1 Eine Brotscheibe mit Butter, Margarine oder Frischkäse bestreichen und mit Honig, Agavendicksaft oder Zuckerrübensirup beträufeln. Das andere Brot mit der Schokocreme bestreichen.

Bittersüßes Orangen-Dattel-Mandel-Mus

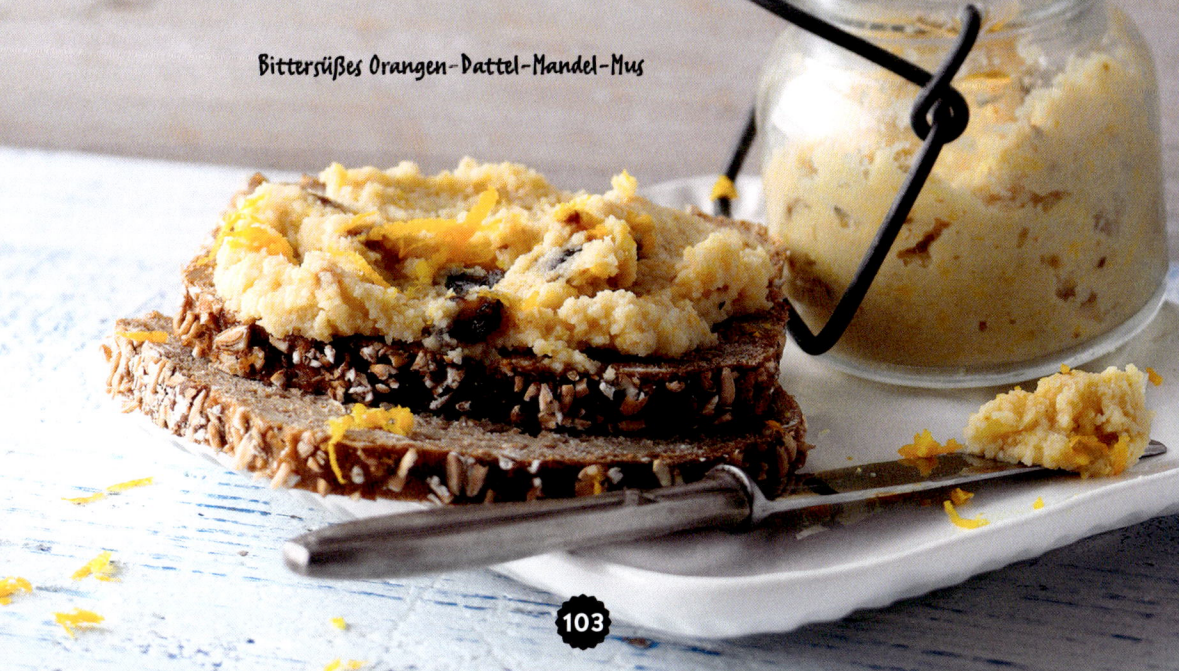

DAS PERFEKTE RÜHREI

Für 1 Portion: 1–2 Eier | 1–2 EL Mineralwasser, Sahne oder Milch | | 1 TL Rapsöl | Salz | Pfeffer | 1 TL fein gehackte Kräuter (z. B. Schnittlauch oder Basilikum)

1 Die Eier in eine Schüssel schlagen und pro Ei 1 EL Mineralwasser, Sahne oder Milch zufügen. Sanft verquirlen, bis Eiweiß und Eigelb gerade vermischt sind.
2 Das Öl in einer Pfanne erhitzen und die Eier darin bei schwacher Hitze cremig stocken lassen, dabei immer wieder vorsichtig rühren.
3 Das Rührei auf einen Teller geben, mit Salz und Pfeffer würzen und zum Schluss die gehackten Kräuter darüberstreuen.

HERZHAFTE CRÊPES

Für 2 Portionen: 1 Ei | 60 ml Milch | 50 ml Buttermilch | 15 g flüssige Butter | 65 g Weizenmehl Type 550 | Salz | geriebene Muskatnuss | 60 g junger Gouda | 60 g gekochter Schinken | 2 TL Rapsöl

1 Das Ei gründlich mit der Milch, der Buttermilch, der flüssigen Butter und dem Mehl verquirlen. Den Teig anschließend durch ein Sieb streichen, mit je einer Prise Salz und Muskatnuss würzen und 15 Minuten ruhen lassen.
2 Währenddessen Gouda und Schinken in feine Streifen schneiden.
3 Eine beschichtete Pfanne mit etwas Öl auspinseln, eine Kelle Teig einfüllen und gleichmäßig verteilen. Crêpe bei mittlerer Hitze auf einer Seite hellgelb backen, wenden und je ¼ der Käse- und Schinkenstreifen darauf verteilen. Fertig backen, aufrollen und warm stellen (Backofen 50 °C).
4 Auf dieselbe Weise noch drei weitere Käse-Schinken-Crêpes zubereiten.

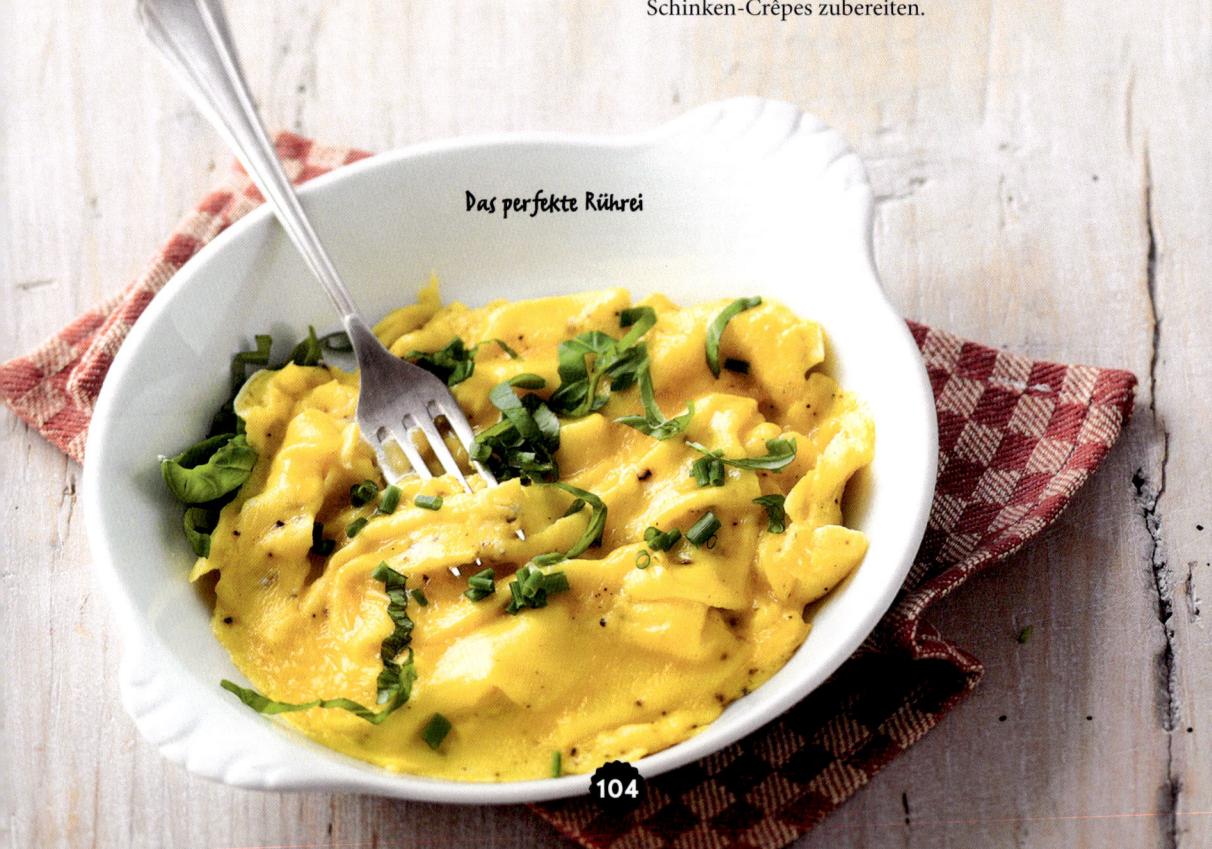

Das perfekte Rührei

CRÊPE MIT KÄSE UND SCHNITTLAUCH

Für 2 Portionen: 1 Ei | 150 ml Milch | 90 g Weizenmehl Type 550 | Salz | geriebene Muskatnuss | 60 g junger Gouda | ½ Bund Schnittlauch | Butter für die Pfanne | Pfeffer

1 Ei und Milch verquirlen. Das Mehl in eine Schüssel geben und die Eiermilch einrühren. Durch ein feines Sieb in eine weitere Schüssel gießen, mit Salz und Muskatnuss würzen und 30 Minuten quellen lassen.

2 Inzwischen den Gouda raspeln. Den Schnittlauch waschen, trocken schütteln und in sehr feine Röllchen schneiden.

3 In einer großen beschichteten Pfanne etwas Butter zerlassen. Eine Kelle Teig in die Pfanne geben und durch Schwenken gleichmäßig darin verteilen. Die Crêpe wenden, sobald die Oberfläche trocken ist, und etwas geriebenen Gouda darauf verteilen.

4 Wenn der Käse geschmolzen ist, leicht pfeffern und einige Schnittlauchröllchen auf der Crêpe verteilen. Die Crêpe aus der Pfanne auf einen Teller gleiten lassen, aufrollen oder zu einem Päckchen falten, dieses wieder in die Pfanne geben, dann unter mehrmaligen Wenden noch ungefähr 1 Minute weiterbraten und im Backofen bei 50 °C warm stellen .

5 Auf dieselbe Weise drei weitere Crêpes zubereiten. Direkt vor dem Servieren mit einigen Schnittlauchröllchen bestreuen.

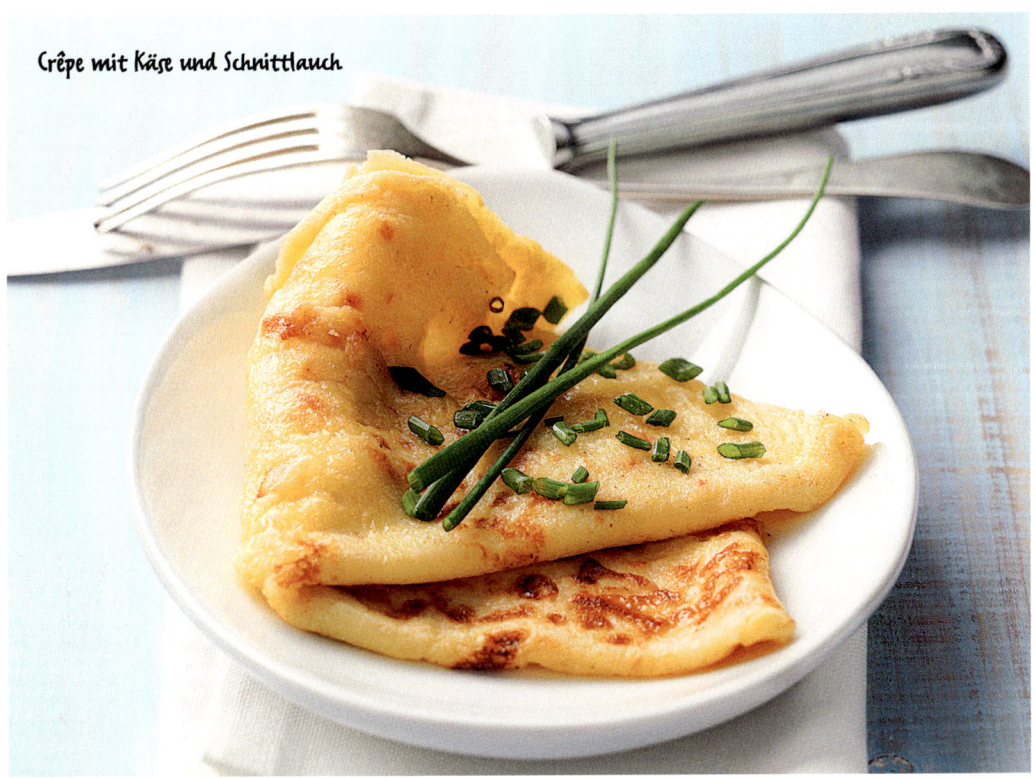

Crêpe mit Käse und Schnittlauch

KÄSE-KRÄUTER-OMELETT

Für 2 Portionen: 30 g junger Gouda | 2 EL Kräuter der Saison (z. B. Schnittlauch, Petersilie) | 2 frische Eier | 1 EL Milch | Salz | Pfeffer | 20 g Butter

1 Den Gouda raspeln, die Kräuter waschen, trocken schütteln und sehr fein hacken oder in Röllchen schneiden.
2 Die Eier in eine Schüssel aufschlagen, Milch zugeben und alles mit einer Gabel verquirlen, bis Eiweiß und Eidotter gerade vermischt sind. Salzen, pfeffern und die vorbereiteten Käseraspel und Kräuter vorsichtig untermischen.

3 Die Butter in einer beschichteten Pfanne zerlassen. Die Eiermasse in die heiße Pfanne gießen und bei schwacher Hitze langsam stocken lassen. Die Oberseite soll aber noch glänzend und saftig sein. Das Omelett von beiden Seiten mit einem Pfannenwender bis zur Mitte einschlagen und kurz weiterbraten. Noch einmal darüberpfeffern und sofort servieren.

KÄSE-SCHINKEN-OMELETT

Für 2 Portionen: 30 g junger Gouda | 30 g gekochter Schinken | 2 frische Eier | 1 EL Mineralwasser | Salz | Pfeffer | 20 g Butter | etwas gehackte Petersilie

1 Den Gouda raspeln, den Schinken fein würfeln. Die Eier in eine Schüssel aufschlagen und mit dem Mineralwasser locker verquirlen. Mit Salz und Pfeffer würzen, Käse und Schinken untermischen.
2 Die Butter in einer Pfanne zerlassen, die Eier zugeben und bei schwacher Hitze langsam stocken lassen. Die Oberseite soll aber noch glänzend und saftig sein. Von beiden Seiten mit dem Pfannenwender zur Mitte einschlagen und noch kurz weiterbraten. Pfeffern, mit gehackter Petersilie bestreuen und servieren.
Tipp: Zusammen mit einem grünen Salat wird das Omelett zu einer leckeren Abendmahlzeit.

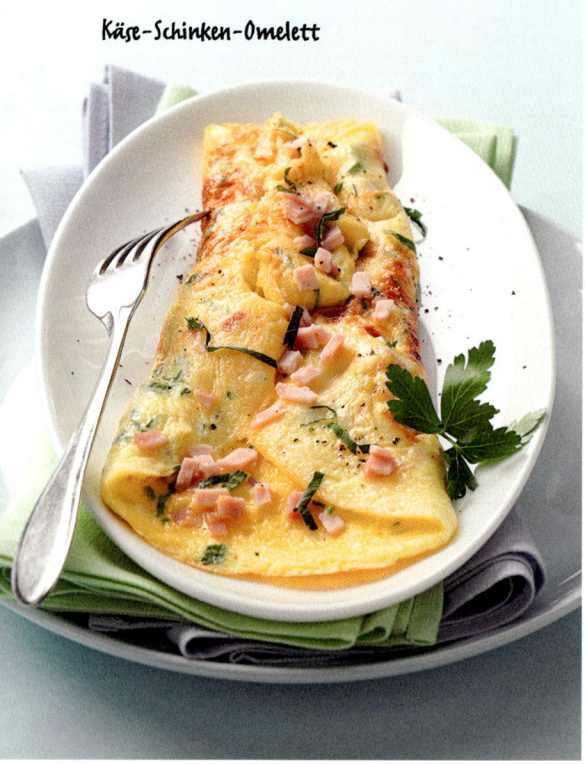

Käse-Schinken-Omelett

BAUERNBROT-CROSTINI

Für 1 Portion: 2 Tomaten | 1 kleine Schalotte | 1 TL Olivenöl | ½ TL Oregano | Salz | Pfeffer | 2 Scheiben Bauernbrot

1 Die Tomaten kreuzweise einritzen, kurz in kochendes Wasser tauchen, abschrecken, häuten, vierteln entkernen und klein würfeln.
2 Die Schalotte schälen, in sehr kleine Würfel schneiden und im Öl andünsten. Von der Herdplatte nehmen und die Tomatenwürfelchen sowie den Oregano untermischen. Mit Salz und Pfeffer herzhaft würzen.
3 Das Bauernbrot im Toaster knusprig rösten, halbieren, die Tomaten darauf verteilen, nochmals mit Pfeffer bestreuen und sofort servieren.

SCHROTBROT MIT SCHNITTLAUCH-QUARKCREME

Für 1 Portion: ½ Bund Schnittlauch | ½ Frühlingszwiebel | 4 EL Quark | 4 EL Naturjoghurt | je 1 Msp. Senf und Meerrettich | Salz | Pfeffer | 2 Scheiben Schrotbrot

1 Den Schnittlauch waschen, trocken schütteln und in Röllchen schneiden. Die Frühlingszwiebel putzen, waschen und bis ins Grün hinein in feine Ringe schneiden.
2 Quark und Joghurt cremig verrühren. Senf, Meerrettich, Schnittlauch und Frühlingszwiebeln unterrühren. Mit Salz und Pfeffer herzhaft würzen. Die Brotscheiben damit bestreichen.

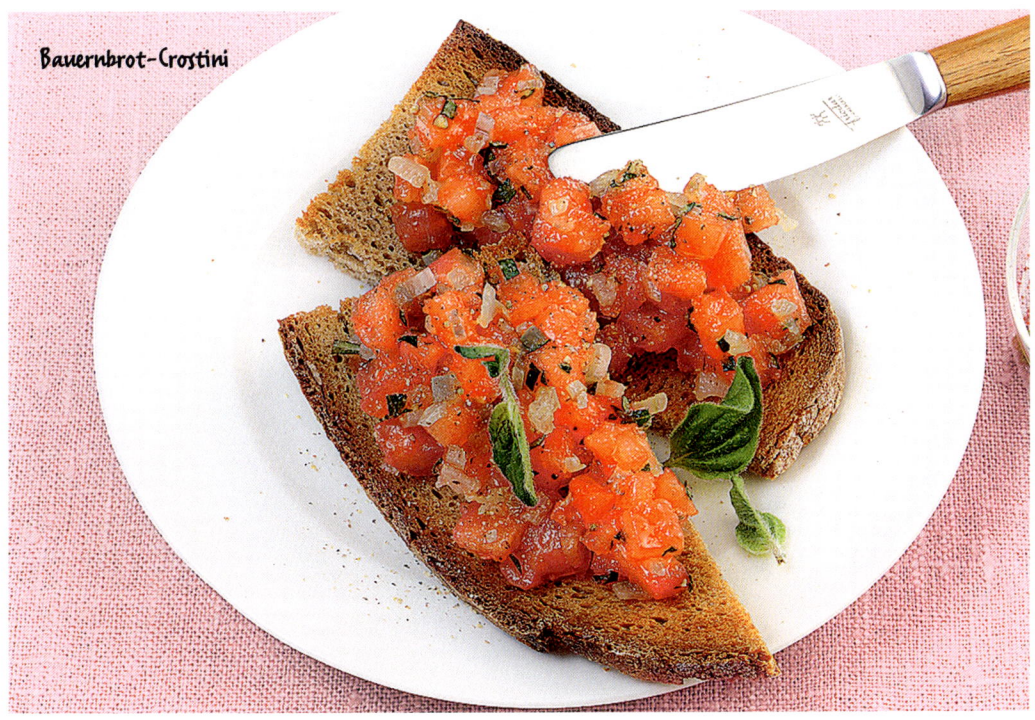

Bauernbrot-Crostini

PIZZA-TOASTS

Für 1 Portion: 2 Scheiben Vollkornbrot |
2 geh. TL Pesto rosso (ohne Geschmacksver-
stärker; ersatzweise Tomatenmark) | 2 kleine
Tomaten | ½ Kugel Büffelmozzarella | Oliven-
öl | Aceto Balsamico | Salz | Pfeffer | Basili-
kumblättchen

1 Den Backofen auf 220 °C Ober-/Unterhitze
vorheizen (Umluft 200 °C).
2 Die Brotscheiben dünn mit Pesto rosso bestreichen. Die Tomaten und den Mozzarella in dünne
Scheiben schneiden und die Brote damit belegen.
Mit etwas Olivenöl und Balsamico beträufeln und
mit Salz und Pfeffer würzen. Die Brote im heißen
Ofen überbacken, bis der Käse goldgelb ist. Vor
dem Servieren mit Basilikumblättchen garnieren.

BRESAOLA-CARPACCIO

Für 2 Portionen: 75 g dünn geschnittener
Bresaola (ersatzweise Bündner Fleisch) |
1 EL Olivenöl | Saft von ½ Zitrone | Pfeffer |
1 Zweig Oregano | 15 g Parmesan

1 Die Bresaolascheiben auf einer großen Platte
oder auf zwei Tellern auslegen.
2 Erst das Olivenöl, dann den Zitronensaft darüberträufeln. Mit Pfeffer würzen und die abgezupf-
ten Oreganoblättchen aufstreuen. Zum Schluss
den Parmesan fein darüberhobeln.
Variante: Wer mag, gibt noch eine Handvoll grob
gezupften Rucola und einige geröstete Pinienkerne über das Carpaccio.

Bresaola-Carpaccio

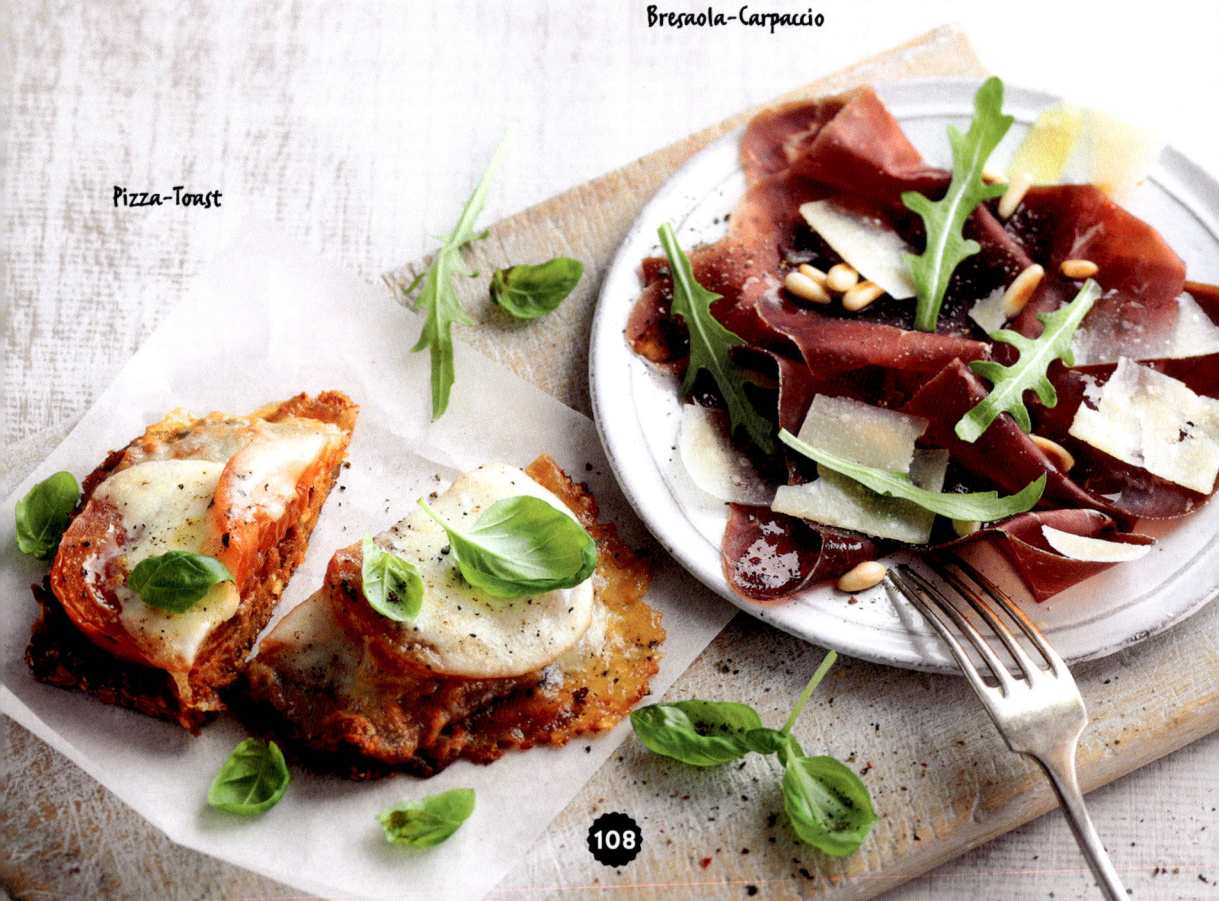

Pizza-Toast

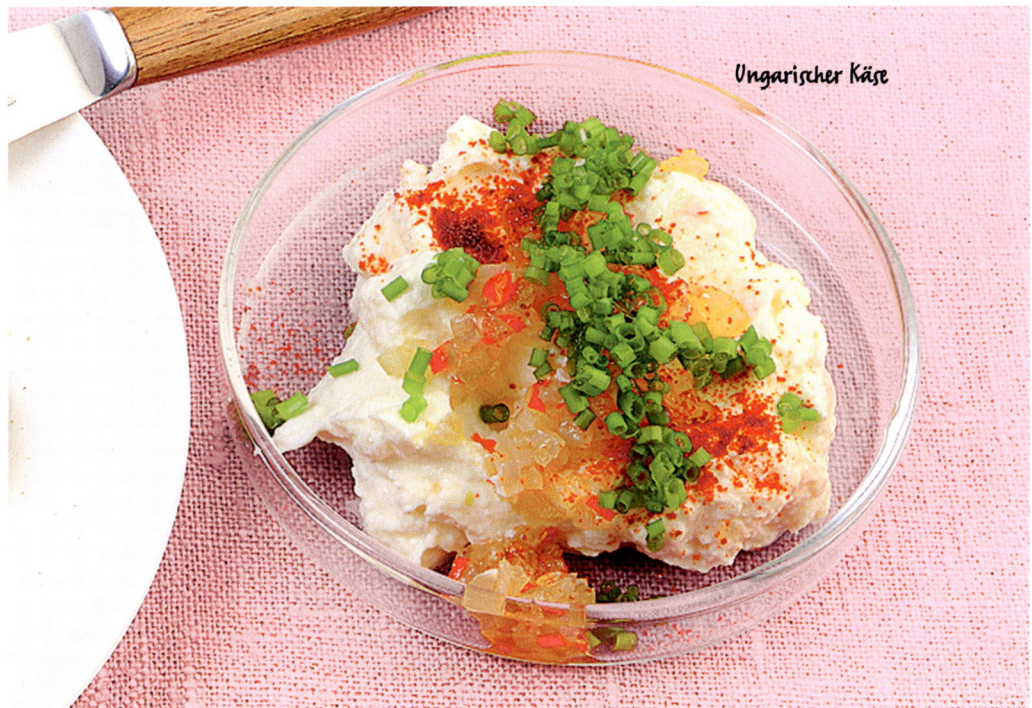

Ungarischer Käse

UNGARISCHER KÄSE

Für 2 Portionen: 1 kleine Schalotte | 1 kleines Stück Chilischote | ½ TL Olivenöl | ½ Bund Schnittlauch | 100 g Frischkäse (ohne Zusatzstoffe) | Paprikapulver (edelsüß) | Salz | Pfeffer | 4 Scheiben Vollkornbrot

1 Die Schalotte schälen und in kleine Würfel schneiden. Die Chilischote waschen, putzen und sehr fein würfeln. Beides im Olivenöl andünsten und abkühlen lassen.
2 Den Schnittlauch waschen, trocken schütteln und in feine Röllchen schneiden. Den Frischkäse mit Schnittlauch und Schalotten mischen. Mit Paprikapulver, Salz und Pfeffer würzen. Mit dem Vollkornbrot servieren.

HERZHAFTE SCHAFSKÄSECREME

Für 2 Portionen: 1 milde rote Paprikaschote | 1 frische Chilischote | 200 g Schafskäse (Feta) | Paprikapulver (edelsüß) | Salz | Pfeffer | 4 Scheiben Vollkornbrot

1 Paprika- und Chilischote waschen, entkernen und grob würfeln. Mit dem Pürierstab zu feinem Mus zerkleinern.
2 Den Schafskäse in einem tiefen Teller mit einer Gabel zu möglichst feinem Brei zerdrücken. Das Paprika-Chili-Mus unterrühren und mit Paprikapulver, Salz und Pfeffer würzig abschmecken. Mit dem Vollkornbrot servieren.

KRÄUTER-SCHAFS-KÄSE-CREME

Für 2 Portionen: 200 g Schafskäse (Feta) | 50 g Sahnejoghurt | 2 EL fein gehackte Kräuter (z. B. Petersilie, Kerbel, Schnittlauch, Basilikum, Minze) | Paprikapulver (edelsüß) | Salz | Pfeffer | ½ Bund Radieschen | 4 Scheiben Brot

1 Den Schafskäse mit dem Sahnejoghurt in einem tiefen Teller mit einer Gabel zu Brei zerdrücken. Die gehackten Kräuter unterrühren und mit Paprikapulver, Salz und Pfeffer würzen.
2 Die Radieschen vom Grün befreien, abbrausen, trockentupfen und in Scheiben schneiden.
3 Die Käsecreme auf die Brotscheiben streichen und mit den Radieschenscheiben dekorieren.

Paprikamus

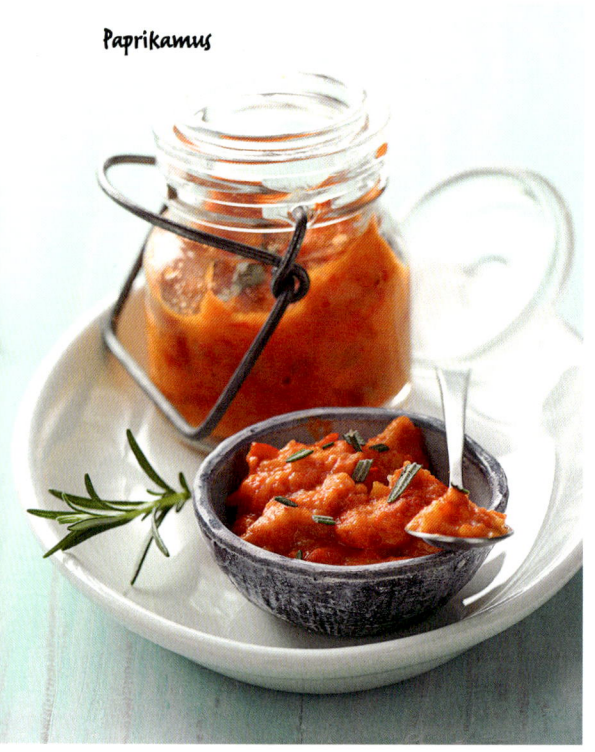

PAPRIKAMUS

Für 2 Portionen: 375 g rote Paprikaschoten | 60 g Aubergine | ½ Möhre | ½ frische Chilischote | 1 kleine Knoblauchzehe | 3–4 EL Olivenöl (35 ml) | 3–4 EL Tomatenmark (35 g) | Salz | Pfeffer | Essig oder Zitronensaft

1 Den Backofen auf 220 °C Ober-/Unterhitze (Umluft 200 °C) vorheizen. Die Paprikaschoten waschen, abtrocknen, halbieren, putzen und mit der Hautseite nach oben auf ein mit Backpapier ausgelegtes Backblech legen. Im heißen Ofen backen, bis die Haut dunkel wird und Blasen wirft. Aus dem Ofen nehmen und mit einem feuchtem Küchenpapier abdecken. Kurz stehen lassen, dann die verkohlte Haut abziehen und das Fruchtfleisch in Stücke schneiden.
2 Die Aubergine schälen und das Fruchtfleisch in Würfel schneiden. Die Möhre schälen oder mit der Gemüsebürste abbürsten, dann fein würfeln oder raspeln. Die Chilischote waschen, entkernen und fein hacken. Den Knoblauch schälen und ebenfalls fein schneiden.
3 Die Hälfte des Olivenöls in einem Topf erhitzen und das Gemüse darin etwa 10 Minuten weich schmoren. Mit dem Tomatenmark und dem restlichen Olivenöl zu einem feinen Mus pürieren. Bei Bedarf noch etwas einkochen lassen. Mit 1 TL Salz sowie Pfeffer und Essig beziehungsweise Zitronensaft nach Geschmack würzen.
Tipp: Passt zu Brot ebenso gut wie zu gegrilltem oder kurz gebratenem Fleisch. Sie können das Mus auch zusätzlich noch mit etwas gehacktem Rosmarin verfeinern.

GUACAMOLE

Für 2 Portionen: 1 kleine Tomate | ½ frische Chilischote | 1 reife Avocado | 1–2 EL Limettensaft | 1 EL frisch gehackte Petersilie | Salz | Pfeffer

1 Die Tomate waschen, am Blütenansatz kreuzweise einritzen und mit heißem Wasser überbrühen. Nach etwa 10 Sekunden mit kaltem Wasser abschrecken, häuten, vierteln, von den Kernen befreien und das Fruchtfleisch mit einem scharfen Messer klein würfeln.
2 Die Chilischote waschen, putzen, entkernen und fein würfeln.
3 Die Avocado halbieren, den Kern entfernen und das Fruchtfleisch mit einem Löffel aus der Schale heben (Kern beiseitelegen). Mit dem Limettensaft beträufeln und mit einer Gabel fein zerdrücken.
4 Tomatenwürfel, Chili und gehackte Petersilie unter das Avocadomus mischen. Mit Salz und Pfeffer würzen. Die Guacamole bis zum Verzehr zusammen mit dem Kern in eine Schüssel geben, abdecken und kühl stellen. Durch den Kern behält der Dip seine appetitliche hellgrüne Farbe.
(Bild Seite 98)
Variante: Schmeckt als vegetarischer Brotaufstrich, eignet sich aber auch gut für ein Vorspeisenbuffet. Anstelle der Tomate können Sie auch fein gewürfelte rote Paprikaschote untermischen.

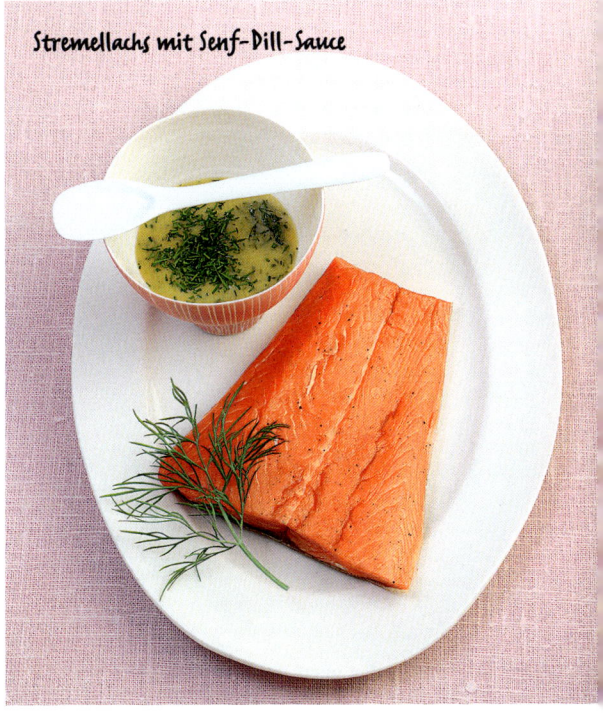

Stremellachs mit Senf-Dill-Sauce

STREMELLACHS MIT SENF-DILL-SAUCE

Für 2 Portionen: ½ Bund Dill | 1 TL Orangensaft | 1 TL Ahornsirup | 2 EL Rapsöl | 1–2 TL Dijonsenf | 200 g Stremellachs

1 Den Backofen auf 150 °C Ober-/Unterhitze (Umluft 130 °C) vorheizen. Den Dill waschen, gründlich trocken schütteln, die zarten Spitzen abzupfen und fein hacken.
2 Orangensaft mit Ahornsirup, Rapsöl und Senf sämig verquirlen. Den Dill untermischen.
3 Den Lachs im vorgeheizten Ofen kurz erwärmen, bis er aromatisch duftet. Dann mit der Senf-Dill-Sauce auf Tellern anrichten. Dazu schmeckt Brot und Blattsalat.

WEISSBROT

Für 1 Laib: ½ Würfel frische Hefe (21 g) | 500 g Weizenmehl Type 550 | 1 ½ TL Salz | 1 EL Olivenöl

1 Die Hefe in 300 ml lauwarmem Wasser auflösen. Das Mehl in einer Schüssel mit dem Salz mischen, in die Mitte eine Mulde drücken und das Wasser mit der Hefe hineingeben. Alles mit dem Handrührgerät verkneten. Das Olivenöl zugeben und so lang weiterkneten, bis sich der Teig vom Schüsselrand löst. Den Teig zu einer Kugel formen, leicht mit Mehl bestäuben und an einem warmen, zugluftfreien Ort mit einem Küchentuch bedeckt etwa 1 Stunde gehen lassen.

2 Inzwischen den Backofen auf 200 °C Ober-/Unterhitze (Umluft 180 °C) vorheizen. Die Fettpfanne oder eine große feuerfeste Schale auf den Boden des Backofens stellen und heißes Wasser hineingießen.

3 Den Teig nochmals durchkneten, einen länglichen Laib formen und auf ein mit Backpapier ausgelegtes Blech legen. Mit einem scharfen Messer längs etwa ½ Zentimeter tief einschneiden.

Zugedeckt nochmals gehen lassen, bis der Ofen die gewünschte Temperatur erreicht hat.

4 Das Brot auf der zweiten Schiene von unten 15 Minuten backen. Die Temperatur auf 180 °C reduzieren und das Brot in 15 bis 20 Minuten fertig backen, bis es goldgelb ist.

DINKELMUFFINS

Für 12 Stück: 400 g Dinkelmehl Type 630 | 1 ½ TL Salz | 1 Pck. Weinsteinbackpulver | 2 EL Naturjoghurt | ½ TL Zucker | 250 ml Milch | Butter für das Muffinblech

1 Den Backofen auf 200 °C Ober-/Unterhitze (Umluft 180 °C) vorheizen. Das Mehl in eine Schüssel sieben und mit den übrigen Zutaten zu einem glatten Teig verkneten. Falls der Teig zu klebrig ist, mehr Mehl zugeben.

2 Den Teig in 12 Portionen teilen, diese in die gefetteten Mulden eines Muffinblechs setzen, mit Wasser bepinseln und jeweils leicht einschneiden.

3 Im heißen Ofen bei 200 °C für 20–25 Minuten goldgelb backen.

Tipp: Die Muffins schmecken nicht wie Brötchen, denn sie sind mit Backpulver gebacken. Aber sie sind der Renner, wenn es mal wirklich schnell gehen muss.

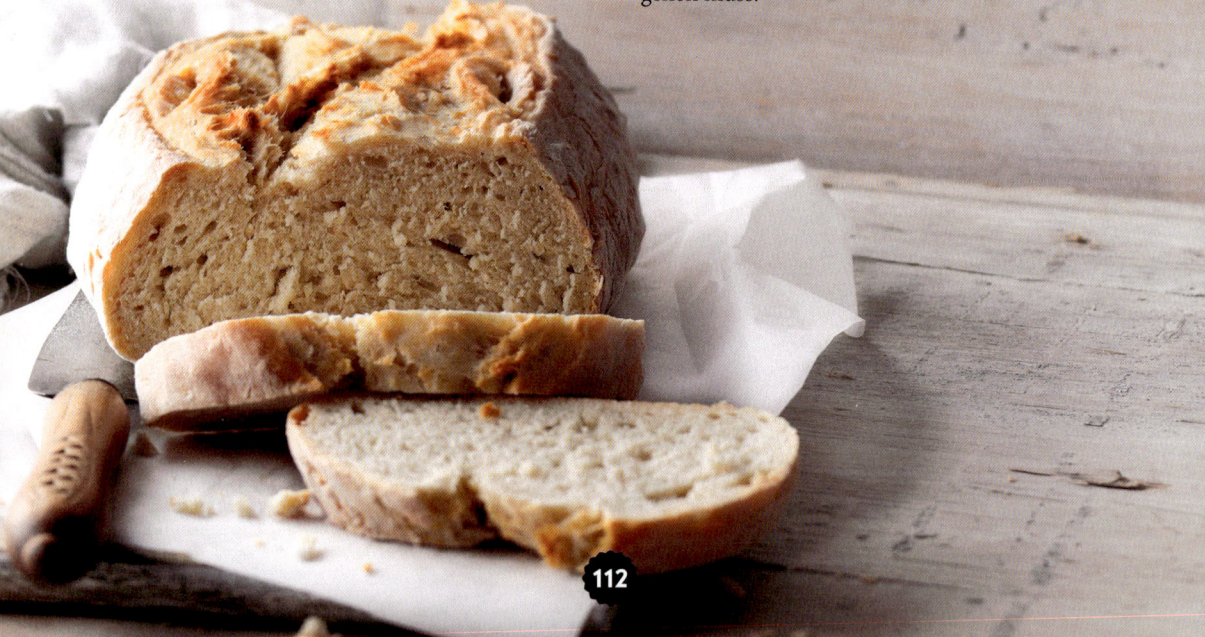

Weißbrot

DINKELVOLLKORN-BROT

Für 1 Laib: 500 g Dinkel-Vollkornmehl | 50 g Sonnenblumenkerne | 50 g Sesam | 50 g Leinsamen | 2 TL Salz | 1 Würfel frische Hefe (42 g) | 2 EL Apfelessig | Fett und Mehl für die Form

1 Dinkelmehl, Sonnenblumenkerne, Sesam, Leinsamen und Salz in einer Teigschüssel gut miteinander vermischen.

2 Die Hefe in eine Tasse bröseln und in 50 ml lauwarmem Wasser auflösen. Essig zugeben.

3 Die aufgelöste Hefe in die Schüssel geben und alles zu einem glatten Teig verkneten, dabei nach und nach weiteres lauwarmes Waser zugeben (insgesamt noch etwa 400 ml).

4 Den Teig in eine gefettete und bemehlte Kastenform (25 cm) füllen.

5 Die Form in den kalten Backofen stellen und das Brot (ohne Gehzeit!) bei 200 °C Ober-/Unterhitze (Umluft 180 °C) 60 Minuten backen.

6 Das Brot aus der Form lösen und noch etwa 10 Minuten nachbacken.

7 Auf einem Gitter auskühlen lassen.

ENGLISCHE SCONES

Für 6 Stück: 250 g Mehl | ½ Pck. Weinsteinbackpulver | Salz | 1 Ei | 60 g Butter | 125 g Vollmilchjoghurt | 1 EL Sahne | Mehl für die Arbeitsfläche

1 Backofen auf 190 °C (Umluft 170 °C) vorheizen.

2 Das Mehl mit dem Weinsteinbackpulver und dem Salz mischen. Ei, Butter in kleinen Flöckchen und Joghurt zugeben und zügig unterarbeiten.

3 Den Teig auf der gleichmäßig bemehlten Arbeitsfläche 2,5 cm dick ausrollen. Mit einem bemehlten Glas oder einer runden Plätzchenform (etwa 7 cm Durchmesser) Kreise ausstechen und diese auf ein mit Backpapier ausgelegtes Backblech legen. Teigreste zusammenkneten und erneut ausrollen.

4 Die Teigkreise mit der Sahne bestreichen und im heißen Ofen (mittlere Schiene) in etwa 15 Minuten goldbraun backen.

Tipp: Zu den ungesüßten Scones passt jeder herzhafte und süße Belag, etwa das Aprikosenmus von Seite 102 oder die Schafskäsecreme von Seite 110.

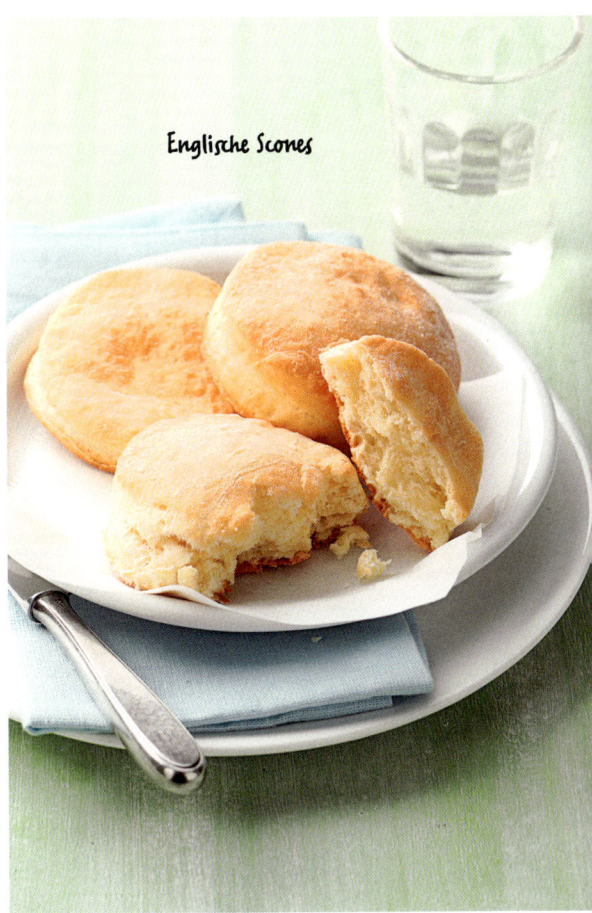

Englische Scones

SALATE UND SUPPEN

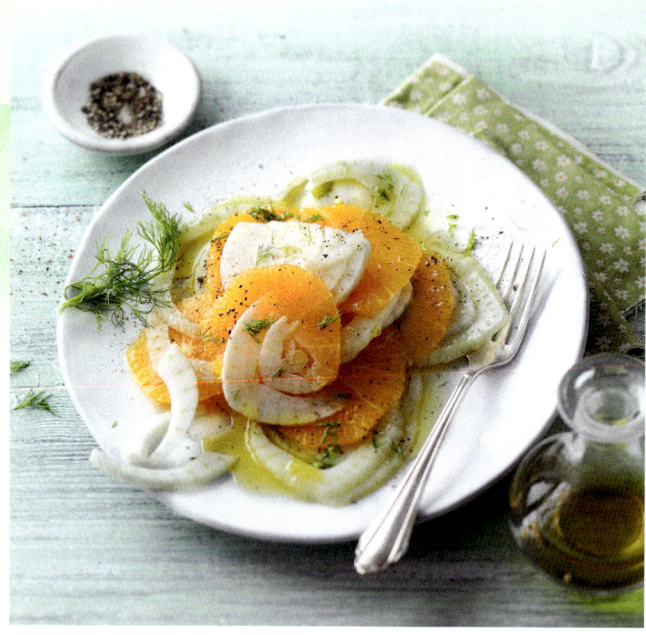

Die Rezepte auf den folgenden Seiten eignen sich als Vorspeisen genauso gut wie als leichte Hauptgerichte. Aus den Salaten können Sie zudem prima ein kaltes Buffet zusammenstellen.

Viele Salate und Suppen eignen sich auch gut dazu, sie an den Arbeitsplatz mitzunehmen. Suppen transportiert man dazu im Schraubglas und erwärmt sie mittags einfach noch einmal kurz. Salate werden ebenfalls schon zu Hause vorbereitet und in ein Schraubglas oder ein anderes Gefäß mit fest verschließbarem Deckel gefüllt. Falls das Rezept Blattsalat enthält, würde dieser bereits angemacht bis zur Mittagspause allerdings unansehnlich. In diesem Fall sollten Sie Salat und Dres-

sing in getrennten Gefäßen mitnehmen und erst kurz vor dem Essen miteinander mischen. Je nach Hunger können Sie dazu noch ein oder zwei belegte Brote essen.

Im Gegensatz zur Karenzphase werden jetzt die Salatdressings teilweise mit Essig zubereitet. Falls Sie feststellen, dass Sie diesen nicht gut vertragen, ersetzen Sie ihn durch frisch gepressten Zitronen- oder Limettensaft oder greifen Sie auf ein Dressingrezept aus der ersten Phase zurück.

Wie immer wichtig: Bei Laktose-Intoleranz müssen Sie Milch und Milchprodukte je nach individuell verträglicher Menge eventuell durch die laktosefreien Varianten ersetzen.

EICHBLATT-RUCOLA-SALAT MIT TOMATEN UND PINIENKERNEN

Für 2 Portionen: 125 g Kirschtomaten | 100 g Rucola | ½ Kopf Eichblattsalat | 1 gehäufter TL Pinienkerne | 1 EL Rapsöl | 1 EL Aceto balsamico | 1 EL Orangensaft | ½ TL Dijonsenf | etwas Honig, Ahornsirup oder Konfitüre | Salz | Pfeffer

1 Die Kirschtomaten waschen und halbieren. Rucola und Eichblattsalat putzen, waschen und trocken schleudern. Vom Rucola die dicken Stiele entfernen und beide Salate in mundgerechte Stücke zupfen.
2 Die Pinienkerne in einer Pfanne ohne Fett goldbraun rösten.
3 Rapsöl mit Aceto balsamico, Orangensaft, Senf Honig beziehungsweise Ahornsirup oder Konfitüre zu einer Vinaigrette verrühren. Mit Salz und Pfeffer würzen.
4 Erst den Eichblattsalat auf Tellern auslegen, dann den Rucola und die Tomaten darauf verteilen. Kurz vor dem Servieren die Marinade darüberträufeln und alles mit den gerösteten Pinienkernen bestreuen.

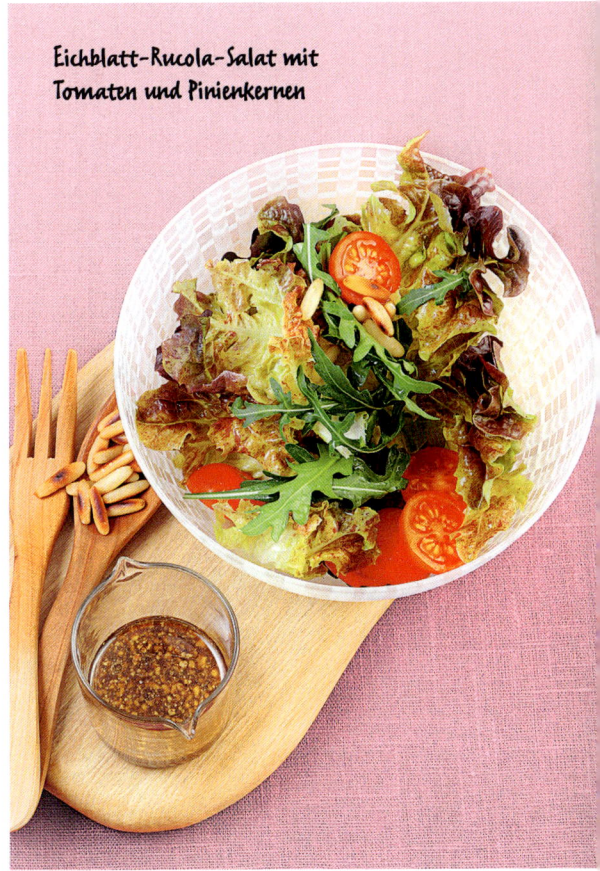

Eichblatt-Rucola-Salat mit Tomaten und Pinienkernen

GESCHICHTETER FENCHELSALAT MIT ORANGEN

Für 2 Portionen: 1 Fenchelknolle | 1 große Orange | 1–2 EL Olivenöl | Salz | Pfeffer

1 Den Fenchel waschen und putzen. Das Grün abzupfen und hacken. Die Fenchelknolle längs halbieren, vom Strunk befreien und quer in feine Ringe schneiden. Die Orange schälen (dabei auch möglichst viel der weißen Innenhaut entfernen) und quer in dünne Scheiben schneiden.
2 Die Hälfte der Fenchelringe auf einer großen Platte verteilen und die Hälfte des Fenchelgrüns darüberstreuen. Die Hälfte der Orangenscheiben darauflegen und mit der Hälfte des Olivenöls beträufeln, salzen und pfeffern. Die restlichen Zutaten ebenso darüberschichten, dann alles mit dem verbliebenen Olivenöl beträufeln und nochmals mit Salz und Pfeffer würzen.
3 Den Salat mindestens 1 Stunde bei Zimmertemperatur durchziehen lassen.
(Bild Seite 114)

BLATTSALAT MIT PAPRIKA UND ORANGE

Für 2 Portionen: ½ Kopf Blattsalat | 1 rote Paprikaschote | 1 kleine Bio-Orange | 2 EL Sonnenblumenkerne | 2 EL Rapsöl | 1 EL weißer Aceto balsamico | 1–2 EL Orangensaft | ½ TL Dijonsenf | Salz | Pfeffer

1 Den Salat putzen, waschen, trocken schleudern und in mundgerechte Stücke zupfen. Die Paprikaschote waschen, putzen, entkernen und in feine Streifen schneiden.
2 Die Orange waschen und mit dem Zestenreißer feine Streifen abziehen. Dann die Orange schälen, achteln und quer in Scheiben schneiden. Mit dem Salat und der Paprika in eine Schüssel geben.
3 Die Sonnenblumenkerne in einer Pfanne ohne Fett rösten.

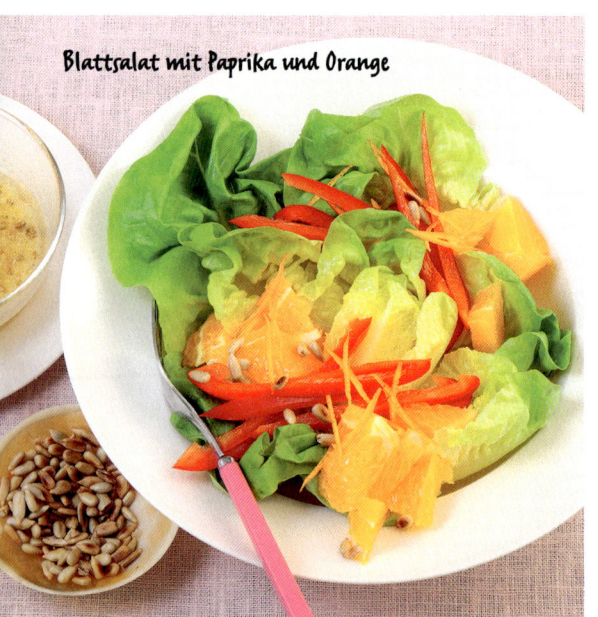

Blattsalat mit Paprika und Orange

4 Das Rapsöl mit Aceto balsamico, Orangensaft, Senf, Salz und Pfeffer verrühren und die Orangenzesten untermischen. Das Dressing über den Salat geben, alles vorsichtig vermengen und die gerösteten Sonnenblumenkernen aufstreuen.
Variante: Sie können anstelle der Sonnenblumenkerne auch eine Salatkerne-Mischung aus dem Bioladen verwenden.

LAUWARMER SPARGELSALAT MIT CHAMPIGNONS

Für 2 Portionen: 250 g grüner Spargel | 100 g Champignons | ½ Bund Schnittlauch | 2 EL Olivenöl | 1 TL weißer Aceto balsamico | ½ TL Ahornsirup | ½ TL süßer Senf | Salz | Pfeffer | etwas Parmesan

1 Den Spargel waschen, das untere Drittel schälen, die holzigen Enden abschneiden und den Rest in etwa 4 cm lange Stücke teilen. Die Champignons putzen, trocken abreiben und halbieren. Den Schnittlauch waschen, trocken schütteln und in feine Röllchen schneiden.
2 Aus 2 EL Olivenöl, Aceto balsamico, Ahornsirup und süßem Senf eine sämige Vinaigrette rühren. Mit Salz und Pfeffer würzen.
3 In einer Pfanne 1 EL Olivenöl erhitzen und die Spargelstücke bei mittlerer Hitze darin bissfest braten. Herausnehmen und auf einer vorgewärmten Platte anrichten.
4 Das restliche Olivenöl in die Pfanne geben, die Champignons darin braten und auf dem Spargel verteilen. Die Vinaigrette darüberträufeln.
5 Den Parmesan in feinsten Spänen über das Gemüse hobeln und alles mit Schnittlauchröllchen bestreuen.

GRÜNE BOHNEN IN ZITRONENSAUCE

Für 2 Portionen: 200 g grüne Bohnen | Salz | ½ Knoblauchzehe | 1 EL Olivenöl | 1 Bio-Zitrone | Pfeffer | 1 EL gehackte Petersilie

1 Die Bohnen waschen, putzen, nach Belieben halbieren und in Salzwasser bissfest garen (das dauert etwa 7 Minuten). In ein Sieb abgießen, abtropfen lassen.

2 Den Knoblauch schälen und in feine Scheiben schneiden. Das Olivenöl erwärmen und den Knoblauch kurz dünsten.

3 Die Zitrone heiß waschen und trocken reiben. Mit dem Zestenreißer ½–1 TL feine Zesten von der Schale schaben. Dann die Zitrone halbieren und den Saft aus einer Hälfte pressen (die zweite Hälfte anderweitig verwenden). 4 EL Zitronensaft mit Olivenöl, Knoblauch sowie Zesten mischen und mit Salz und Pfeffer würzen.

4 Die Bohnen in einer Schüssel mit der Zitronenmarinade und der gehackten Petersilie mischen. Vor dem Servieren mindestens 30 Minuten durchziehen lassen.

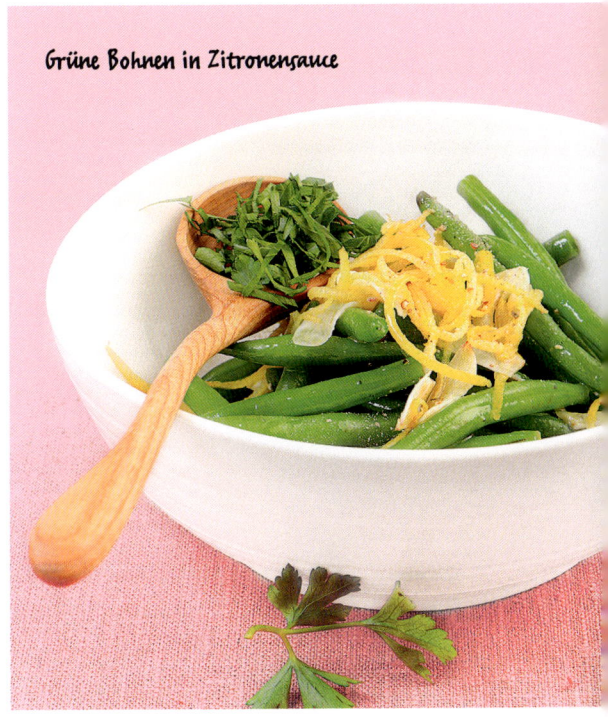

Grüne Bohnen in Zitronensauce

MARINIERTE CHAMPIGNONS UND ZUCCHINI

Für 2 Portionen: 1 Bio-Zitrone | ½ Schalotte | 2 EL Olivenöl | 1 Knoblauchzehe | ½ kleiner Rosmarinzweig | Salz | Pfeffer | 1 kleine Zucchini | 125 g Champignons | Olivenöl zum Braten

1 Die Zitrone heiß waschen, abtrocknen und die Schale dünn abreiben. Sie benötigen ½–1 TL davon. Dann die Zitrone halbieren und den Saft aus einer Hälfte pressen (die zweite Hälfte anderweitig verwenden). 4 EL Zitronensaft mit der Zitronenschale mischen.

2 Die Schalotte schälen, in kleine Würfel schneiden und in 1 EL Olivenöl glasig dünsten. Den Knoblauch schälen und in feine Scheiben schneiden. Gedünstete Schalottenwürfelchen, Knoblauch, das restliche Olivenöl und den Zitronensaft vermischen.

3 Den Rosmarin waschen und trocken schütteln. Die Nadeln abzupfen, fein hacken und unter die Marinade mischen. Mit Salz und Pfeffer würzen.

4 Die Zucchini waschen, putzen und in Scheiben schneiden. Die Champignons putzen, trocken abreiben und halbieren.

5 Zucchini und Champignons portionsweise in Olivenöl anbraten. Auf einer Platte anrichten und mit der Rosmarin-Zitronen-Marinade beträufeln. Zugedeckt etwa 1 Stunde durchziehen lassen.

MARINIERTE PAPRIKA

Für 2 Portionen: 400 g Paprikaschoten | 30 g Kapern | 1 EL Olivenöl | 2 EL weißer Aceto balsamico | Salz | Pfeffer

1 Den Backofen auf 220 °C Ober-/Unterhitze (Umluft 200 °C) vorheizen. Die Paprikaschoten waschen und auf ein mit Backpapier ausgelegtes Blech legen. Im heißen Ofen garen, bis die Schale beginnt, dunkel zu werden und Blasen zu werfen. Die Paprika herausnehmen und mit feuchten Küchentüchern bedecken oder in einer Plastiktüte »schwitzen« lassen. Etwa 5 Minuten ruhen lassen. **2** Die Paprika halbieren, dabei den Saft auffangen. Die Samen entfernen und die Haut mit einem spitzen Messer abziehen. Dann das Fruchtfleisch längs in Streifen schneiden. **3** Die Kapern abtropfen lassen, fein hacken und mit Öl und Balsamico mischen. Etwas von dem aufgefangenen Paprikasaft dazugeben und alles zu einer sämige Vinaigrette verrühren. Mit Salz und Pfeffer würzen und in einer Schüssel mit den Paprikastreifen vermischen. Mindestens 30 Minuten durchziehen lassen.

TABOULÉ

Für 2 Portionen: Salz | 75 g Bulgur | 100 g Tomaten | ½ Bund Frühlingszwiebeln | 1–2 milde hellgrüne Peperoni | ½ Bund glatte Petersilie | ¼ Bund Minze | 2 EL Zitronensaft | 2 EL Olivenöl | 1 EL Tomatenmark | 1 Msp. Chiliflocken | Salz | 1–2 Mini-Romana-Salate

1 In einem Topf 250 ml Wasser mit Salz zum Kochen bringen, den Bulgur einstreuen, aufkochen und bei kleinster Hitze nach Packungsangabe zugedeckt ausquellen lassen. **2** In der Zwischenzeit die Tomaten kreuzweise einritzen, in kochendes Wasser tauchen, abschrecken, häuten, entkernen und in Würfel schneiden. **3** Frühlingszwiebeln und Peperoni putzen, waschen, der Länge nach vierteln und dann in feine Streifen schneiden. Die Petersilie und Minze waschen und trocken schütteln. Die Blättchen abzupfen und in feine Streifen schneiden. **4** Bulgur in eine Schüssel umfüllen, das vorbereitete Gemüse und die Kräuter dazugeben. Aus Zitronensaft, Olivenöl, Tomatenmark und Chiliflocken ein Dressing rühren und untermischen. Mit Salz würzen und das Taboulé ein paar Stunden durchziehen lassen, damit sich die Aromen gut entwickeln können. Danach nach Geschmack ein weiteres Mal nachwürzen. **5** Die Romana-Salate putzen, waschen, trocken schleudern und die Blätter auf Teller verteilen. Das Taboulé darauf anrichten.

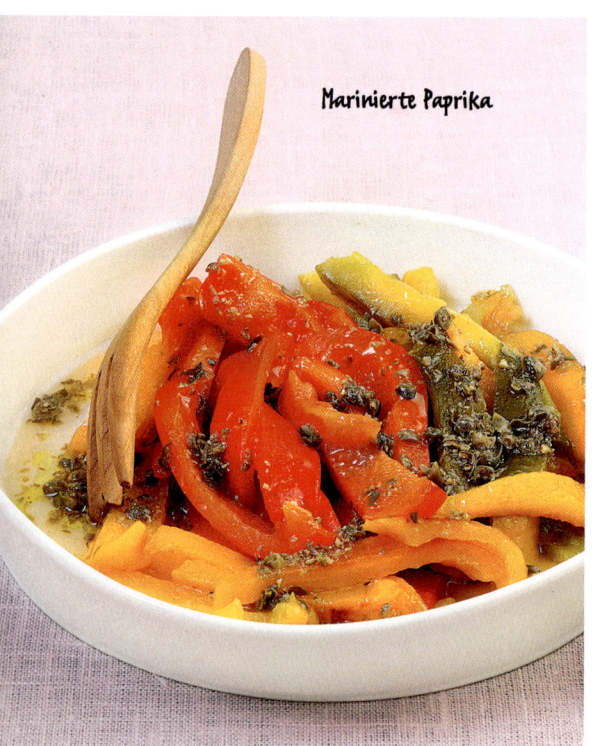

Marinierte Paprika

GRIECHISCHER BAUERNSALAT

Für 2 Portionen: 1 Römersalatherz |
½ Bio-Salatgurke | ½ gelbe Paprikaschote |
100 g Kirschtomaten | ½ Bund Frühlingszwie-
beln | 25 g schwarze Oliven (ohne Stein) |
100 g Schafskäse (Feta) | ¼ Bund Petersilie |
1 EL Weißweinessig | 2 EL Olivenöl | Salz |
Pfeffer

1 Das Salatherz putzen, waschen, trocken schleudern und grob zerpflücken. Die Gurke waschen
und in Scheiben schneiden. Die Paprikaschote
waschen, halbieren und putzen. Das Fruchtfleisch
in dünne Streifen schneiden. Die Kirschtomaten
waschen und halbieren, die Frühlingszwiebeln
waschen, putzen und in dünne Ringe schneiden.
Die Oliven halbieren. Den Schafskäse in kleine
Würfel schneiden.
2 Die Petersilie abbrausen und trockenschütteln.
die Blättchen von den Stielen zupfen und in feine
Streifen schneiden.
3 Den Essig gut mit dem Olivenöl verrühren, mit
Salz und Pfeffer würzen und die gehackte Petersilie untermischen.
4 Die vorbereiteten Salatzutaten mischen, die
Vinaigrette daruntermischen, kurz durchziehen
lassen und servieren.
Tipp: Dazu passt frisches Weißbrot – wenn Sie
Lust haben, selbst gebackenes (siehe Seite 112).

ZUCCHINISALAT

Für 2 Portionen: 1 mittelgroße Zucchini |
1 Knoblauchzehe | 50 g Naturjoghurt |
25 ml Sahne | 1 EL Zitronensaft | 2 EL Olivenöl |
einige Stängel Petersilie | Salz | Pfeffer | 2 EL
gehackte Walnüsse | Walnüsse und Petersilie
zum Verzieren

1 Zucchini waschen, den Stielansatz entfernen
und das Fruchtfleisch mitsamt der Schale fein
raspeln. Den Knoblauch schälen, fein würfeln und
zur Zucchini geben.
2 Für das Dressing den Joghurt mit Sahne, Zitronensaft und Olivenöl mischen, mit Salz und Pfeffer würzen. Die Petersilie abbrausen, trockentupfen, die Blättchen abzupfen, fein hacken und mit
den Walnüssen zur Salatsauce geben. Über die
Zucchiniraspel gießen, alles vorsichtig vermischen
und 20 Minuten durchziehen lassen.

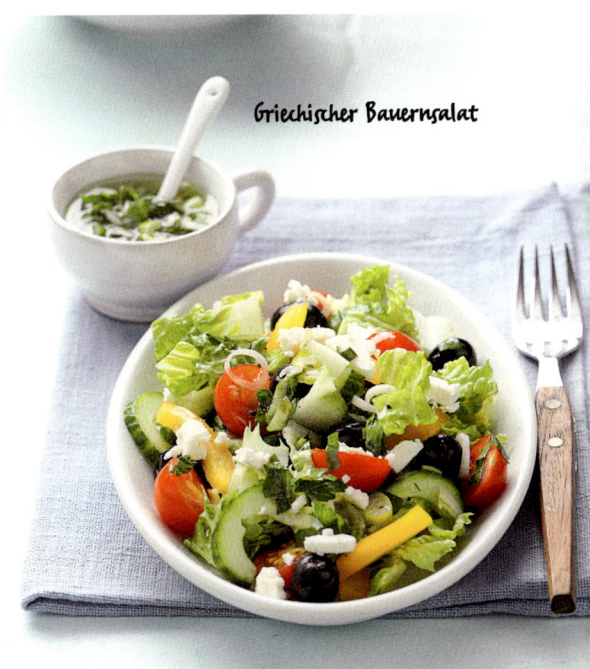

Griechischer Bauernsalat

FARMERSALAT

Für 2 Portionen: 75 g Naturjoghurt | 2 EL Mayonnaise | ½ TL Senf | Salz | Pfeffer | 200 g Knollensellerie | 200 g Möhren

1 Den Joghurt, die Mayonnaise und den Senf in einer Salatschüssel mit dem Schneebesen zu einem cremigen Dressing verrühren. Mit Salz und Pfeffer würzen.

2 Den Knollensellerie schälen, die Möhren mit der Gemüsebürste unter fließendem kaltem Wasser abbürsten oder ebenfalls schälen. Sellerie und Möhren nach Geschmack fein oder grob raspeln. Dann das Gemüse sofort mit dem Dressing vermischen. Ein letztes Mal mit Salz und Pfeffer abschmecken.

Tipp: Statt fertige Mayonnaise zu verwenden, können Sie auch ein weich gekochtes Ei mit etwas Schmand oder Sahne pürieren und mit einer Prise Salz würzen.

ROTE-BETE-CARPACCIO

Für 2 Portionen: 3 TL Pinienkerne | 2 gekochte Rote Beten | 2 EL Rapsöl | 1–2 EL weißer Aceto balsamico | ½ TL Ahornsirup | ½ TL Dijonsenf | ½ TL Meerrettich | Salz | Pfeffer | etwas Parmesan

1 Die Pinienkerne in einer Pfanne ohne Fett goldbraun rösten.

2 Die Roten Beten in dünne Scheiben schneiden und auf zwei Tellern auslegen. Dabei am besten Einweghandschuhe tragen.

3 Das Rapsöl mit dem Balsamico, Ahornsirup, Dijonsenf und Meerrettich zu einer Vinaigrette verrühren. Mit Salz und Pfeffer würzen und gleichmäßig über die Roten Beten träufeln.

4 Parmesan in Spänen darüberhobeln und alles mit gerösteten Pinienkernen bestreuen.

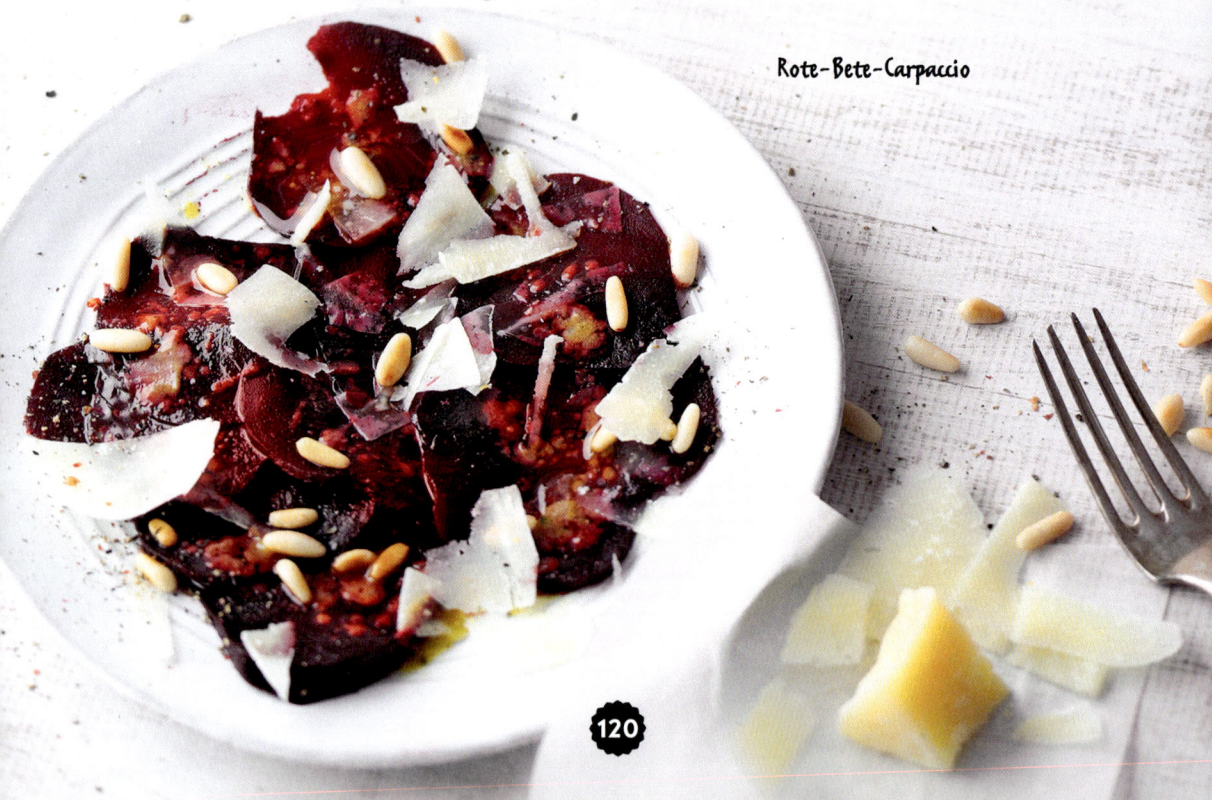

Rote-Bete-Carpaccio

TOMATENSALAT

Für 2 Portionen: 1–2 EL Rapsöl | 1 TL weißer Aceto balsamico | Salz | Pfeffer | 150 g Kirschtomaten | 50 g Staudensellerie (für diesen Salat die hellen inneren Stangen verwenden) | 2–3 Stängel glatte Petersilie

1 Für das Dressing das Rapsöl mit dem Balsamico verrühren und mit Salz und Pfeffer würzen.
2 Die Kirschtomaten von den Stielen zupfen, waschen und halbieren. Den Staudensellerie waschen, die harten Enden abschneiden und die Stangen dann in hauchfeine Scheiben schneiden oder hobeln. Die Petersilie abbrausen, trockentupfen, die Blättchen abzupfen und in feine Streifen schneiden. Alles mit dem Dressing mischen. Nochmals mit Salz und Pfeffer abschmecken.
Tipp: Der Salat schmeckt natürlich auch mit anderen frischen Kräutern wie zum Beispiel Basilikum, Kerbel oder Minze.

FELDSALAT MIT CHAMPIGNONS

Für 2 Portionen: 100 g Feldsalat | 4 schöne braune Champignons | 1 EL Rapsöl | 1 TL Weinessig | Senf | Reissirup | Salz | Pfeffer

1 Den Feldsalat gründlich waschen, putzen und trockenschleudern. Die Champignons trocken abreiben oder mit der Pilzbürste abbürsten und die Stielenden abschneiden. Die Pilze dann in ganz feine Scheibchen schneiden.
2 Für das Dressing das Rapsöl mit dem Weinessig, wenig Senf und Reissirup verrühren und mit Salz und Pfeffer würzen. Erst kurz vor dem Servieren mit dem Feldsalat und den Champignons mischen, damit die Blättchen knackig bleiben und die Pilze nicht unansehnlich werden.
Tipp: Wer mag, kann die Pilze auch kurz in etwas Öl braten und sie erst dann über den Salat geben.

Feldsalat mit Champignons

GAZPACHO

Für 2 Portionen: ½ Salatgurke | 150 g Tomaten | je ½ rote und gelbe Paprikaschote | 1 große Gemüsezwiebel | ½ Knoblauchzehe | 1 Tasse fein geriebenes Weißbrot | 1 EL milder Rotweinessig | 1 TL Olivenöl | 1–2 Msp. scharfes Paprikamark oder Chilisauce | 1 gestrichener TL Salz | 1 EL Gurken-, Paprika- oder geröstete Brotwürfelchen

1 Die Salatgurke, die Tomaten und die Paprikaschoten waschen, putzen und grob zerkleinern. Die Gemüsezwiebel und den Knoblauch schälen. Die Zwiebel grob zerkleinern, den Knoblauch in feine Würfel schneiden.

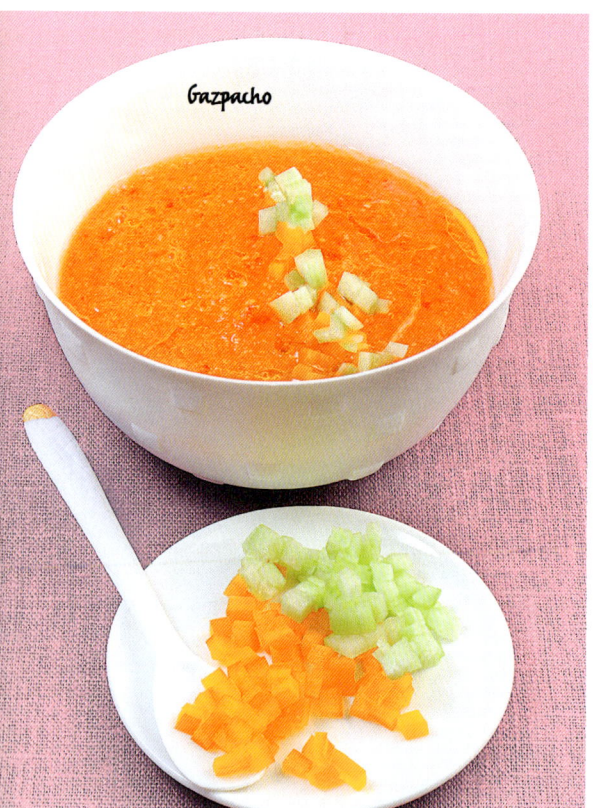

Gazpacho

2 Das vorbereitete Gemüse mit geriebenem Weißbrot, Rotweinessig, Olivenöl, Paprikamark oder Chilisauce, Salz mit 500 ml Wasser im Mixer oder mit dem Stabmixer fein pürieren. Die Suppe anschließend mindestens 2 Stunden im Kühlschrank durchziehen lassen.
3 Gazpacho vor dem Servieren noch einmal gut durchrühren und auf Teller verteilen. Nach Belieben mit Gurken-, Paprika- oder gerösteten Brotwürfelchen bestreuen.
Wichtig: Wenn Sie an Zöliakie leiden, ersetzen Sie das Weißbrot in der Suppe durch ein helles glutenfreies Brot.

KALTES GURKEN-SÜPPCHEN

Für 2 Portionen: 1 Bio-Salatgurke | 2 EL Naturjoghurt | 1 Handvoll Basilikumblättchen | 1 TL gekörnte Instant-Gemüsebrühe (ohne Geschmacksverstärker und Hefeextrakt) | 25 ml frisch gepresster Orangensaft | 1 EL weißer Aceto balsamico | Salz | Sambal Oelek

1 Die Salatgurke waschen und in grobe Stücke schneiden. Mit Joghurt, Basilikumblättchen, Instant-Gemüsebrühe, Orangensaft und Balsamico im Mixer fein pürieren.
2 Mit Salz und Sambal Oelek nach Geschmack würzen und in Gläsern auf Eiswürfeln servieren.

WINTERGEMÜSE-EINTOPF MIT REIS

Für 2 Portionen: 1 Stange Lauch | 1–2 Kartoffeln | 1–2 Süßkartoffeln (Bataten) | 1 Möhre | ½ Sellerieknolle | 1 Zwiebel | 4 EL Olivenöl | ½ TL Zucker | 1 TL Paprikapulver (edelsüß) | Chiliflocken | ½ TL gemahlener Koriander | 2 Lorbeerblätter | Pfeffer | 60 g Reis | 150 ml heiße Gemüsebrühe (ohne Geschmacksverstärker und Hefeextrakt) | Salz | ½ Bund Petersilie

1 Den Lauch der Länge nach aufschneiden, gründlich waschen, längs vierteln und in 1 cm breite Streifen schneiden. Das übrige Gemüse bis auf die Zwiebel waschen, schälen und in etwa 1 cm große Würfel schneiden.
2 Zwiebel schälen und fein würfeln. Das Olivenöl in einem großen Topf erhitzen, die Zwiebel darin andünsten. Das übrige Gemüse dazugeben und unter gelegentlichem Rühren 10 Minuten dünsten. Die Gewürze zugeben und kurz mitdünsten.
3 Den Reis und die heiße Gemüsebrühe zugeben, aufkochen und bei geschlossenem Deckel etwa 20 Minuten ausquellen lassen.
4 Inzwischen die Petersilie abbrausen, trocken schütteln, die Blättchen abzupfen und in feine Streifen schneiden. Den Eintopf mit Salz abschmecken und mit Petersilie bestreut servieren.
Variante: Kochen Sie den Eintopf auch mal mit Petersilienwurzel oder Pastinaken.

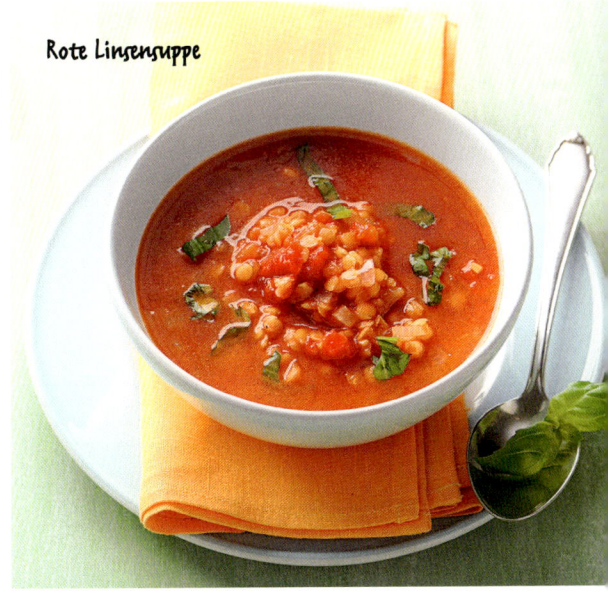

Rote Linsensuppe

ROTE LINSENSUPPE

Für 2 Portionen: 1 Zwiebel | ½ Dose Tomaten (200 g) | 1 EL Olivenöl | 100 g rote Linsen | 500 ml Gemüsebrühe (ohne Geschmacksverstärker und Hefeextrakt) | Pfeffer | gemahlener Kreuzkümmel | gemahlener Koriander | Chiliflocken

1 Die Zwiebel schälen und fein würfeln. Die Tomaten abtropfen lassen und ebenfalls fein würfeln, den Saft auffangen. Das Olivenöl in einem großen Topf erhitzen und die Zwiebeln darin glasig dünsten. Die Tomaten mitsamt dem Saft zugeben.
2 Die Linsen in einem Sieb kalt abspülen und ebenfalls in den Topf geben. Brühe angießen, kurz aufkochen, den Deckel auflegen und die Suppe etwa 15 Minuten köcheln lassen. Anschließend den Topf vom Herd nehmen und die Suppe mit Pfeffer, Kreuzkümmel, Koriander und Chiliflocken pikant würzen.
Tipp: Dazu passt das knusprige Weißbrot von Seite 112.

KARTOFFEL-ZUCCHINI-SUPPE

Für 2 Portionen: 300 g Kartoffeln | 400 g Zucchini | 2 kleine Zwiebeln | 2 EL Olivenöl | Salz | Pfeffer | 500 ml Gemüsebrühe (ohne Geschmacksverstärker und Hefeextrakt) | 2 Lauchzwiebel | etwas Thymian zum Bestreuen

1 Die Kartoffeln schälen, waschen und klein würfeln. Die Zucchini putzen, waschen und in nicht zu große Stücke schneiden. Die Zwiebeln schälen und fein würfeln.
2 Das Öl in einem Topf erhitzen und die Zwiebelwürfel darin glasig dünsten. Kartoffeln und Zucchini zufügen und rund 5 Minuten unter Wenden leicht anbraten. Mit Salz und Pfeffer würzen. Mit der Gemüsebrühe ablöschen und alles einmal aufkochen lassen. Dann bei schwacher Hitze etwa 15 Minuten garen.

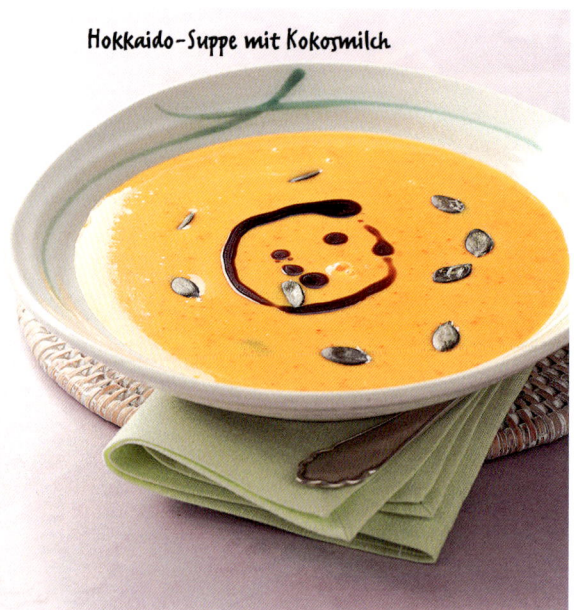

Hokkaido-Suppe mit Kokosmilch

3 Währenddessen die Lauchzwiebel putzen, waschen und in feine Ringe schneiden. Die Suppe mit einem Pürierstab pürieren. Lauchzwiebelringe hineingeben und 3–4 Minuten garen.
4 Nochmals abschmecken und mit Thymian bestreut servieren.

HOKKAIDO-SUPPE MIT KOKOSMILCH

Für 2 Portionen: 750 g Hokkaidokürbis | 1 Schalotte | 1 Kartoffel | 1 Möhre | 4 Fäden Safran | 1 EL Olivenöl | 750 ml Gemüsebrühe (ohne Geschmacksverstärker und Hefeextrakt) | 30 g Kürbiskerne | 50 ml Kokosmilch | Salz | Pfeffer | Kürbiskernöl

1 Den Hokkaidokürbis waschen, halbieren, von den Kernen befreien und mit der Schale in kleine Stücke schneiden. Die Schalotte und die Kartoffel schälen, die Möhre mit der Gemüsebürste gründlich abbürsten oder schälen und dann alles ebenfalls in Stücke schneiden.
2 Die Safranfäden in 1 EL heißem Wasser etwa 10 Minuten einweichen.
3 In einem Topf das Olivenöl erhitzen und die gewürfelte Schalotte darin goldgelb dünsten. Möhre und Kürbis dazugeben und ebenfalls andünsten. Kartoffel sowie Safran samt Einweichwasser zufügen und die heiße Brühe angießen. 20–25 Minuten köcheln lassen.
4 Währenddessen die Kürbiskerne in einer Pfanne ohne Fett rösten.
5 Die Suppe vom Herd nehmen und mit dem Pürierstab glatt pürieren, dann die Kokosmilch hinzufügen und alles noch einmal kurz aufkochen. Falls die Suppe zu dickflüssig ist, noch etwas Brühe zugeben. Mit Salz und Pfeffer würzen.
6 Die Suppe auf Teller verteilen, mit gerösteten Kürbiskernen bestreuen und mit etwas Kürbiskernöl beträufeln.

KOHLEINTOPF MIT HACKFLEISCH

Für 2 Portionen: 1 Zwiebel | 1 EL Olivenöl | 200 g Rinderhackfleisch | 1 EL Tomatenmark | 1 Packung passierte Tomaten | ½ Spitzkohl | 1 Möhre | 2 Kartoffeln | 1 Lorbeerblatt | 1 geh. TL Instant-Gemüsebrühe (ohne Geschmacksverstärker und Hefeextrakt) | Salz | Pfeffer | Chiliflocken

1 Zwiebeln schälen, fein würfeln und in einem Topf in Olivenöl andünsten. Hackfleisch zugeben und krümelig anbraten. Tomatenmark und passierte Tomaten zufügen, etwas köcheln lassen.
2 Währenddessen den Spitzkohl von äußeren Blättern und Strunk befreien und in mundgerechte Stücke schneiden. Die Möhre schälen und in dünne Scheiben schneiden. Die Kartoffeln schälen und würfeln.
3 Gemüse und Lorbeerblatt mit in den Topf geben, Brühe in 3 EL heißem Wasser verrühren und ebenfalls zufügen. Deckel auflegen und alles in etwa 20 Minuten garen. Vor dem Servieren mit Salz, Pfeffer und Chiliflocken würzen.

PAPRIKACREME-SUPPE MIT KERBEL

Für 2 Portionen: 2 Schalotten | ½ Knoblauchzehe | 4 rote Paprikaschoten | 1 TL Olivenöl | 1 TL Paprikapulver (edelsüß) | 2 EL Tomatenmark | 300 ml Gemüsebrühe (ohne Geschmacksverstärker und Hefeextrakt) | 75 ml Kokosmilch | Salz | Pfeffer | ½ TL Chiliflocken | etwas Zitronensaft | Kerbel

1 Schalotten und Knoblauch schälen und in feine Würfel schneiden. Paprikaschoten waschen, halbieren, entkernen und in Streifen schneiden.
2 Das Olivenöl in einem Topf erhitzen, die Schalotten und den Knoblauch darin glasig dünsten. Die Paprikastreifen dazugeben und 5 Minuten mitdünsten. Mit Paprikapulver bestreuen, dieses kurz anrösten und dann das Tomatenmark unterrühren. Die Gemüsebrühe angießen und alles 15 Minuten zugedeckt köcheln lassen.
3 Die Paprika mit dem Stabmixer pürieren, aufkochen und die Kokosmilch unterrühren. Mit Salz, Pfeffer, Chiliflocken und Zitronensaft würzen, auf Teller verteilen und mit Kerbel garnieren.
Variante: Anstelle der Kokosmilch können Sie auch Sahne oder Sahnejoghurt verwenden – bei Laktoseintoleranz bitte die laktosefreie Variante.

Kohleintopf mit Hackfleisch

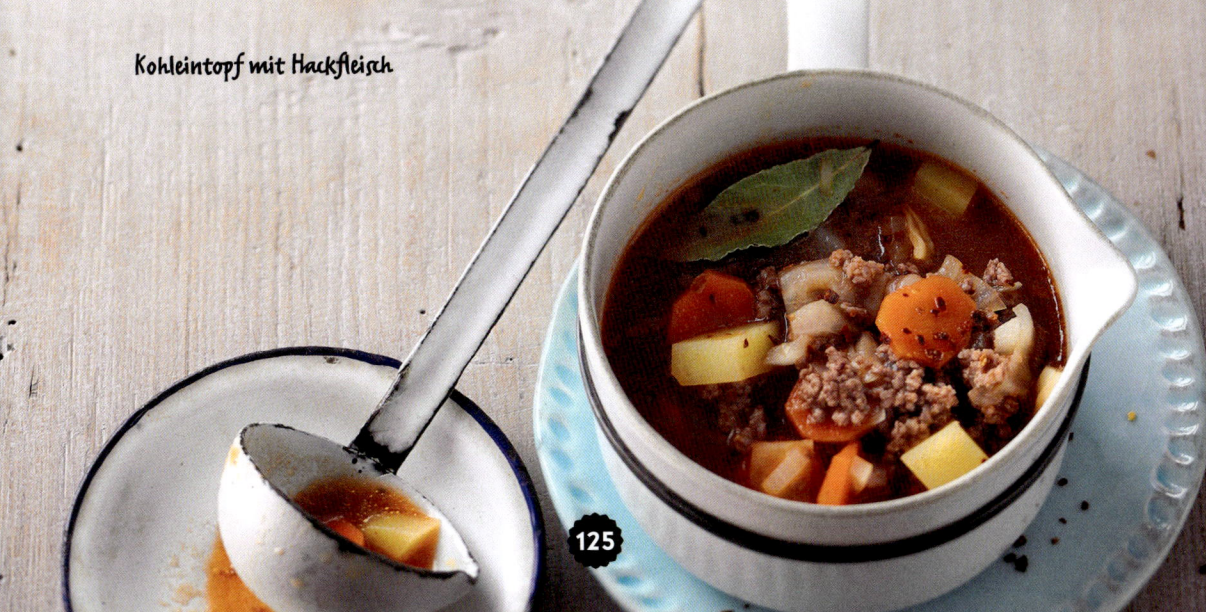

HAUPTGERICHTE

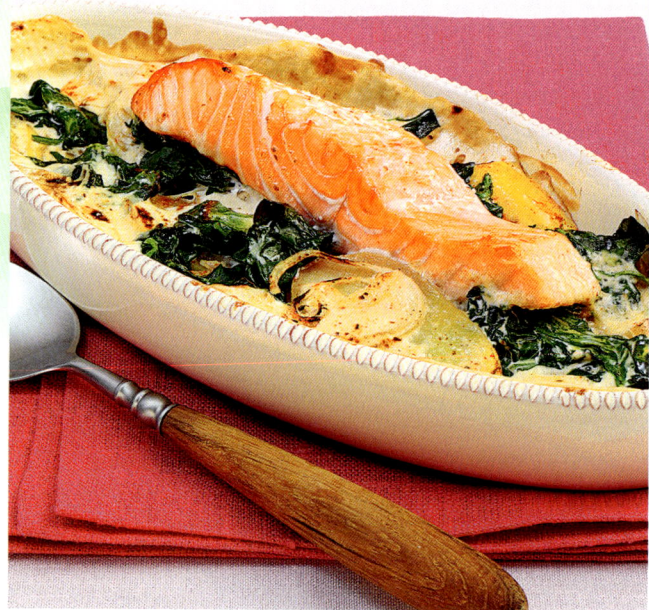

Essen soll nicht nur satt machen, sondern den Körper auch mit allen Nährstoffen versorgen, die er braucht. Deshalb wurden alle Rezepte auf den folgenden Seiten aus vier verschiedenen Lebensmittelgruppen zusammengestellt. Das heißt: Jedes Gericht enthält eine stärkereiche Komponente, eine Portion Eiweißreiches, eine große Portion Gemüse sowie gesundes Öl.

Bei den vegetarischen Gerichten von Seite 127–143 besteht die Eiweißquelle aus Hülsenfrüchten oder Milchprodukten, bei den anderen Rezepten kommen Fisch (Seite 144–147), Geflügel oder Fleisch auf den Teller (ab Seite 148). Idealerweise sollten Sie versuchen, überwiegend vegetarisch zu essen, an zweiter Stelle kommt dann Fisch, an dritter Geflügel. Fleisch sollte mengenmäßig also das Schlusslicht bilden.

Denken Sie daran, dass Fisch immer frisch oder tiefgefroren und schonend aufgetaut verwendet werden soll, um höhere Histamingehalte zu vermeiden. Wählen Sie außerdem möglichst Fische mit dem MSC-Logo. Dieses Siegel garantiert, dass der Fisch aus geprüft umwelt- und bestandschonender Fischerei stammt.

Wie sonst gilt: Ersetzen Sie bei Laktose-Intoleranz Milch und Milchprodukte je nach individueller Verträglichkeit durch laktosefreie Varianten und greifen Sie bei Zöliakie zu glutenfreien Teigwaren.

PENNE MIT OLIVEN-KAPERN-RAGOUT

Für 2 Portionen: 70 g grüne Kräuteroliven (ohne Stein) | 45 g Kapern | ½ Knoblauchzehe | 2 EL Olivenöl | ½ kleine Dose Tomaten (200 g) | Salz | Pfeffer | 120–150 g Penne rigate | 50 g Parmesan

1 Die Kräuteroliven und die Kapern abtropfen lassen und sehr fein hacken. Den Knoblauch schälen und in feine Würfel schneiden.

2 Das Olivenöl in einer großen Pfanne erhitzen und den Knoblauch darin anschwitzen. Gehackte Oliven und Kapern dazugeben und kurz mitdünsten. Die Tomaten zufügen, etwas zerdrücken und alles 15 Minuten köcheln lassen. Mit Salz und Pfeffer würzen.

3 Während das Ragout kocht, die Penne in reichlich kochendem Salzwasser bissfest garen. In ein Sieb abgießen und auf vorgewärmte Teller geben. Das Oliven-Kapern-Ragout darauf verteilen und sofort servieren. Den Parmesan bei Tisch frisch darüberreiben.

PAPPARDELLE MIT PESTO ROSSO

Für 2 Portionen: 50 g getrocknete Tomaten (in Öl) | ½ Bund Basilikum | ½ Knoblauchzehe | ½ frische rote Chilischote oder ein paar Chiliflocken | 1 EL Pinienkerne oder geschälte Mandeln | 25 g Parmesan | 50–100 ml Olivenöl | Salz | Pfeffer | etwas Aceto balsamico | 120–150 g Pappardelle | Parmesan (nach Belieben)

1 Für das Pesto die getrockneten Tomaten abtropfen lassen und grob schneiden. Basilikum waschen und trocken tupfen. Knoblauch schälen. Chilischote putzen, waschen und entkernen.

2 Die Pinienkerne in einer Pfanne ohne Fett goldbraun rösten. Den Parmesan fein reiben.

3 Alles zunächst mit 50 ml Olivenöl im Küchenmixer oder mit dem Stabmixer pürieren. Dann nach und nach so viel weiteres Öl zugeben, bis eine glatte Masse entsteht. Mit Salz, Pfeffer und ein paar Tropfen Aceto balsamico abschmecken.

4 Die Pappardelle nach Packungsanweisung in reichlich kochendem Salzwasser bissfest garen. In ein Sieb abgießen und abtropfen lassen. Die Nudeln auf tiefe Teller verteilen, das Pesto rosso daraufgeben und nach Belieben am Tisch noch Parmesan frisch darüberreiben.

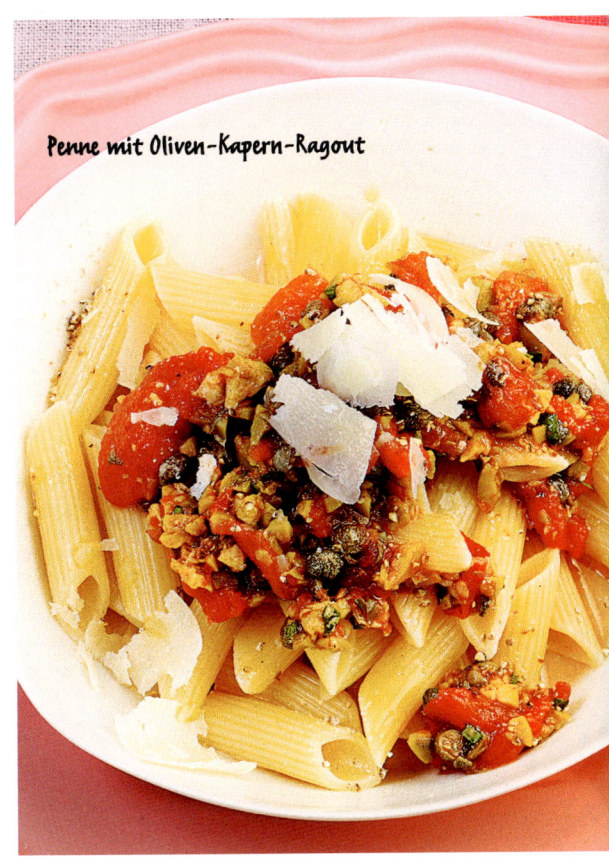

Penne mit Oliven-Kapern-Ragout

PAPPARDELLE MIT ZUCCHINI UND CHAMPIGNONS

Für 2 Portionen: 250 g kleine feste Zucchini | 150 g braune Champignons | ½ Schalotte | 1 EL Olivenöl | 1 TL Kurkuma | 50 ml Sahne | Salz | Pfeffer | 120–150 g Pappardelle | 50 g Parmesan

1 Die Zucchini waschen, putzen und längs in sehr dünne Streifen schneiden. Die Champignons putzen und in feine Scheiben schneiden. Die Schalotte schälen, halbieren und ebenfalls fein schneiden.
2 Das Olivenöl in einer Pfanne schwach erhitzen und die Schalotte darin glasig dünsten. Mit Kurkuma bestäuben, kurz weiterbraten. Zucchini und Champignons dazugeben und 4–5 Minuten mit-

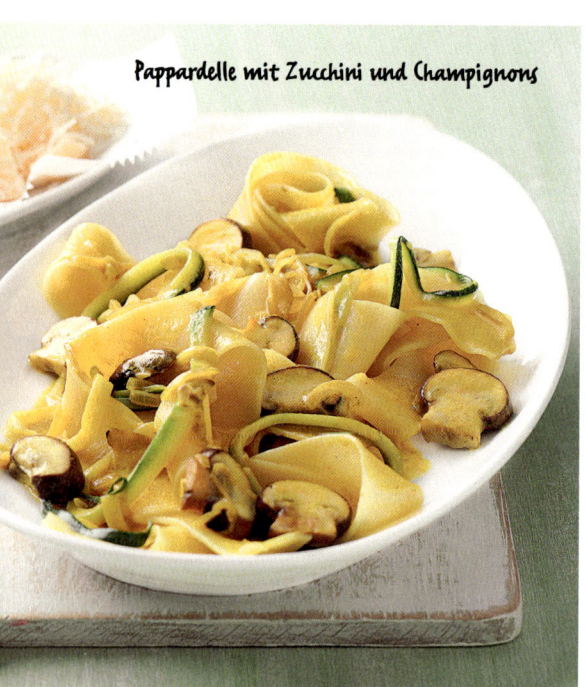

Pappardelle mit Zucchini und Champignons

dünsten. Die Sahne angießen und alles weitere 3–4 Minuten garen. Kräftig salzen und pfeffern.
3 Inzwischen die Pappardelle nach Packungsanweisung in reichlich Salzwasser bissfest kochen. In ein Sieb abgießen, abtropfen lassen und rasch mit der Sauce mischen. Den Parmesan erst bei Tisch frisch über die Nudeln hobeln oder reiben.

PENNE MIT FEINER TOMATENSAUCE

Für 2 Portionen: 350 g reife Tomaten | 1 kleine Zwiebel | ½ Knoblauchzehe | 1 TL Olivenöl | Salz | Pfeffer | Paprikapulver (edelsüß) | 120–150 g Penne rigate | fein geschnittene Kräuter (z. B. Basilikum, Petersilie, Thymian) | 50 g Parmesan

1 Die Tomaten kreuzweise einschneiden und kurz in kochendes Wasser tauchen. Abschrecken, häuten, halbieren, entkernen und die Stielansätze entfernen. Das Fruchtfleisch anschließend in kleine Würfel schneiden.
2 Die Zwiebel schälen und fein würfeln. Den Knoblauch schälen und in feine Scheiben schneiden. Das Olivenöl in einer Pfanne erhitzen und die Zwiebelwürfelchen darin goldgelb andünsten. Den Knoblauch dazugeben und kurz mitgaren.
3 Die Tomaten hinzufügen und die Sauce zugedeckt bei schwacher Hitze 15 Minuten sanft köcheln lassen. Dann kräftig mit Salz, Pfeffer und Paprikapulver würzen. Vom Herd nehmen und 5 Minuten durchziehen lassen.
4 Während die Sauce vor sich hin köchelt, die Penne in reichlich kochendem Salzwasser nach Packungsanweisung bissfest garen. In ein Sieb abgießen, abtropfen lassen und auf vorgewärmte tiefe Teller verteilen. Die fein geschnittenen Kräuter unter die Sauce mischen und diese über die Penne geben. Sofort servieren und erst bei Tisch etwas Parmesan frisch darüberreiben.

PENNE MIT STAUDENSELLERIE

Für 2 Portionen: 1 Staude Sellerie | ½ gelbe Paprikaschote | ½ Knoblauchzehe | 120–150 g Penne rigate | Salz | 1 EL Olivenöl | Pfeffer | 1 Prise Anissamen | etwas abgeriebene Zitronenschale (bio) | 50 ml Sahne | 50 g Parmesan

1 Den Staudensellerie waschen, putzen, in Stangen teilen und in etwa ½ cm dicke Scheiben schneiden. Das Grün beiseitelegen. Paprikaschote waschen, vierteln, putzen und in Streifen schneiden. Die Knoblauchzehe schälen und längs vierteln.
2 Die Penne rigate nach Packungsanweisung in reichlich Salzwasser bissfest garen.
3 Währenddessen das Olivenöl in einer großen Pfanne erhitzen, den Knoblauch darin andünsten, das Gemüse zugeben. Mit Salz, Pfeffer, Anis und Zitronenschale würzen. Sahne angießen und das Gemüse bei geschlossenem Deckel etwa 5 Minuten garen. Eventuell etwas Wasser zugeben.
4 Das Selleriegrün in feine Streifen schneiden. Die Nudeln abgießen, abtropfen lassen und mit dem Sellerie vermengen. Mit Selleriegrün bestreuen und bei Tisch Parmesan darüberreiben.

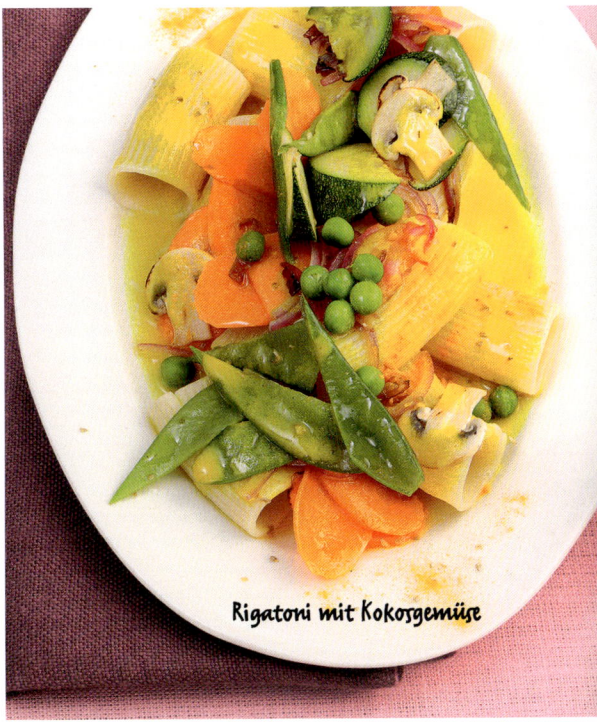

Rigatoni mit Kokosgemüse

RIGATONI MIT KOKOSGEMÜSE

Für 2 Portionen: 1 kleine Zucchini | ½ rote Zwiebel | 1 Möhre | 65 g Champignons | 65 g Zuckerschoten | 1 TL Koriandersamen | 1 EL Rapsöl | 50 g Erbsen (frisch oder TK) | 65 ml Weißwein (ersatzweise Gemüsebrühe ohne Geschmacksverstärker und Hefeextrakt) | 2 TL Honig | ½ TL Kurkuma | Salz | Pfeffer | 50 ml Kokosmilch | 120–150 g Rigatoni

1 Zucchini waschen und putzen. Zwiebel und Möhre schälen, Champignons trocken abreiben. Alles in dünne Scheiben schneiden. Die Zuckerschoten waschen, putzen und schräg halbieren. Die Koriandersamen im Mörser zerstoßen.
2 Das Öl in einer großen Pfanne erhitzen und die Zwiebeln darin glasig dünsten. Nach und nach Möhren, Zuckerschoten und Erbsen dazugeben und mit andünsten. Zum Schluss Zucchini und Champignons zufügen und alles fertig garen. Das dauert insgesamt etwa 5–8 Minuten.
3 Mit Weißwein beziehungsweise Gemüsebrühe ablöschen, mit Honig, gestoßenem Koriander, Kurkuma, Salz und Pfeffer abschmecken und die Kokosmilch unterrühren.
4 Die Rigatoni in reichlich kochendem Salzwasser nach Packungsanweisung bissfest garen. Abgießen, abtropfen lassen und auf vorgewärmte Teller verteilen. Das Gemüse darauf anrichten.

SPAGHETTI MIT BASILIKUMPESTO

Für 2 Portionen: 15 g Pinienkerne | 65 g Parmesan | ½ Bund Basilikum | 50–100 ml Olivenöl | grobes Salz | Pfeffer | 120–150 g Spaghetti

1 Die Pinienkerne in einer Pfanne ohne Fett goldbraun rösten. 15 g Parmesan fein reiben. Das Basilikum waschen, trocken schütteln. die Blätter abzupfen und in breite Streifen schneiden.
2 Die Pinienkerne mit Basilikum und Parmesan im Mörser zerreiben. Dabei nach und nach so viel Öl zugeben, bis eine glatte Masse entsteht. Mit Salz und Pfeffer würzen und durchziehen lassen.

3 Die Spaghetti nach Packungsanweisung in reichlich kochendem Salzwasser bissfest garen, in ein Sieb abgießen, abtropfen lassen und auf vorgewärmte tiefe Teller verteilen. Das Pesto daraufgeben. Den restlichen Parmesan darüberreiben und sofort servieren.

TAGLIATELLE MIT BUTTERNUT-KÜRBIS

Für 2 Portionen: 750 Butternut-Kürbis | 1 Knoblauchzehe | 1–2 EL Olivenöl | Salz | ½ TL Thymian | 120–150 g Tagliatelle | 2 EL Sahne oder Kokosmilch | 200 ml heißer Gemüsefond (ohne Geschmacksverstärker und Hefeextrakt) | Pfeffer | 50 g Parmesan

1 Den Backofen auf 200 °C Ober-/Unterhitze (Umluft 180 °C) vorheizen.
2 Den Butternut-Kürbis waschen, halbieren, von den Kernen befreien, schälen und in kleine Würfel schneiden. Knoblauch schälen und fein würfeln.
3 Kürbis und Knoblauch mit dem Olivenöl, 1 TL Salz und Thymian in einer Schüssel gründlich vermengen. Ein Backblech mit Backpapier auslegen und die Kürbismischung darauf verteilen. Im heißen Ofen etwa 30 Minuten backen, bis der Kürbis goldbraun und weich ist.
4 Währenddessen die Tagliatelle nach Packungsanweisung in reichlich kochendem Salzwasser bissfest garen.
5 Die Kürbiswürfel mit dem heißen Gemüsefond in einen Topf geben und mit dem Pürierstab fein pürieren. Sahne beziehungsweise Kokosmilch unterziehen. Mit Salz und Pfeffer kräftig würzen.
6 Die Nudeln mit der Sauce mischen und auf vorgewärmte Teller verteilen. Bei Tisch den Parmesan frisch darüberhobeln oder reiben.

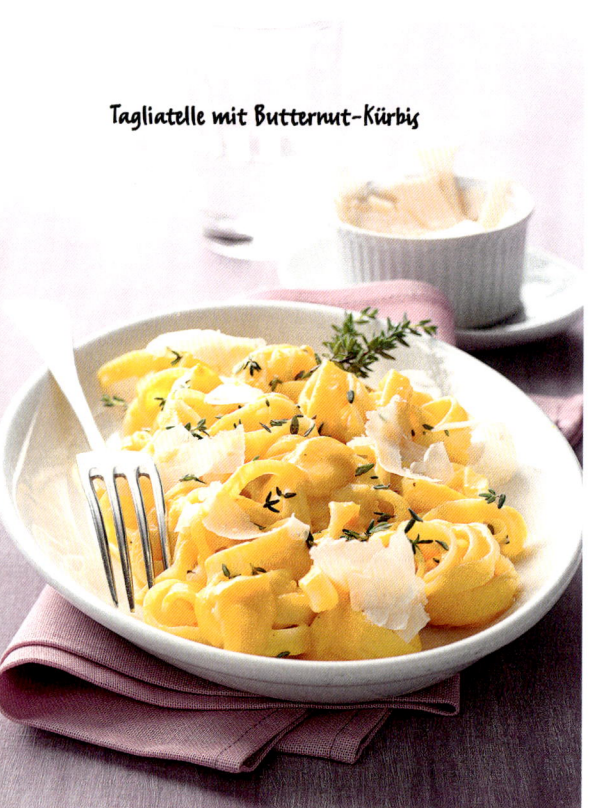

Tagliatelle mit Butternut-Kürbis

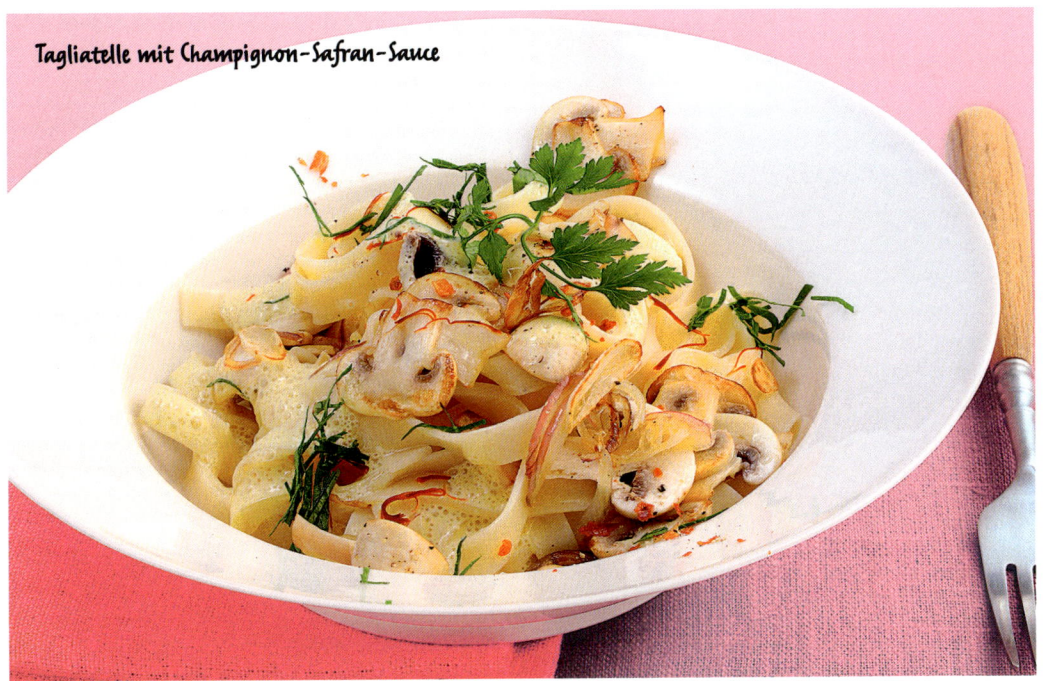

Tagliatelle mit Champignon-Safran-Sauce

TAGLIATELLE MIT CHAMPIGNON-SAFRAN-SAUCE

Für 2 Portionen: 1 Schalotte | ½ Knoblauchzehe | 125 g Champignons | ½ Bund Petersilie | ½ Döschen Safranfäden (0,05 g) | Salz | 120–150 g Tagliatelle | 2 EL Olivenöl | 60–70 ml Gemüsebrühe (ohne Geschmacksverstärker und Hefeextrakt) | etwa 4 EL Sahne | Pfeffer | Chiliflocken | Zucker | 50 g Parmesan

1 Die Schalotte und den Knoblauch schälen, halbieren und feinblättrig schneiden. Die Champignons putzen und in Scheiben schneiden. Die Petersilie waschen, trocken schütteln, die Blättchen abzupfen und in Streifen schneiden. Die Safranfäden in wenig heißem Wasser einweichen.

2 In einem Topf reichlich Salzwasser zum Kochen bringen und die Tagliatelle darin nach Packungsanweisung bissfest garen.

3 Währenddessen das Olivenöl in einer großen Pfanne erhitzen. Schalotte und Champignons unter Rühren etwa 3 Minuten darin andünsten. Zum Schluss noch den geschnittenen Knoblauch zufügen und kurz mitdünsten.

4 Mit Safranwasser und Gemüsebrühe ablöschen und alles bei mittlerer Hitze etwas einköcheln lassen. Dann die Hälfte der gehackten Petersilie untermischen, die Sahne dazugeben und kurz durchkochen lassen. Mit Salz, Pfeffer, Chiliflocken und einer Prise Zucker abschmecken.

5 Die Tagliatelle in ein Sieb abgießen und gründlich abtropfen lassen. In der Pfanne vorsichtig mit der Pilzsauce mischen, dann auf Teller verteilen und mit der restlichen Petersilie bestreuen. Bei Tisch nach Geschmack Parmesan frisch über die Pasta reiben oder hobeln.

TORTIGLIONI-BROKKOLI-PFANNE

Für 2 Portionen: 200 g Brokkoli | 1 kleine rote Zwiebel | ½ Knoblauchzehe | 1 frische Chilischote | ¼ Bund Petersilie | 25 g Bresaola (in dünnen Scheiben) | 2 Sardellenfilets | 120–150 g Tortiglioni | Salz | 4 EL Olivenöl

1 Brokkoli putzen, waschen und in kleine Röschen teilen. Zwiebel und Knoblauch schälen, halbieren und in feinen Scheiben beziehungsweise Ringe scheniden. Die Chili waschen, putzen, entkernen und fein hacken. Die Petersilie waschen, gründlich trocken schütteln, die Blättchen abzupfen und in feine Streifen schneiden.
2 Bresaola und Sardellenfilets ebenfalls in feine Streifen schneiden.
3 Die Tortiglioni nach Packungsanweisung in reichlich kochendem Salzwasser bissfest garen. Nach etwa 5 Minuten die Brokkoliröschen ins Kochwasser dazugeben.

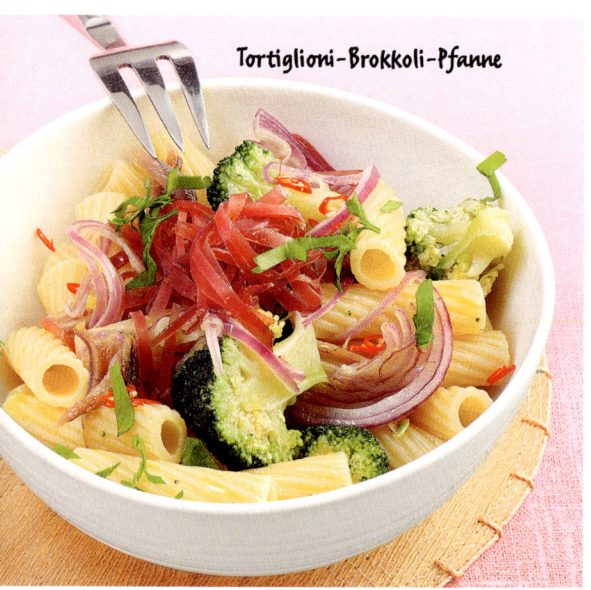

Tortiglioni-Brokkoli-Pfanne

4 In einer großen Pfanne das Olivenöl erhitzen und nacheinander Zwiebel, Knoblauch, Chili und Bresaola darin anbraten. Zum Schluss die Sardellen dazugeben und erhitzen.
5 Nudeln und Brokkoli abgießen und abtropfen lassen (dabei etwas Kochwasser auffangen). In die Pfanne geben, gehackte Petersilie und etwas Kochwasser zufügen und alles vorsichtig miteinander vermengen. In der Pfanne servieren.
Tipp: Wer keine Sardellenfilets mag, lässt sie einfach weg und nimmt dafür mehr Bresaola.

BOHNENRISOTTO

Für 2 Portionen: 1 Zwiebel | 1 Knoblauchzehe | 500 g Stangenbohnen | 2 EL Olivenöl | 120–150 g Risottoreis (z. B. Arborio oder Carnaroli) | 650 ml heiße Gemüsebrühe (ohne Geschmacksverstärker und Hefeextrakt) | ½ TL abgeriebene Zitronenschale | 1 Bund Basilikum | 50 g Parmesan | 2 EL süße Sahne | Salz | Pfeffer

1 Zwiebel und Knoblauch schälen und sehr fein würfeln. Stangenbohnen waschen, putzen und in etwa 1 cm große Stücke schneiden.
2 Das Olivenöl in einem Topf erhitzen. Zwiebel und Knoblauch darin andünsten. Reis zugeben und unter Rühren dünsten, bis die Körner glasig werden. Mit heißer Gemüsebrühe ablöschen.
3 Abgeriebene Zitronenschale dazugeben und den Risotto bei schwacher Hitze 10 Minuten köcheln lassen, dabei öfter umrühren. Die vorbereiteten Bohnen zufügen und den Risotto weitere 10–15 Minuten köcheln lassen.
4 In der Zwischenzeit das Basilikum waschen, trocken schütteln, Blätter abzupfen und in feine Streifen schneiden. Den Parmesan reiben.
5 Sahne und geriebenen Parmesan unter den fertigen Risotto mischen. Mit Salz und Pfeffer würzen und mit Basilikum bestreut servieren.

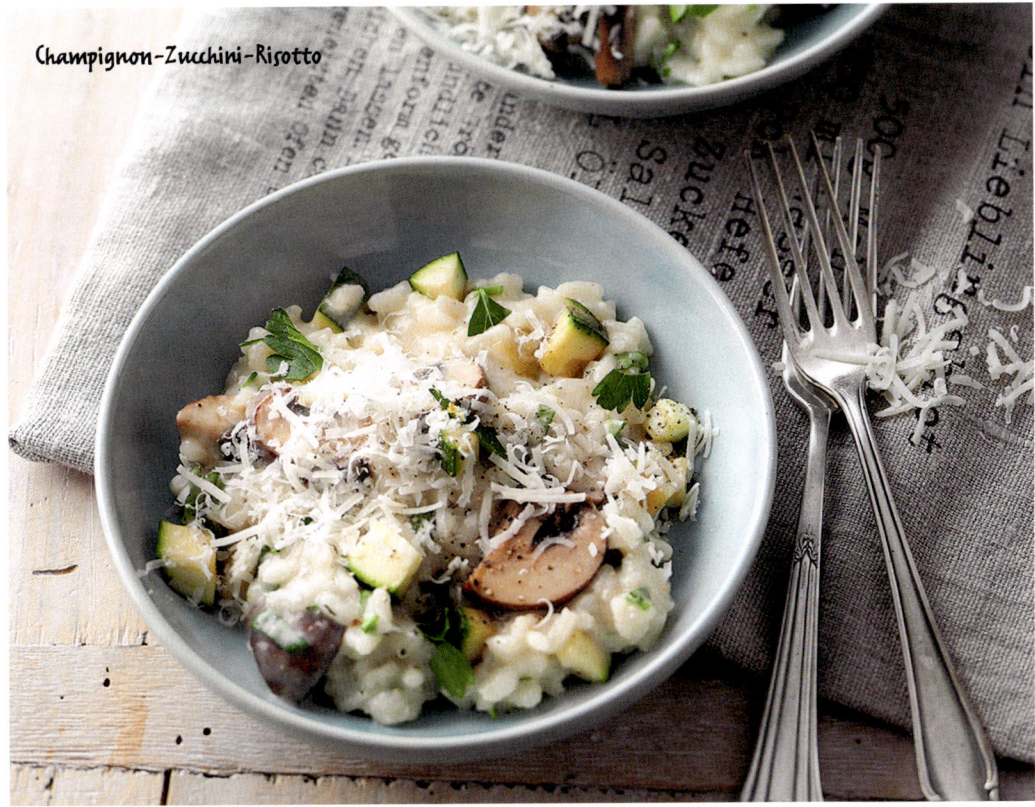

Champignon-Zucchini-Risotto

CHAMPIGNON-ZUCCHINI-RISOTTO

Für 2 Portionen: 1 Zwiebel | 250 g Champignons | 250 g Zucchini | 3 EL Olivenöl | 120–150 g Risottoreis (z. B. Arborio oder Carnaroli | 650 ml heiße Gemüsebrühe (ohne Geschmacksverstärker und Hefeextrakt) | 1 Bund Petersilie | 50 g Parmesan | 2 EL Sahne | Salz | Pfeffer

1 Die Zwiebel schälen und sehr fein würfeln. Die Champignons putzen und je nach Größe halbieren oder vierteln. Zucchini putzen, waschen und in Würfel schneiden.

2 In einem Topf 1 EL Olivenöl erhitzen und die Zwiebelwürfelchen etwa 2 Minuten darin andünsten. Risottoreis zugeben und unter Rühren dünsten, bis die Körner glasig werden. Mit heißer Gemüsebrühe ablöschen.

3 Den Risotto bei schwacher Hitze 10 Minuten köcheln lassen, dabei öfter umrühren. Währenddessen die vorbereiteten Champignons und Zucchini im restlichen Olivenöl anbraten.

4 Die Petersilie waschen und trockenschütteln. Die Blättchen abzupfen und fein hacken. Den Parmesan grob reiben.

5 Gebratene Gemüsewürfel und Sahne unter den fertigen Risotto mischen. Mit Salz und Pfeffer abschmecken und mit geriebenem Parmesan und gehackter Petersilie bestreuen.

KURKUMARISOTTO MIT PAK CHOI UND PILZEN

Für 2 Portionen: 2 EL Olivenöl | 120–150 g Risottoreis (z. B. Arborio oder Carnaroli) | 500 ml heiße Gemüsebrühe (ohne Geschmacksverstärker und Hefeextrakt) | ½ TL Kurkuma | 200 g Pak Choi | 50 g Kräuterseitlinge, Austernpilze oder Champignons | Salz | Pfeffer | 1 EL Cashewkerne oder Erdnüsse | Parmesan (nach Belieben)

Kurkumarisotto mit Pak Choi und Pilzen

1 In einem Topf 2 EL Olivenöl erhitzen und den Risottoreis darin einige Minuten andünsten, bis die Körner glasig werden. Mit 100 ml Gemüsebrühe ablöschen.

2 Sobald die Flüssigkeit verkocht ist, wieder so viel heiße Gemüsebrühe nachgießen, dass der Reis vollständig bedeckt ist. Kurkuma unterrühren. Die Flüssigkeit unter gelegentlichem Rühren wieder einkochen lassen, dann erneut mit heißer Brühe aufgießen. Diesen Vorgang so lange wiederholen, bis der Reis nach etwa 18–20 Minuten gar ist, im Kern aber noch etwas Biss hat.

3 Während der Reis gart, den Pak Choi waschen, putzen und die Blätter quer in breite Streifen schneiden. Die Pilze putzen und je nach Größe in mundgerechte Streifen schneiden (Champignons halbieren oder vierteln).

4 Das restliche Olivenöl in einer großen Pfanne erhitzen, die Pilze darin anbraten, den Pak Choi untermischen, mit Salz und Pfeffer würzen und alles wenige Minuten bei geschlossenem Deckel dünsten (eventuell ein wenig Wasser zugeben).

5 Cashewkerne beziehungsweise Erdnüsse in einer Pfanne ohne Fett rösten.

6 Pilze und Pak Choi auf dem Risotto anrichten, die Nüsse darüberstreuen. Wer mag, gibt noch geriebenen Parmesan dazu.

Variante: Falls Sie keinen Pak Choi bekommen, können Sie ersatzweise auch Chinakohl oder Mangold verwenden.

GEMÜSERISOTTO

Für 2 Portionen: 4 große Champignons |
1 Schalotte | 1 große Möhre | 1 EL Olivenöl |
120–150 g Risottoreis (z. B. Arborio oder
Carnaroli) | ¼ Glas Weißwein (ersatzweise
Gemüsebrühe) | etwa 500 ml heiße Gemüse-
brühe (ohne Geschmacksverstärker und
Hefeextrakt) | ¼ Bund Petersilie | Salz | Pfeffer |
50 g Parmesan

1 Die Champignons putzen und trocken abreiben.
Die Schalotte und die Möhre schälen. Alle Gemüse in sehr kleine Würfel schneiden.
2 Das Olivenöl in einem Topf erhitzen und die
Gemüsewürfel einige Minuten darin goldgelb
andünsten. Den Reis dazugeben und einige Minuten mitdünsten, bis die Körner glasig werden. Mit
Weißwein ablöschen und einkochen lassen.
3 Wenn die Flüssigkeit verkocht ist, so viel heiße
Gemüsebrühe aufgießen, bis der Reis vollständig
bedeckt ist. Die Flüssigkeit unter gelegentlichem
Rühren wieder einkochen lassen. Dann erneut mit
heißer Gemüsebrühe aufgießen und einkochen
lassen. Diesen Vorgang so oft wiederholen, bis der
Reis nach etwa 18–20 Minuten gar ist, im Kern
aber noch Biss hat.
4 Während der Reis gart, die Petersilie waschen
und trocken schütteln. Die Blättchen abzupfen
und sehr fein hacken.
5 Den Risotto mit Salz und Pfeffer würzen und
die gehackte Petersilie unterrühren. In tiefe Teller
verteilen, servieren und erst am Tisch den Parmesan darüberreiben.

Tipp: Wenn Risotto übrigbleibt, können Sie, wie
in Sizilien üblich, kleine Reisbällchen (Arancini di
riso) daraus zubereiten. Dazu formen Sie aus dem
kalten Risotto mit den Händen kleine Kugeln, die
Sie nach Belieben mit einem kleinen Stück
Schnittkäse oder etwas Gorgonzola füllen. Anschließend wälzen Sie die Kugeln in Paniermehl
und braten sie in heißem Butterschmalz oder
Rapsöl goldgelb. Noch warm als Vorspeise servieren. Dazu passt grüner Salat.

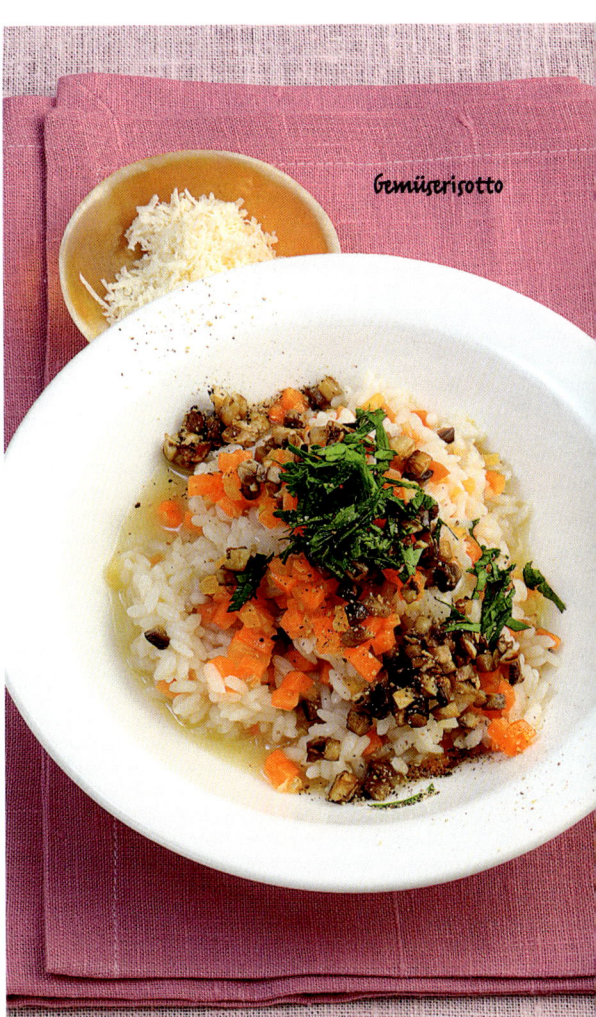

Gemüserisotto

GRATINIERTE POLENTAGNOCCHI MIT FELDSALAT

Für 2 Portionen: 250 ml Milch | 250 ml Gemüsebrühe (ohne Geschmacksverstärker und Hefeextrakt) | 20 g Butter | Salz | geriebene Muskatnuss | 125 g Polentagrieß (Maisgrieß) | 35 g Parmesan | 1 Eigelb | 100 g Feldsalat | 1 EL Pinienkerne | ½ Bund Petersilie | 3 TL Aceto balsamico | Pfeffer | 3 EL Rapsöl | Butter für die Form

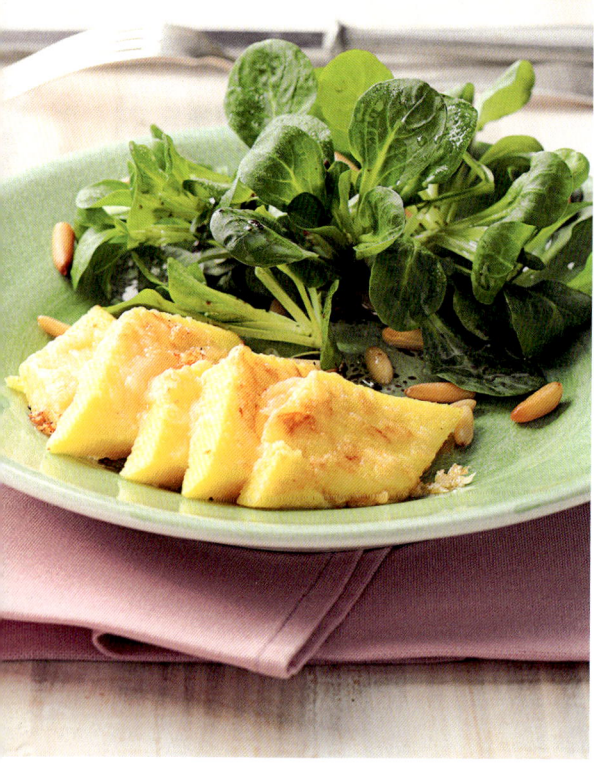

Gratinierte Polentagnocchi mit Feldsalat

1 Die Milch und die Gemüsebrühe mit drei Vierteln der Butter, etwas Salz und etwas frisch geriebener Muskatnuss aufkochen. Den Polentagrieß unter ständigem Rühren (immer in die gleiche Richtung rühren!) einrieseln lassen und bei kleiner Hitze 5 Minuten ausquellen lassen. Dabei mehrmals mit einem Holzlöffel durchrühren.

2 Die Polenta in eine Schüssel geben, etwas abkühlen lassen. 25 g Parmesan reiben und zusammen mit dem Eigelb mit einem Holzlöffel zügig unterrühren, sodass das Eigelb nicht stockt. Die Masse zwischen zwei ausreichend großen Stücken Klarsichtfolie mit dem Nudelholz zu einer 1 cm dicken Platte ausrollen. Mindestens 2 Stunden kühl stellen.

3 Den Backofengrill auf 225 °C vorheizen. Den Feldsalat gründlich waschen, verlesen und trockenschleudern. Für das Dressing die Pinienkerne in einer Pfanne ohne Fett rösten. Die Petersilie abbrausen und trockenschütteln. Die Blättchen abzupfen und in sehr feine Streifen schneiden. Den Aceto balsamico mit Salz und Pfeffer verrühren und unter ständigem Rühren das Rapsöl dazugeben. Pinienkerne und Petersilie unterrühren.

4 Eine feuerfeste Form mit Butter auspinseln. Die erkaltete Polenta mit einem Messer in Rauten schneiden und diese dachziegelartig in die Form setzen. Die restliche Butter schmelzen, die Gnocchi damit bestreichen und mit dem restlichen frisch geriebenen Parmesan bestreuen. Unter dem heißen Backofengrill in 3–4 Minuten goldbraun überbacken.

5 Den Feldsalat mit dem Dressing mischen und mit den überbackenen Polentagnocchi auf flachen Tellern anrichten.

FENCHELGRATIN

Für 2 Portionen: 3 Fenchelknollen | 2 Tomaten | 1 Knoblauchzehe | 1 Kugel Büffelmozzarella | Salz | Pfeffer | 1 Bio-Zitrone | 50 g weiche Butter | 2 EL Semmelbrösel | 2 EL frisch geriebener Parmesan | Butter für die Form

1 Den Fenchel putzen, waschen und längs vierteln. Das zarte Grün abzupfen und für die Kruste beiseitelegen.

2 Die Tomaten kreuzförmig einritzen, mit kochendem Wasser überbrühen, kalt abschrecken und häuten. Die Tomaten quer halbieren, entkernen und ohne Stielansatz klein würfeln. Den Knoblauch schälen und fein hacken. Den Mozzarella klein würfeln und mit den Tomaten und dem Knoblauch mischen.

3 Den Backofen auf 200 °C (Umluft 180 °C) vorheizen. Eine Auflaufform (ca. 20 × 15 cm) buttern und den Fenchel darin verteilen. Die Tomaten-Mozzarella-Mischung darüber verteilen, salzen und pfeffern.

4 Das Fenchelgrün fein hacken. Die Zitrone heiß abwaschen, abtrocknen, die Hälfte der Schale abreiben (die restliche Zitrone anderweitig verwenden). Fenchelgrün und Zitronenschale mit Butter, Semmelbröseln und geriebenem Parmesan verkneten. Die Mischung in Flöckchen über das Gratin verteilen und dieses im heißen Ofen (Mitte) etwa 20 Minuten überbacken.

Fenchelgratin

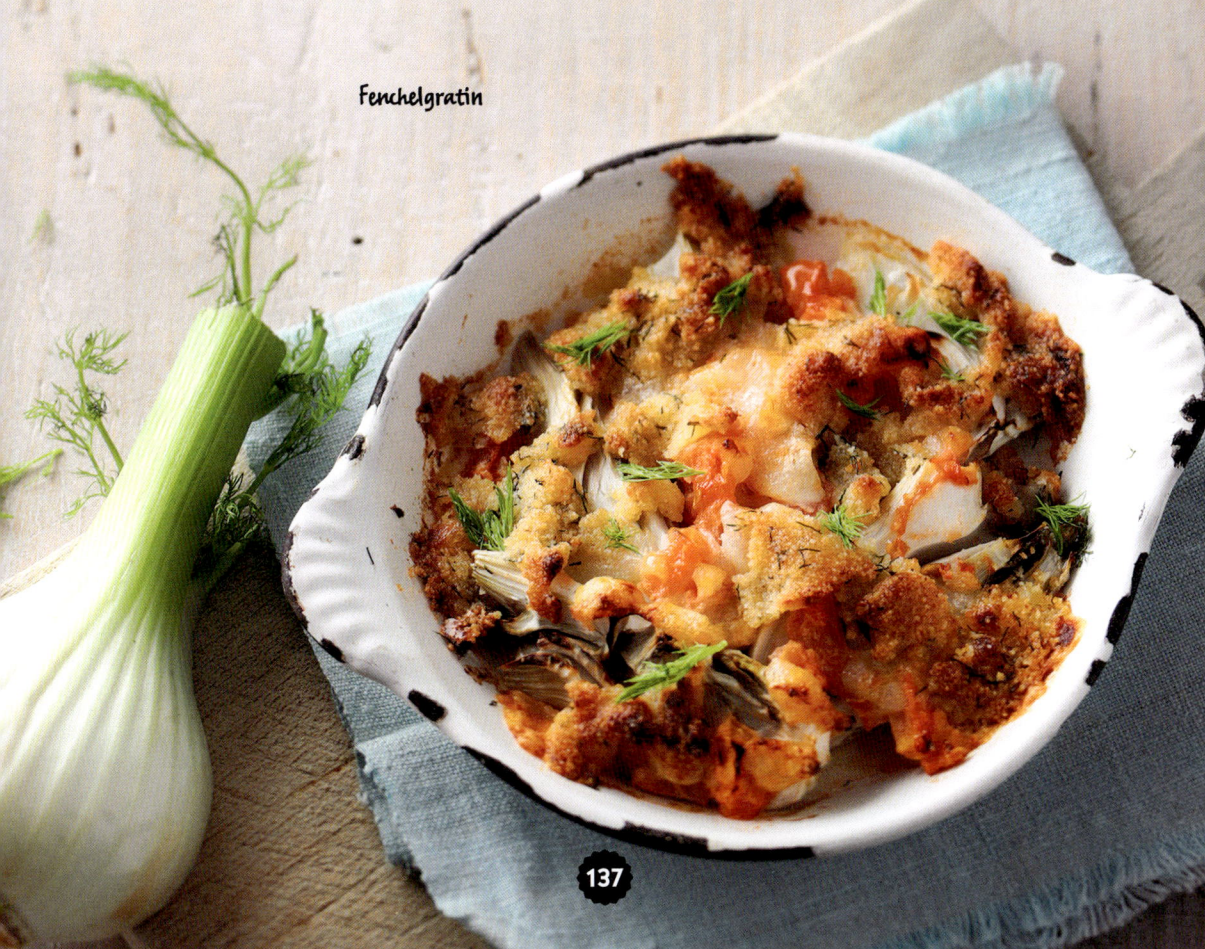

KARTOFFEL-GURKEN-STAMPF

Für 2 Portionen: 400–600 g vorwiegend festkochende Kartoffeln | 1 Salatgurke | 2 Lorbeerblätter | Salz | 1 Bund Lauchzwiebeln | ½ Bund Dill | 2 EL Weißweinessig | 2 EL Senf | ½ TL Honig | Pfeffer | 4 EL Rapsöl

1 Die Kartoffeln waschen, schälen und je nach Größe vierteln oder achteln. Die Salatgurke schälen, längs halbieren und in fingerdicke Scheiben schneiden. Beides mit den Lorbeerblättern in einen Topf geben, mit 1 TL Salz bestreuen und mit kaltem Wasser knapp bedecken. Das Wasser aufkochen und das Gemüse bei mittlerer Hitze zugedeckt in 10–15 Minuten bissfest garen.

2 Inzwischen für das Dressing die Lauchzwiebeln waschen, die Wurzeln sowie das dunkle Grün entfernen und den Rest in feine Ringe schneiden. Den Dill waschen, trocken schütteln, die Spitzen abzupfen und grob hacken. Beides mit Essig, Salz, Senf, Honig, Pfeffer und Rapsöl verrühren.

3 Kartoffeln und Gurken abgießen und auf dem Herd 1 Minute ohne Deckel ausdampfen lassen. Dann mit einem Kartoffelstampfer oder einem stabilen Schneebesen im Topf grob zerstampfen. Das Dressing unter die Gurkenkartoffeln mischen und das Gericht gleich in tiefen Tellern oder Schalen servieren.

Tipp: Der Stampf passt auch gut zu kurzgebratenem Fisch oder zu Geflügel.

Kartoffel-Gurken-Stampf

RATATOUILLE

Für 2 Portionen: 3 große Tomaten | 2 Schalotten | je ½ rote und gelbe Paprikaschote | ½ kleine Aubergine | 2 kleine Zucchini | ½ Knoblauchzehe | 1–2 EL Olivenöl | 1–2 Thymianzweige | 1 Lorbeerblatt | Salz | Pfeffer

1 Die Tomaten kreuzweise einritzen, in heißes Wasser tauchen, abschrecken, häuten und vierteln oder achteln. Dabei die Kerne entfernen.
2 Die Schalotten schälen, vierteln und in ½ cm breite Stücke schneiden. Paprikaschoten, Aubergine und Zucchini waschen und putzen. Die Paprikaschoten in mundgerechte Stücke schneiden. Die Aubergine längs vierteln und zusammen mit der Zucchini nicht zu klein würfeln. Den Knoblauch schälen und halbieren.

3 Das Olivenöl in einem großen Topf erhitzen. Den Knoblauch darin goldgelb braten und wieder herausnehmen. Paprikaschoten, Auberginen und Zucchini portionsweise in dem aromatisierten Öl anbraten. Zum Schluss alle Gemüse zurück in den Topf geben und die gehäuteten Tomatenstücke hinzufügen.
4 Den Thymian waschen, trocken schütteln und mit dem Lorbeerblatt zum Gemüse geben. Mit Salz und Pfeffer würzen und den Eintopf bei schwacher Hitze zugedeckt etwa 30–40 Minuten schmoren lassen.
5 Thymian und Lorbeerblatt herausfischen und das Ratatouille ein letztes Mal feinwürzig abschmecken.
Tipp: Dazu passen selbst gebackenes Brot (siehe Seite 112), Polentagnocchi (Seite 136), einfache Ofenkartoffeln und Kurzgebratenes.

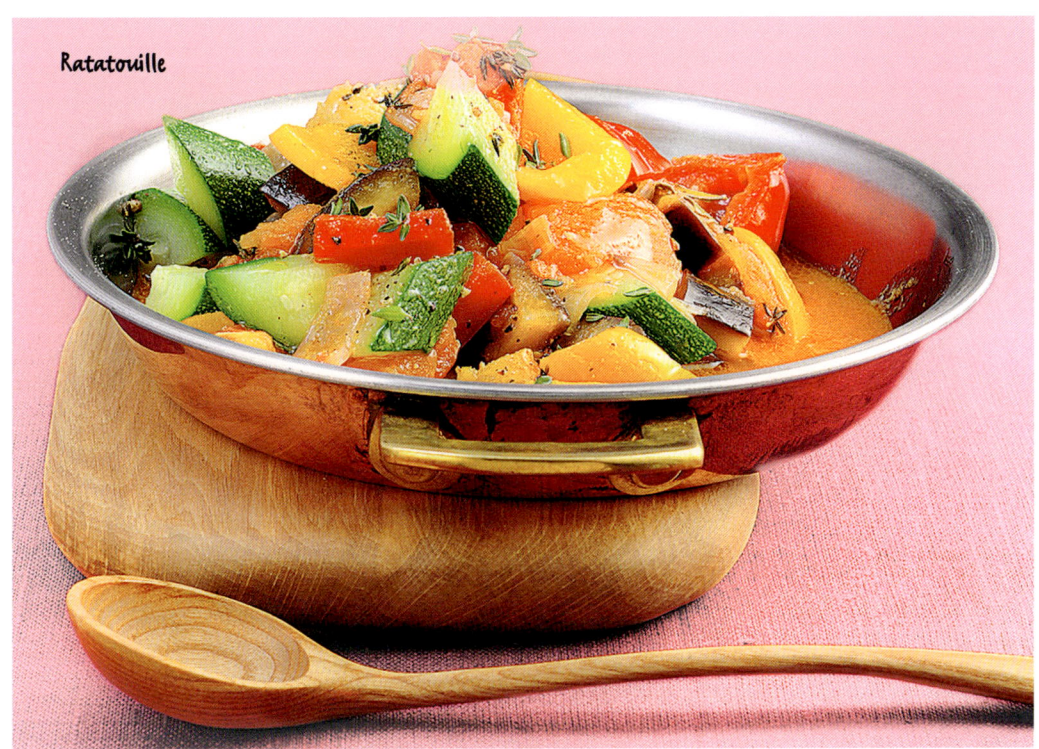

Ratatouille

FOCACCIA

Für 1 Laib: ½ Würfel frische Hefe (21 g) | 250 g Weizenmehl (Type 550) | 1 TL Salz | 2 Rosmarinzweige | Olivenöl | Meersalz

1 Die Hefe in 250 ml lauwarmem Wasser auflösen. Mehl und Salz in einer Schüssel mischen, das Wasser mit der Hefe zugeben und alles mit einem Holzlöffel glattrühren.
2 Zugedeckt erst 6 Stunden (noch besser über Nacht) im Kühlschrank gehen lassen, anschließend weitere 1–2 Stunden bei Zimmertemperatur.
3 Den Backofen auf 220 °C Ober- und Unterhitze (Umluft 200 °C) vorheizen. Den Teig mithilfe

eines Teigschabers sehr vorsichtig auf ein mit Backpapier ausgelegtes Blech gleiten lassen.
4 Den Rosmarin waschen und trockenschütteln, die Nadeln abstreifen und fein hacken. Die Finger in Olivenöl tauchen und mehrere Vertiefungen in den Teig drücken. Gehackten Rosmarin und etwas Meersalz aufstreuen.
5 Im heißen Ofen auf der zweiten Schiene von unten in 15–20 Minuten goldbraun backen. Herausnehmen, auf einem Gitter abkühlen lassen und in Stücke schneiden. Die würzige Focaccia passt wunderbar zu Salaten, Dips und Gegrilltem.
Variante: Vor dem Backen können Sie noch halbierte Kirschtomaten oder in Streifen geschnittene getrocknete Tomaten in den Teig drücken.

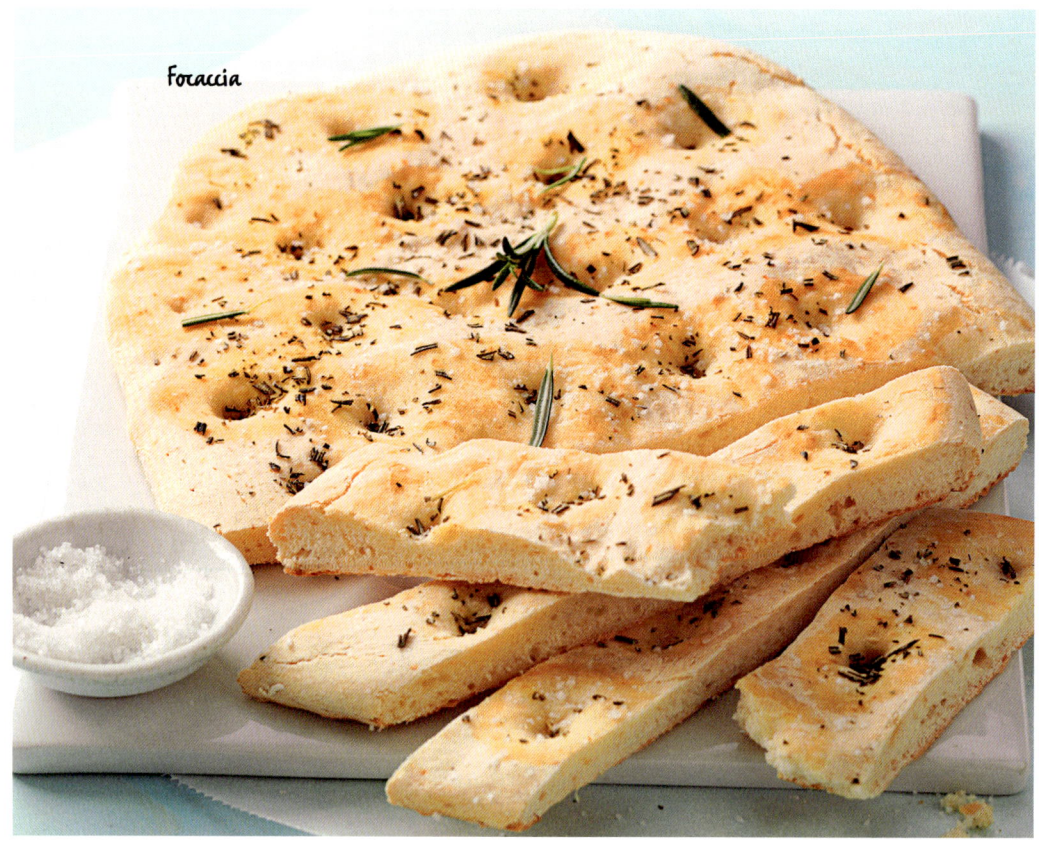

Focaccia

OFENGEMÜSE MIT KRÄUTERDIP

Für 2 Portionen: 2 EL Olivenöl | 1 EL Honig | Salz | Pfeffer | 250 g Möhren | 250 g Roten Beten | 450 g Kartoffeln | 100 g Schafskäse (Feta) | 2 Stängel Petersilie | ½ Bund Schnittlauch | 5 Basilikumblätter | 150 g Sahnejoghurt natur | 1 EL süßer Senf

1 Den Backofen auf 200 °C Ober-/Unterhitze vorheizen (Umluft ist nicht zu empfehlen, das Gemüse trocknet dann zu stark aus). Olivenöl, Honig, Salz und Pfeffer in einer Schüssel verrühren.

2 Möhren, Rote Beten und Kartoffeln waschen, putzen und schälen. Je nach Größe halbieren oder vierteln. Schafskäse in Würfel schneiden.

3 Alles in die Schüssel mit der Ölmischung geben und vermischen, anschließend auf ein mit Backpapier belegtes Blech geben. Im heißen Ofen (3. Schiene von unten) 25 Minuten backen. Nach 15 Minuten wenden.

4 In der Zwischenzeit die Kräuter waschen und gründlich trocken schütteln. Petersilienblättchen abzupfen und fein hacken, Schnittlauch in Röllchen schneiden, Basilikum klein zupfen oder in Streifen schneiden. Mit Sahnejoghurt und Senf verrühren und mit Salz und Pfeffer würzen. Zum warmen Ofengemüse servieren.

Ofengemüse mit Kräuterdip

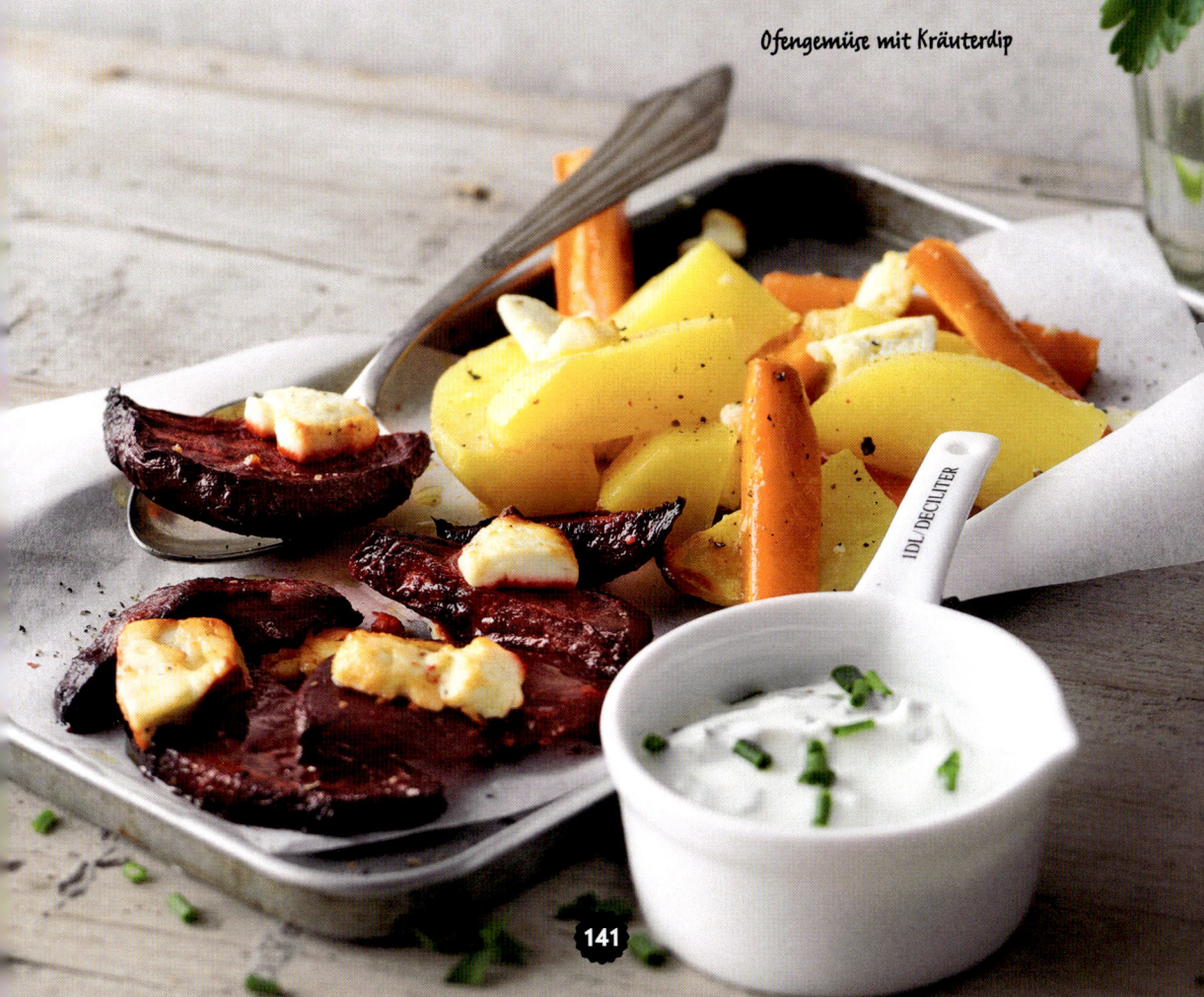

GURKEN-FENCHEL-SELLERIE-GEMÜSE MIT COUSCOUS

Für 2 Portionen: 500 g Salatgurke | 1 Fenchelknolle | 2 Stangen Staudensellerie | 2 EL Olivenöl | 125 ml Gemüsebrühe (ohne Geschmacksverstärker und Hefeextrakt) | 120–150 g Couscous | Salz | Pfeffer

1 Die Salatgurke waschen, schälen und der Länge nach halbieren. Die Kerne mit einem Löffel herausschaben und die Gurke dann quer in etwa 1 cm dicke Scheiben schneiden.

2 Fenchel und Staudensellerie waschen und putzen. Fenchel halbieren und in Streifen schneiden. Vom Staudensellerie den Wurzelansatz entfernen, die Fäden abziehen und die Stangen quer in dünne Scheiben schneiden. Von beiden das Grün hacken und beiseitestellen.

3 Das Olivenöl in einer großen Pfanne erhitzen. Das vorbereitete Gemüse darin andünsten, Gemüsebrühe angießen, kurz aufkochen und zugedeckt bei mittlerer Hitze 10 Minuten garen.

4 In der Zwischenzeit den Couscous in einem Topf mit 300 ml Wasser aufkochen und zugedeckt 2 Minuten bei kleiner Hitze garen. Mit Salz und Pfeffer würzen und zugedeckt auf der ausgeschalteten Herdplatte 5 Minuten ausquellen lassen. Gehacktes Fenchel- und Selleriegrün unterheben und das Gemüse mit Salz und Pfeffer abschmecken. Mit dem Couscous anrichten.

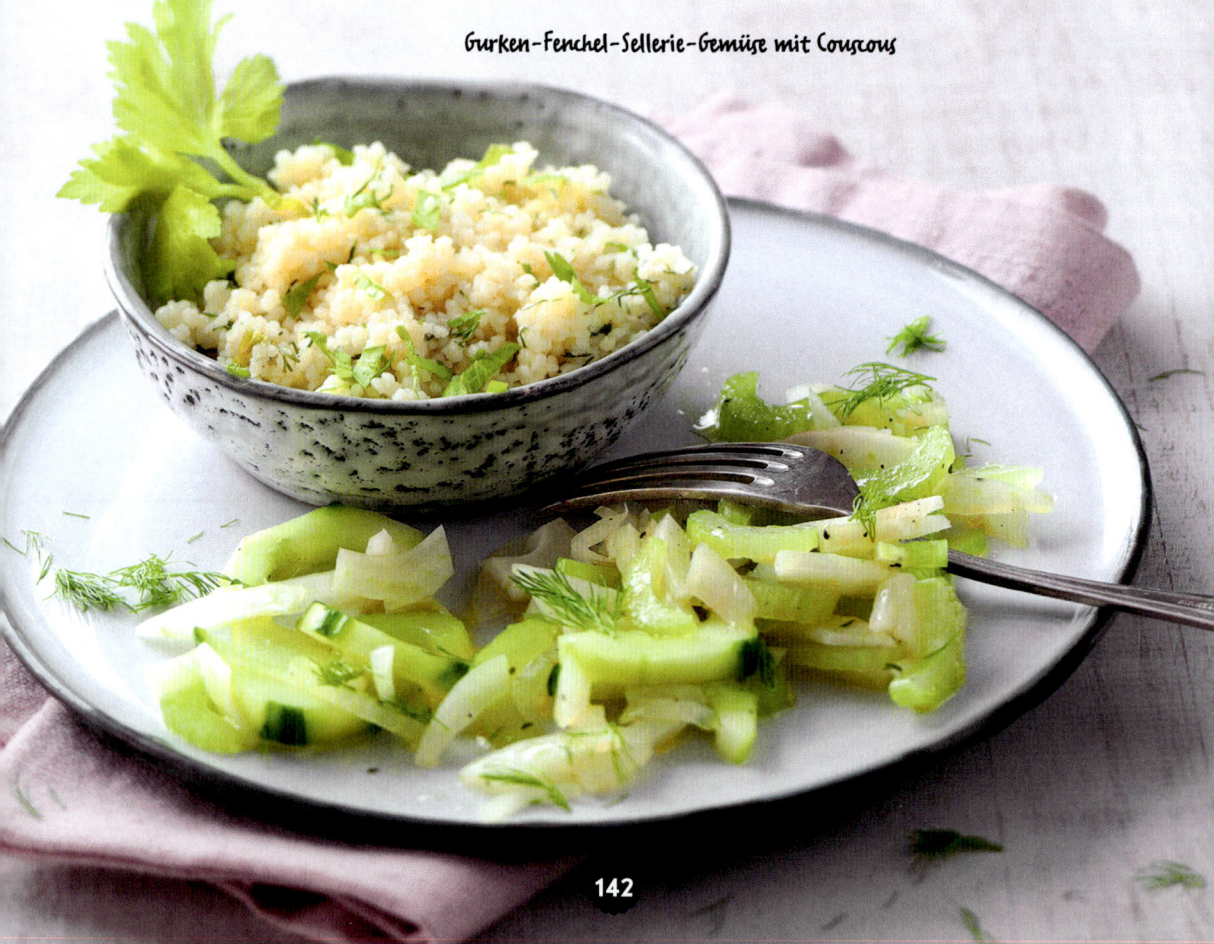

Gurken-Fenchel-Sellerie-Gemüse mit Couscous

TEIGTASCHEN MIT SCHAFSKÄSE

Für 6 Teigtaschen: ¼ Würfel frische Hefe (10 g) | 150 g Weizenmehl (Type 550) | Salz | Zucker | 1 EL Olivenöl | ¼ Bund Petersilie | 175 g Schafskäse (Feta) | 1 Eigelb | Pfeffer | Thymian | Rosmarin | 1 EL Sahne | Sesamsamen

1 Die Hefe in 75 ml lauwarmem Wasser auflösen, mit Mehl, jeweils einer Prise Salz und Zucker sowie Olivenöl mit dem Knethaken des Handrührgerätes zu einem glatten Teig verarbeiten. Zugedeckt an einem warmen, zugfreien Ort etwa 45 Minuten gehen lassen.

2 Inzwischen den Backofen auf 180 °C Ober-/Unterhitze (Umluft 160 °C) vorheizen. Die Petersilie abbrausen und trocken schütteln. Die Blättchen von den Stielen zupfen und fein hacken.

3 Den Schafskäse mit einer Gabel gründlich zerdrücken. Die gehackte Petersilie und das Eigelb gut untermischen. Mit Pfeffer, Thymian und Rosmarin würzen.

4 Den Teig nochmals gut durchkneten, in 6 Portionen teilen und diese rund ausrollen. Die Füllung jeweils mittig darauf verteilen und jeden Kreis zusammenklappen. Die Ränder mit einer Gabel andrücken.

5 Die Taschen auf ein mit Backpapier ausgelegtes Blech geben, mit Sahne bestreichen und mit Sesam bestreuen. Im heißen Ofen in etwa 25 Minuten goldgelb backen.

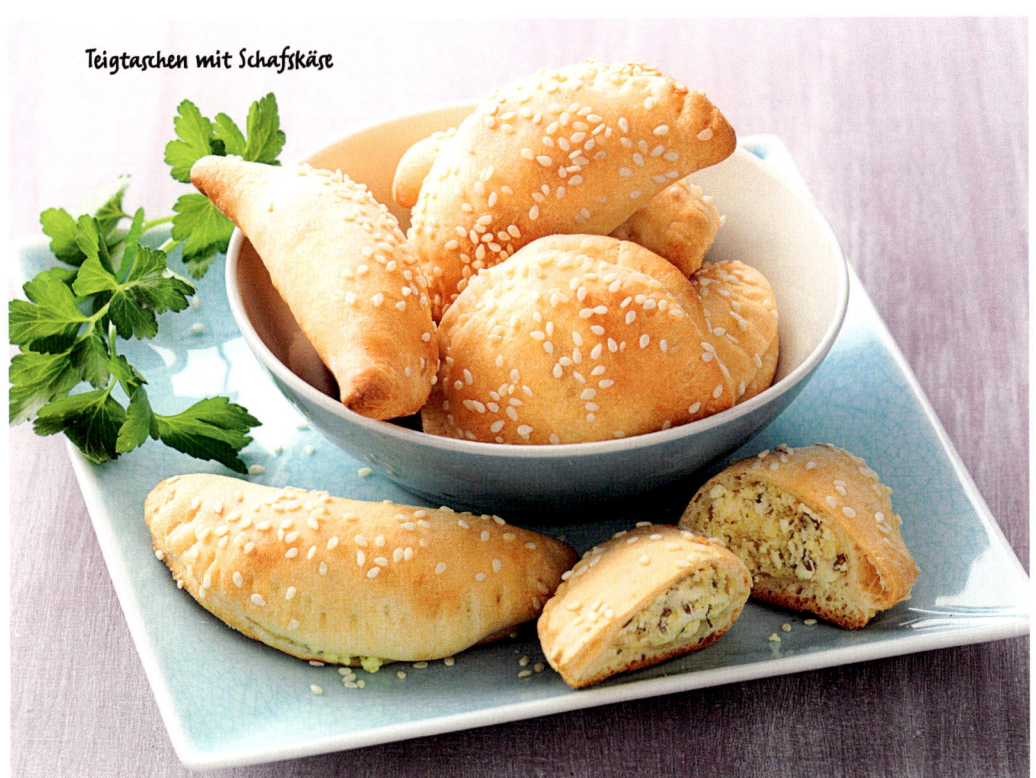

Teigtaschen mit Schafskäse

SPAGHETTI MIT THUNFISCH UND ZITRONE

Für 2 Portionen: ½ Knoblauchzehe | 2 EL Olivenöl | 1–2 Sardellenfilets (in Öl, abgetropft) | 100 g Thunfisch im eigenen Saft (Dose) | je 1 TL abgeriebene Schale und Saft von einer Bio-Zitrone | Salz | Pfeffer | ¼ Bund Petersilie | 120–150 g Spaghetti

1 Den Knoblauch schälen. Das Olivenöl in einer Pfanne erhitzen. Knoblauch mit der Schnittfläche nach unten hineingeben, abgetropfte Sardellen zufügen und bei geringer bis mittlerer Hitze sanft dünsten, bis sie sich im Öl aufgelöst haben.
2 Inzwischen den Thunfisch über einem Sieb abtropfen lassen. Die Knoblauchzehe aus der Pfanne nehmen, den Thunfisch zerkleinern und ins heiße Öl geben. Zitronenschale und -saft zufügen. Mit Salz und Pfeffer würzen.

Spaghetti mit Thunfisch und Zitrone

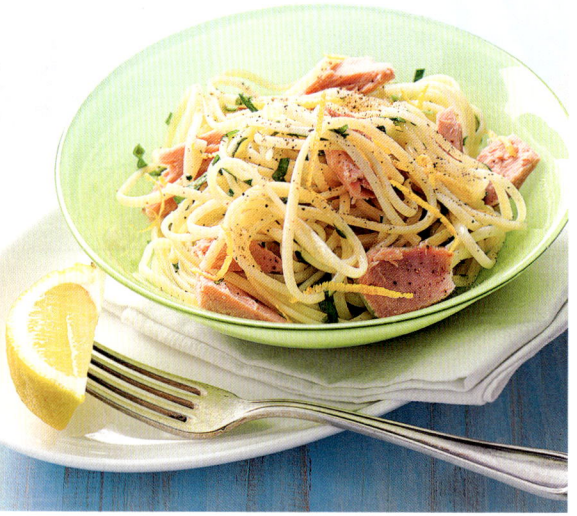

3 Die Petersilie waschen, trockenschütteln, die Blättchen abzupfen und in Streifen schneiden.
4 Die Spaghetti nach Packungsanweisung in reichlich kochendem Salzwasser bissfest garen, abgießen und abtropfen lassen. Rasch mit der Thunfisch-Zitronen-Sauce mischen, die gehackte Petersilie aufstreuen und sofort servieren.

KARTOFFEL-SPINAT-GRATIN MIT LACHS

Für 2 Portionen: 400 g TK-Blattspinat | Salz | Pfeffer | 400 g festkochende Kartoffeln | 2 Schalotten | 1 TL Olivenöl | Paprikapulver (edelsüß) | 2 enthäutete Lachsfilets (à 100–125 g) | 1 TL Instant-Bio-Gemüsebrühe (ohne Geschmacksverstärker und Hefeextrakt) | 100 ml Sahne | 2 TL Stärkemehl

1 Den Blattspinat auftauen, anschließend mit Salz und Pfeffer würzen. Den Backofen auf 200 °C Ober-/Unterhitze (Umluft 180 °C) vorheizen. Die Kartoffeln schälen, waschen, in dünne Scheiben schneiden und 10 Minuten in Salzwasser garen. Abgießen und ausdampfen lassen.
2 Die Schalotten schälen, in feine Ringe schneiden und in ½ TL heißem Olivenöl andünsten. Mit den Kartoffelscheiben mischen und mit Salz, Pfeffer und Paprikapulver würzen.
3 Die Lachsfilets von Gräten befreien. Die Brühe in wenig heißem Wasser auflösen und mit Sahne und Stärkemehl verrühren.
4 Eine Auflaufform mit dem restlichen Olivenöl einfetten. Zuerst die Kartoffel-Schalotten-Mischung, dann den Blattspinat und die Lachsfilets hineingeben. Sahne-Mix darübergießen und das Gratin im heißen Ofen 20–25 Minuten garen.
(Bild Seite 126)

DORSCHFILET MIT ZITRONEN-KARTOFFELN

Für 2 Portionen: 1 Bio-Zitrone | 600 g festkochende Kartoffeln | 2 EL Rapsöl | Salz | Pfeffer | ½–1 TL Paprikapulver (edelsüß) | 1 Schalotte | 1 Bund Petersilie | 300 g Dorschfilet (frisch oder TK, im Kühlschrank aufgetaut) | 50 ml Fischfond (ersatzweise Gemüsebrühe; ohne Geschmacksverstärker und Hefeextrakt) | 2 EL Crème fraîche | 100 g Sahne | 1 TL Honig

1 Den Backofen auf 200 °C Ober-/Unterhitze (Umluft 180 °C) vorheizen. Die Zitrone heiß waschen, abtrocknen, 1 TL Schale abreiben und beiseitestellen. Dann die Zitrone vierteln und in Scheibchen schneiden.

2 Die Kartoffeln schälen und in etwa 1 cm große Würfel schneiden. Zitronenscheiben und Kartoffeln mit 1 EL Öl, Salz, Pfeffer und Paprikapulver in einer Schüssel mischen. Anschließend auf ein mit Backpapier belegtes Blech geben und im heißen Ofen (2. Schiene von unten) 25 Minuten backen.

3 In der Zwischenzeit die Schalotte schälen und in kleine Würfel schneiden. Die Petersilie waschen, trocken schütteln, die Blätter abzupfen und in feine Streifen schneiden.

4 Das restliche Öl in einer Pfanne erhitzen und die Schalotte darin anschwitzen. Mit Fischfond oder Gemüsebrühe ablöschen, Crème fraîche, Sahne, Honig und Zitronenschale dazugeben.

5 Dorschfilets von Gräten befreien und in die heiße Sauce legen. Zugedeckt bei mittlerer Hitze etwa 8 Minuten gar dünsten. Die Sauce mit Salz und Pfeffer abschmecken und die Petersilie aufstreuen. Mit den knusprigen Zitronenkartoffeln auf Tellern anrichten.

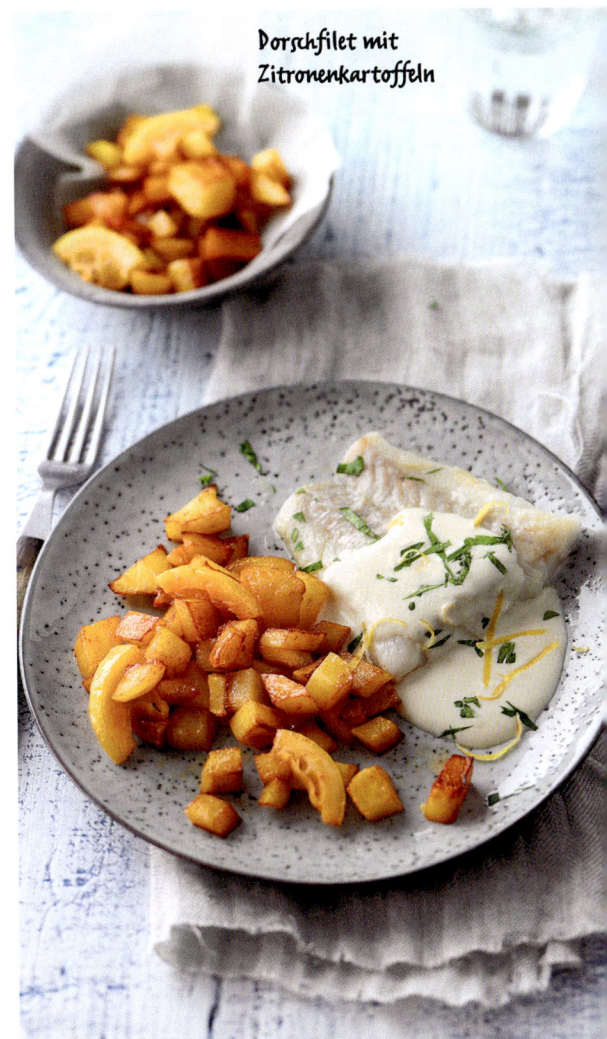

Dorschfilet mit Zitronenkartoffeln

FISCHFILET MIT WARMEM BOHNEN-KARTOFFEL-SALAT

Für 2 Portionen: 500 g kleine festkochende Kartoffeln | Salz | 1 Schalotte | 2 EL Rapsöl | 125 ml Gemüsebrühe (ohne Geschmacksverstärker und Hefeextrakt) | ½ TL Dijonsenf | 1 TL weißer Aceto balsamico | Pfeffer | 300 g grüne Bohnen | ¼ Bund Petersilie | 200–300 g Fischfilet | Mehl zum Bestäuben | 1 EL Butter | 1 EL Olivenöl

1 Die Kartoffeln gründlich waschen und in Salzwasser 20–30 Minuten gar kochen.

2 Währenddessen für das Dressing die Schalotte schälen, in sehr kleine Würfel schneiden und in einer Pfanne in 1 EL Rapsöl glasig dünsten. Mit Gemüsebrühe ablöschen und den Senf, den Aceto balsamico und das restliche Rapsöl mit dem Schneebesen unterrühren. Warm halten.

3 Die Kartoffeln abgießen, etwas ausdampfen lassen, noch heiß pellen und in Scheiben schneiden. Das warme Dressing darübergießen, mit Salz und Pfeffer würzen und alles vorsichtig durchmischen. Etwa 1 Stunde bei Zimmertemperatur ziehen lassen.

4 In der Zwischenzeit die grünen Bohnen putzen, waschen und schräg in mundgerechte Stücke schneiden. In schwach gesalzenem Wasser leicht bissfest garen. Dann in ein Sieb abgießen und sofort mit eiskaltem Wasser abschrecken, damit sie nicht weitergaren.

5 Die Petersilie waschen und trocken schütteln. Die Blättchen abzupfen und in feine Streifen schneiden. Zusammen mit den abgetropften Bohnen unter den Kartoffelsalat heben und nochmals mit Salz und Pfeffer abschmecken.

6 Die Fischfilets von Gräten befreien, mit Salz und Pfeffer würzen, dünn mit Mehl bestäuben und das überschüssige Mehl wieder abklopfen. Die Butter mit dem Olivenöl in einer beschichteten Pfanne erhitzen und die Fischfilets darin bei mittlerer Hitze goldbraun braten. Vorsichtig wenden und auf der anderen Seite ebenfalls braten. Mit dem Bohnen-Kartoffel-Salat auf vorgewärmten Tellern anrichten.

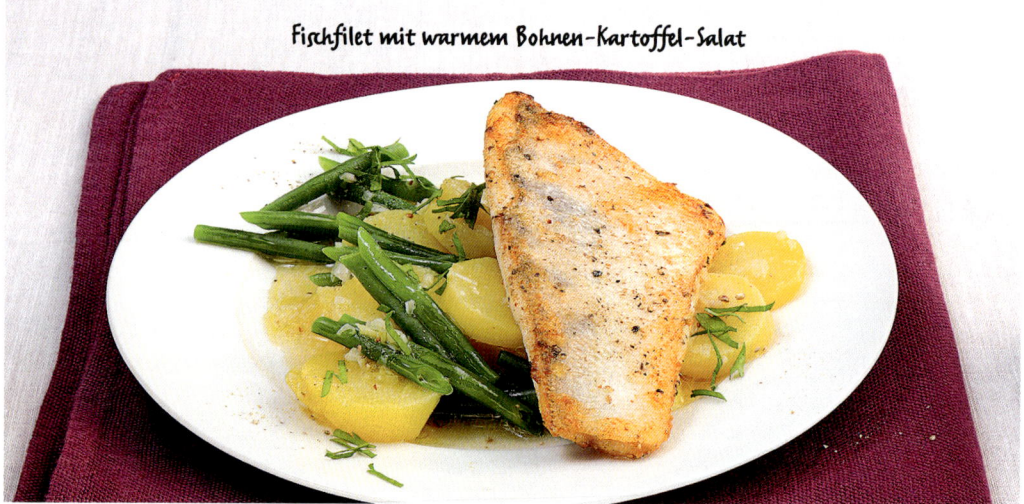

Fischfilet mit warmem Bohnen-Kartoffel-Salat

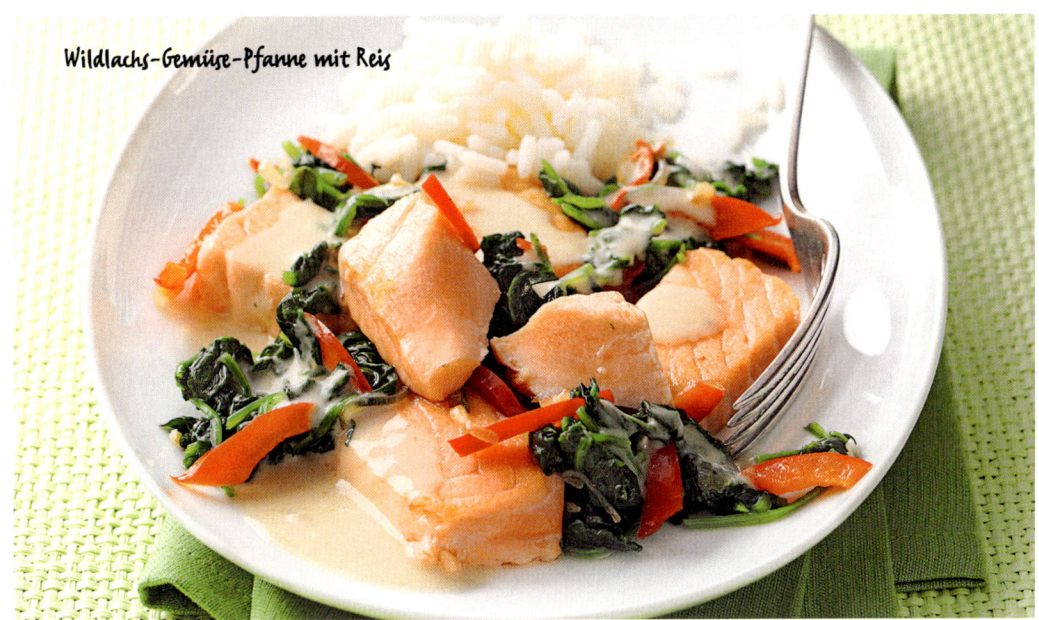

Wildlachs-Gemüse-Pfanne mit Reis

WILDLACHS-GEMÜSE-PFANNE MIT REIS

Für 2 Portionen: Salz | 120–150 g Reis | 200 g frisches Wildlachs- oder Bio-Lachsfilet | 100 g Blattspinat | 1 rote Paprikaschote | 1 Schalotte | 1 Stange Staudensellerie | 1 EL Olivenöl | Pfeffer | 125 ml Fischfond (Glas) | 1 TL Stärkemehl | 100 ml Sahne oder Kokosmilch | Paprikapulver (edelsüß) | ½ TL abgeriebene Bio-Zitronenschale

1 In einem Topf 225 ml leicht gesalzenes Wasser zum Kochen bringen, den Reis hineingeben und kurz aufkochen. Bei geschlossenem Deckel sowie sehr geringer Hitze in ungefähr 15 Minuten ausquellen lassen.
2 Währenddessen das Lachsfilet waschen, trocken tupfen und in Stücke schneiden.

3 Den Blattspinat waschen, kurz in kochendem Wasser blanchieren, über einem Sieb etwas ausdrücken und klein schneiden. Die Paprikaschote putzen, waschen und in feine Streifen schneiden. Die Schalotte schälen und fein würfeln. Den Staudensellerie putzen, waschen und ebenfalls in kleine Würfel schneiden.
4 Das Olivenöl in einer großen Pfanne erhitzen. Die Lachsstücke darin 2–3 Minuten braten. Mit Salz und Pfeffer würzen, aus der Pfanne nehmen und warm stellen. Paprikaschote, Schalotte und Staudensellerie in derselben Pfanne 3 Minuten unter Rühren andünsten.
5 Den Fischfond mit dem Stärkemehl verrühren und mit der Sahne beziehungsweise Kokosmilch in die Pfanne geben. Mit Salz, Pfeffer, Paprikapulver und Zitronenschale würzen, bei mittlerer Hitze noch 5 Minuten köcheln lassen.
6 Den Spinat und den gebratenen Lachs zugeben und alles nochmals zugedeckt 3 Minuten ziehen lassen. Ein letztes Mal abschmecken und dann mit dem Reis servieren.

ASIATISCHES GEWÜRZHÄHNCHEN

Für 2 Portionen: je ½ TL Koriandersamen, Kreuzkümmel und bunte Pfefferkörner | 1 kleines Stück frische Ingwerwurzel | 2 Hähnchenbrustfilets (à 150 g) | 4 EL Oliven-öl | 120–150 g Basmatireis | Salz | 65 ml Gemü-sebrühe (ohne Geschmacksverstärker und Hefeextrakt) | 1–2 EL Sojasauce (ohne Gluta-mat) | 2–3 EL Kokosmilch oder laktosefreie Sahne | ½ Bund Basilikum | Erdnussöl zum Frittieren

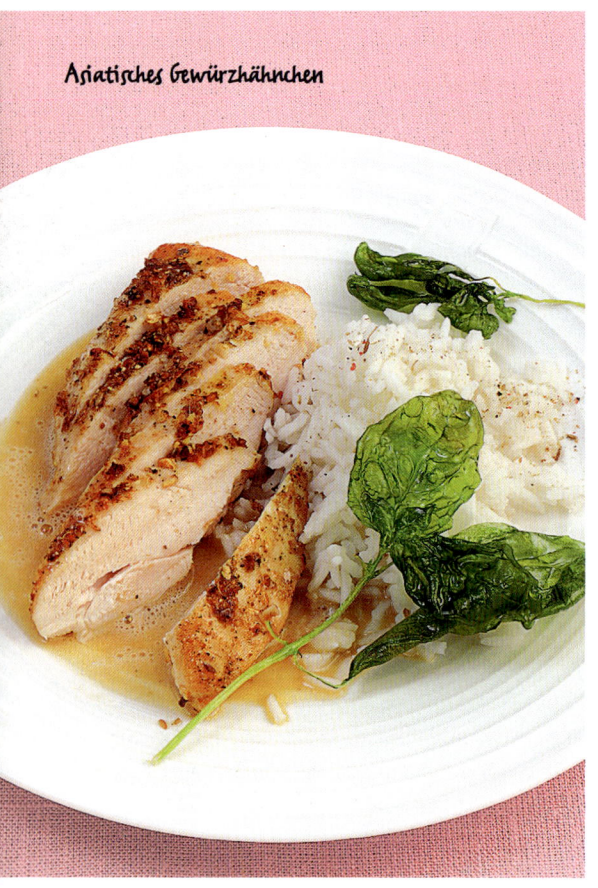

Asiatisches Gewürzhähnchen

1 Koriander, Kreuzkümmel und bunten Pfeffer im Mörser zerstoßen. Den Ingwer schälen und in feine Würfel schneiden.

2 Die Hähnchenbrustfilets kalt abspülen, mit Küchenpapier trocken tupfen und in einer Schüs-sel mit den vorbereiteten Gewürzen und dem Olivenöl vermischen. Einige Stunden, noch besser über Nacht, im Kühlschrank marinieren.

3 Den Basmatireis mit 450 ml Wasser und 1 ge-häuften TL Salz zum Kochen bringen. Zugedeckt bei schwacher Hitze in etwa 15 Minuten gar zie-hen lassen.

4 In der Zwischenzeit das Hähnchenfleisch aus der Marinade nehmen und in einer heißen Pfanne rundherum braten. Aus der Pfanne nehmen und zugedeckt warm stellen.

5 Den Bratensatz mit Gemüsebrühe ablöschen und etwas einkochen lassen. Sojasauce und Ko-kosmilch beziehungsweise Sahne unterrühren.

6 Das Basilikum waschen, trocken schütteln, die Blätter abzupfen und nochmals trocken tupfen. Das Erdnussöl erhitzen und die Basilikumblätter darin kurz frittieren. Herausheben und auf Küchenpapier abtropfen lassen.

7 Die Hähnchenfilets schräg in Scheiben schnei-den, mit Basmatireis sowie frittierten Basilikum-blättern auf Tellern anrichten und mit der Kokos-sauce beträufeln.

Variante: Anstelle von Basilikum eignet sich auch Petersilie sehr gut zum Frittieren.

HÄHNCHENBRUST MIT FENCHEL

Für 2 Portionen: 250 g Hähnchenbrustfilet |
Salz | Pfeffer | 2 EL Rapsöl | 2 Fenchelknollen |
6 mittelgroße Kartoffeln | 8 EL Gemüsebrühe
(ohne Geschmacksverstärker und Hefeextrakt)

1 Die Hähnchenbrustfilets von allen Seiten mit
Salz und Pfeffer würzen. Das Rapsöl in einer Pfanne erhitzen und die Filets von jeder Seite etwa
5 Minuten darin braten.
2 Währenddessen den Fenchel putzen, waschen
und in Scheiben schneiden. Kartoffeln waschen,
schälen, würfeln. Das Fleisch aus der Pfanne nehmen und im Backofen bei 100 °C Ober-/Unterhit-
ze (Umluft 80 °C) warm halten.
3 Fenchel und Kartoffeln im Bratfett etwa 15 Minuten braten. Brühe zugeben und gar dünsten.
Salzen, pfeffern und mit dem Hähnchen servieren.

HÄHNCHENFILETS MIT PAPRIKA

Für 2 Portionen: 3 EL Olivenöl | ½ TL Thymi-
an | ½ TL Paprikapulver (edelsüß) |
300 g Hähnchenbrustfilets | 2 Schalotten |
1 rote Paprikaschote | 1 gelbe Paprikaschote |
125 ml Gemüsebrühe (ohne Geschmacksver-
stärker und Hefeextrakt) | Salz | Pfeffer |
1 EL Aceto balsamico

1 In einem Schälchen 2 EL Olivenöl mit Thymian
und Paprikapulver verrühren. Die Hähnchenbrustfilets damit rundherum bestreichen und
zugedeckt in den Kühlschrank stellen.
2 Die Schalotten schälen, längs halbieren und in
Ringe schneiden. Die Paprika waschen, putzen
und in mundgerechte Stücke schneiden.

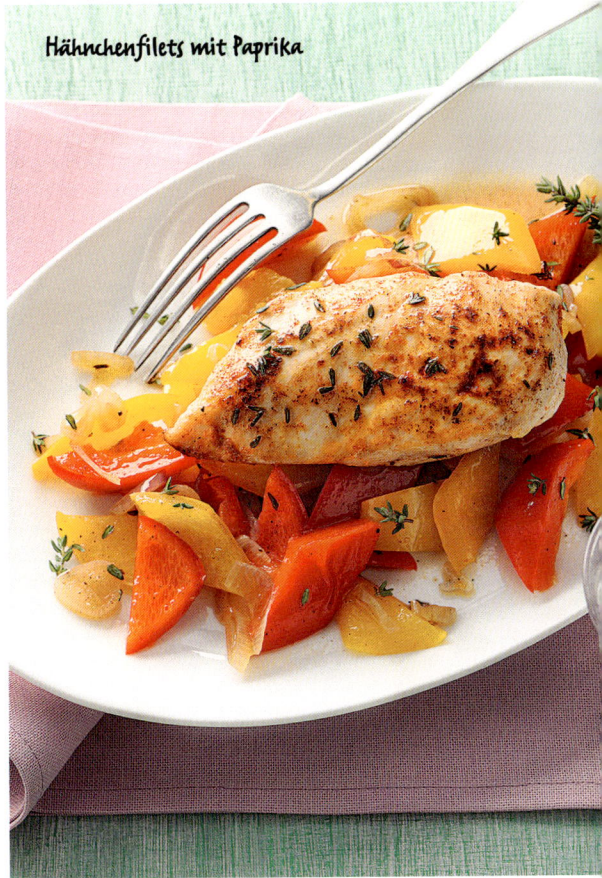
Hähnchenfilets mit Paprika

3 Eine beschichtete Pfanne erhitzen und die mari-
nierten Hähnchenfilets darin bei mittlerer Hitze
in 8–10 Minuten rundherum goldbraun anbraten.
Herausnehmen, mit Salz und Pfeffer würzen und
im Backofen bei 100 °C Ober-/Unterhitze (Umluft 80 °C) warm halten.
4 Das restliche Olivenöl in einem großen Topf
erhitzen. Die Schalotten darin andünsten, Paprikaschoten zugeben und 5 Minuten mitdünsten.
Mit der Gemüsebrühe ablöschen und das Gemüse
etwa 10 Minuten bei mittlerer Hitze schmoren.
Mit Salz, Pfeffer und Aceto balsamico abschmecken. Mit den Hähnchenfilets anrichten.

HÄHNCHENBRUST MIT GEBRATENEM GRÜNEM SPARGEL

Für 2 Portionen: 2 Hähnchenbrustfilets (à 150 g) | Salz | Pfeffer | 2 EL Rapsöl | 500 g grüner Spargel | 100 g Kirschtomaten | 1 Bund Basilikum | 100 ml Gemüsebrühe (ohne Geschmacksverstärker und Hefeextrakt) | 2 EL frisch gepresster Zitronensaft

1 Den Backofen auf 175 °C Ober-/Unterhitze (Umluft 150 °C) vorheizen. Hähnchenbrustfilets mit Salz und Pfeffer einreiben und in 1 EL Öl in einer heißen Pfanne oder Grillpfanne von jeder Seite 2 Minuten braten. In eine Auflaufform legen und im heißen Ofen in 8–10 Minuten fertig garen.

2 Währenddessen den Spargel waschen, die holzigen Enden abschneiden. Das untere Drittel schälen und den Spargel dann schräg in 3 cm lange Stücke schneiden.

3 Das restliche Öl in einer beschichteten Pfanne erhitzen und den Spargel darin bei mittlerer Hitze 3–4 Minuten braten.

4 Die Kirschtomaten waschen und halbieren. Das Basilikum waschen, gründlich trocken schütteln und die Blätter abzupfen. Kirschtomaten und Gemüsebrühe zum Spargel geben, alles mit etwas Salz und Pfeffer würzen und das Gemüse weitere 2 Minuten garen.

5 Das Hähnchen aus dem Backofen nehmen, in dünne Scheiben schneiden und mit Zitronensaft beträufeln. Basilikumblättchen grob zerzupfen, zum Spargel geben und diesen mit den Hähnchenbrustfilets anrichten.

Hähnchenbrust mit gebratenem grünem Spargel

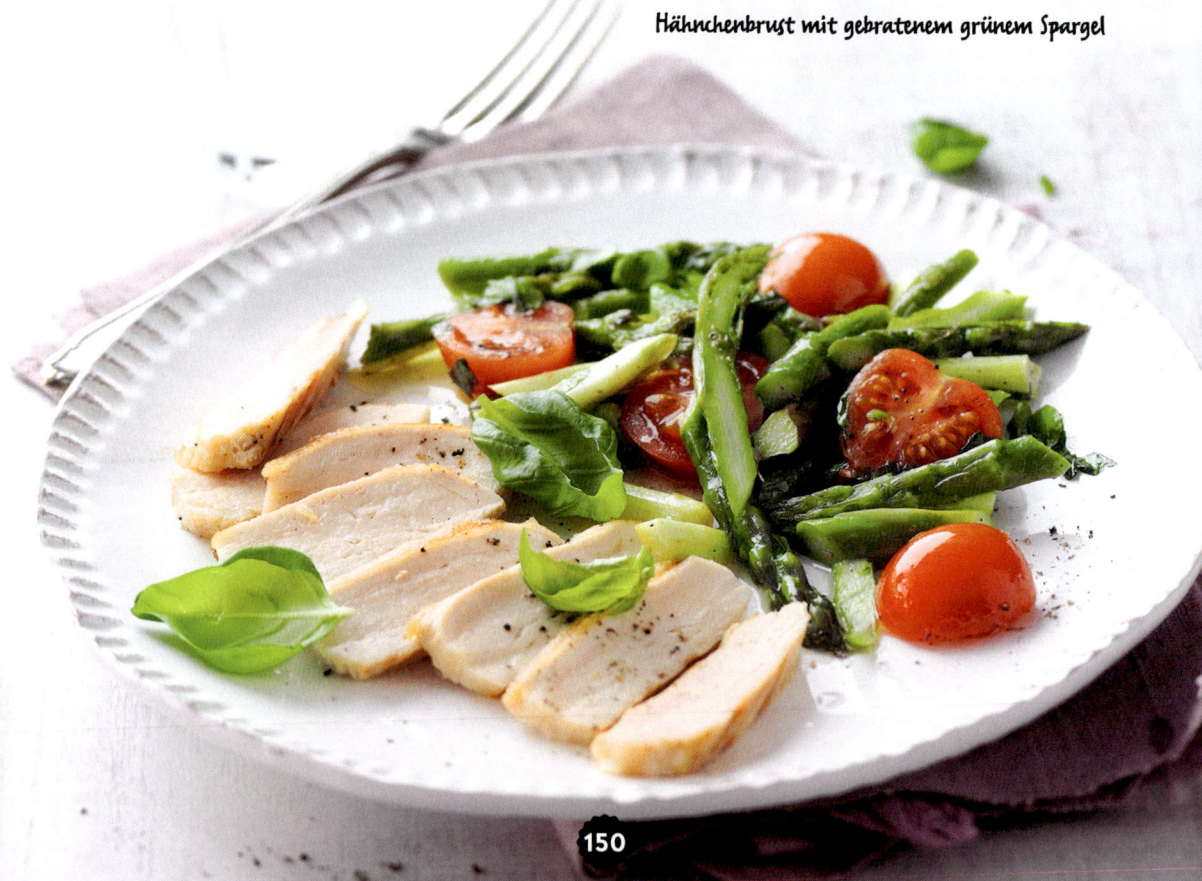

REISPFANNE MIT HÄHNCHEN UND CASHEWKERNEN

Für 2 Portionen: 120–150 g Basmatireis | 200 g Hähnchenbrustfilet | 1 kleines Stück frische Ingwerwurzel | ½ Chilischote | 2 Schalotten | 2 Tomaten | 4 Kardamomsamen | 4 schwarze Pfefferkörner | 2 Nelken | 1 Lorbeerblatt | 2 EL Erdnussöl | ½ TL Kurkuma | 20 g ungesalzene Cashewkerne | Salz | 50 ml Kokosmilch

1 Den Basmatireis 30 Minuten in kaltem Wasser einweichen. Dann in ein Sieb abgießen, kalt abbrausen und abtropfen lassen.

2 In der Zwischenzeit das Hähnchenbrustfilet in Stücke schneiden. Den Ingwer schälen und sehr fein würfeln. Die Chilischote putzen, waschen, entkernen und ebenfalls klein würfeln. Die Schalotten schälen, halbieren und in feine Scheiben schneiden. Die Tomaten kreuzweise einschneiden, in kochendes Wasser tauchen, kalt abschrecken, häuten, halbieren und entkernen. Das Fruchtfleisch in kleine Würfel schneiden.

3 Kardamomsamen und Pfefferkörner im Mörser zerstoßen. Nelken und Lorbeerblatt in einen Einweg-Teebeutel geben und zuknoten.

4 Das Erdnussöl in einer großen Pfanne erhitzen, Chili, Ingwer, Schalotten, Kardamom, Pfeffer und Kurkuma zugeben und andünsten. Das Hähnchenfleisch zufügen und von allen Seiten anbraten. Die Cashewkerne dazugeben und mitdünsten. Zum Schluss kommen der Reis und die Tomaten dazu. Mit 375 ml kochendem Wasser auffüllen und salzen. Den Teebeutel mit dem Lorbeerblatt und den Nelken sowie die Kokosmilch dazugeben. Alles einmal aufkochen lassen und dann zugedeckt bei schwacher Hitze 15–20 Minuten garen. Den Teebeutel entfernen und die Reispfanne mit Salz und Pfeffer abschmecken.

Tipp: Natürlich gibt es Gewürze auch bereits gemahlen, aber es lohnt sich, sie unzerkleinert zu kaufen und erst bei Bedarf frisch im Mörser zu zerstoßen. Ihr Aroma ist dann weitaus intensiver. Außerdem können Sie ganze Gewürze deutlich länger aufbewahren.

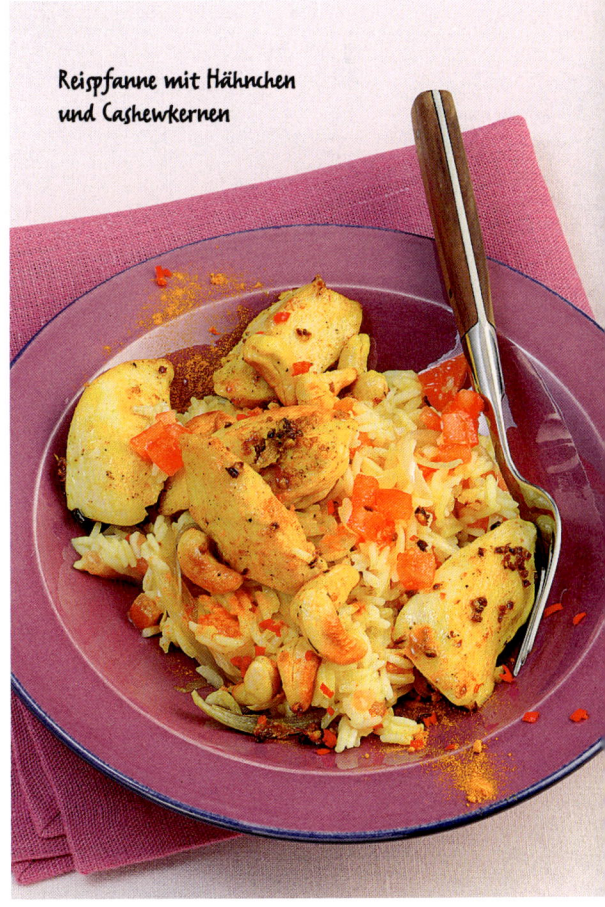

Reispfanne mit Hähnchen und Cashewkernen

GRÜNER SPARGEL, OFENKARTOFFELN UND BRESAOLA

Für 2 Portionen: 400 g Kartoffeln | 2 EL Olivenöl | Salz | Pfeffer | 500–750 g grüner Spargel | Zucker | 2 EL Butter | 4 hauchdünne Scheiben Bresaola (ersatzweise Bündner Fleisch) | 50 g Parmesan

1 Den Backofen auf 225 °C Ober-/Unterhitze (Umluft 200 °C) vorheizen. Die Kartoffeln schälen, waschen, längs halbieren und in einer Schüssel mit 1 TL Olivenöl, Salz und Pfeffer mischen. Die Kartoffelhälften auf ein mit Backpapier ausgelegtes Blech geben und im heißen Ofen (Mitte) 20–30 Minuten backen.

2 Den Spargel waschen, das untere Drittel schälen und die holzigen Enden abschneiden.

3 Etwa 10 Minuten, bevor die Kartoffeln gar sind (Messerprobe), die Spargelstangen zusammen mit einer Prise Zucker in kochendes Salzwasser geben und zugedeckt bissfest garen.

4 In der Zwischenzeit das restliche Olivenöl mit der Butter erhitzen und mit Salz und Pfeffer würzen. 2 EL Spargelkochwasser dazugeben und alles mit dem Schneebesen oder dem Pürierstab zu einer Emulsion aufschlagen.

5 Die Kartoffeln mit dem Spargel und der Bresaola auf vorgewärmten Tellern anrichten und mit der Olivenölbutter beträufeln. Bei Tisch Parmesan frisch darüberreiben.

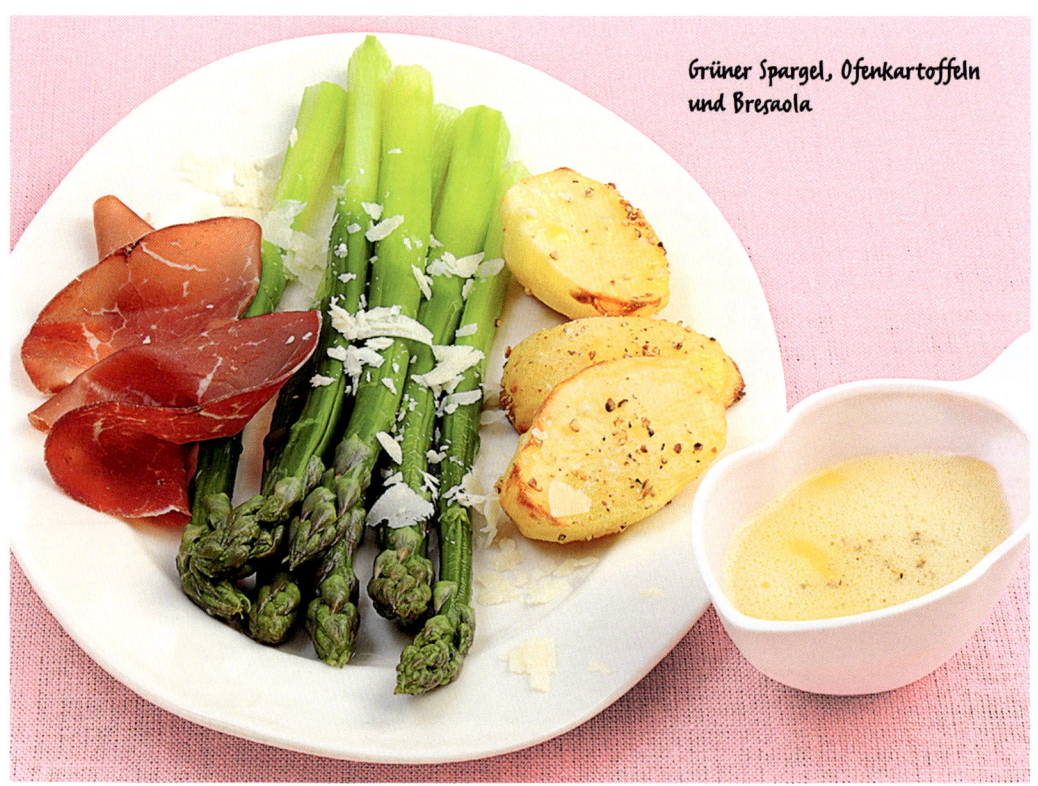

Grüner Spargel, Ofenkartoffeln und Bresaola

PAPRIKA-SPECK-KUCHEN

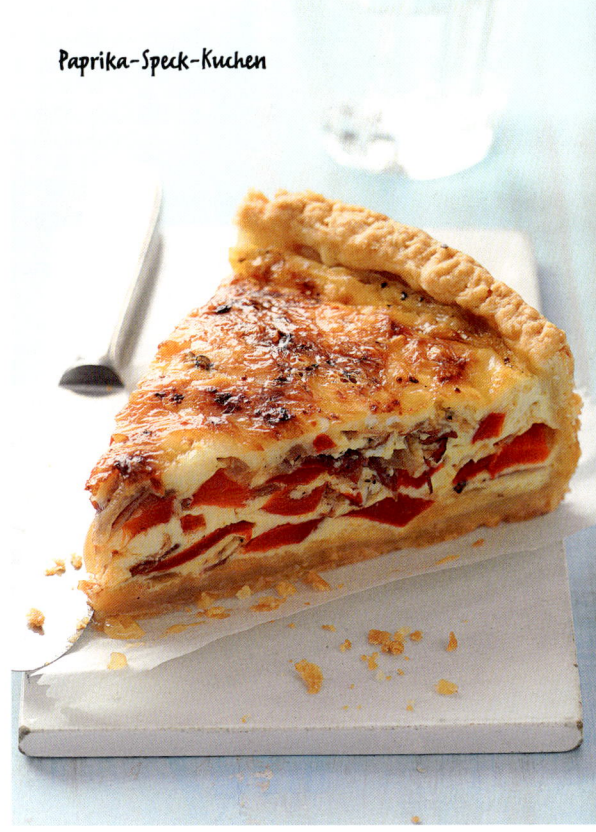

Paprika-Speck-Kuchen

Für 2 Portionen: 65 g eiskalte Butter |
65 g Frischkäse (ohne Zusatzstoffe) | Salz |
100 g Mehl (Type 550) | 1 rote Paprikaschote |
1 kleine Zwiebel | 1 Knoblauchzehe | 1 getrock-
nete Tomate (in Öl) | 25 g Frühstücksspeck |
1 TL Olivenöl | 75 g Greyerzer Käse | 2 Eier |
100 g Sahne | 1 TL Paprikapulver (edelsüß) |
Pfeffer | Chiliflocken | 1–2 EL Semmelbrösel |
etwas Mehl zum Kneten | Butter für die Form

1 Die Butter würfeln, mit dem Frischkäse, dem
Salz und dem Mehl zügig zu einem Teig verarbeiten. Kneten Sie nur so lang wie nötig, es sollen
noch winzige Butterflöckchen erkennbar sein,
damit das Gebäck schön luftig und blättrig wird.
2 Eine Springform (26 cm Durchmesser) mit
Butter auspinseln. Den Teig in die Form drücken,
einen Rand hochziehen. Mehrmals mit einer Gabel einstechen, mit Folie abdecken und 15–30 Minuten kühl stellen.
3 Den Backofen auf 190 °C Ober-/Unterhitze
(Umluft 170 °C) vorheizen. Die Paprikaschote
waschen, putzen und in Streifen schneiden. Die
Zwiebel schälen, vierteln und klein würfeln. Den
Knoblauch schälen, die getrocknete Tomate abtropfen lasen. Beides ebenfalls fein würfeln.
4 Den Frühstücksspeck in feine Streifen schneiden und in einer großen Pfanne in Olivenöl anbraten. Paprikaschote, Zwiebel, getrocknete Tomate und Knoblauch zugeben und alles 4–5 Minuten
dünsten. Etwas abkühlen lassen.
5 Den Greyerzer Käse grob reiben. In einer Tasse
die Eier mit der Sahne verquirlen und mit einer
Prise Salz, Paprikapulver, Pfeffer und Chiliflocken
pikant würzen.

6 Den Teig mit Semmelbröseln bestreuen, die
Gemüse-Speck-Mischung sowie den geriebenen
Käse darauf verteilen und schließlich die Eiersah-
ne über einem umgedrehten Esslöffel vorsichtig
darübergießen. Auf der zweiten Schiene von unten etwa 40 Minuten backen, bis der Rand goldgelb und die Füllung gestockt ist. Anschließend
noch 5–10 Minuten im ausgeschalteten Ofen
ruhen lassen. Dazu passt grüner Salat.
Variante: Statt mit Paprikaschoten können Sie
den Speckkuchen auch mit Zucchini zubereiten.

SPAGHETTI AL RAGÙ

Für 2 Portionen: ½ Zwiebel | 1 kleine Möhre | ½ Stange Staudensellerie | 1 TL Olivenöl | ½ Knoblauchzehe | 150–200 g Rinderhackfleisch | 400 g Tomaten (aus der Dose) | 120–150 g Spaghetti | Salz | Pfeffer | Paprikapulver (edelsüß) | 1 EL fein gehackte Kräuter (z. B. Basilikum, Petersilie) | 50 g Parmesan

1 Zwiebel und Möhre schälen und in sehr kleine Würfel schneiden. Den Staudensellerie putzen, waschen und ebenfalls fein würfeln. Das klein gewürfelte Gemüse in einer Pfanne in heißem Olivenöl andünsten. Knoblauch schälen, grob hacken und kurz mitdünsten.

2 Das Hackfleisch dazugeben und ebenfalls kurz mitdünsten, dabei mit einer Gabel bröselig zerdrücken. Die Tomaten mit einer Gabel etwas zerteilen und dazugeben. Die Sauce bei schwacher Hitze 1,5–2 Stunden vor sich hin köcheln lassen. Zwischendurch immer wieder umrühren. Je länger die Sauce köchelt, desto besser entfalten sich die Aromen.

3 Kurz vor dem Servieren die Spaghetti nach Packungsanweisung in reichlich Salzwasser bissfest kochen.

4 Die Fleischsauce mit Salz, Pfeffer und Paprikapulver kräftig würzen und die fein geschnittenen Kräuter untermischen.

5 Die Spaghetti in ein Sieb abgießen, abtropfen lassen und auf vorgewärmte tiefe Teller verteilen. Die Sauce daraufgeben. Sofort servieren und bei Tisch den Parmesan frisch darüberreiben.

Tipp: Nach Geschmack können Sie auch Lorbeer, Rosmarin, Thymian, Majoran oder Salbei in der Hackfleischsauce mitgaren. Am besten geben Sie dazu die ganzen Zweige in einen Einweg-Teebeutel, den Sie vor dem Servieren einfach wieder herausfischen.

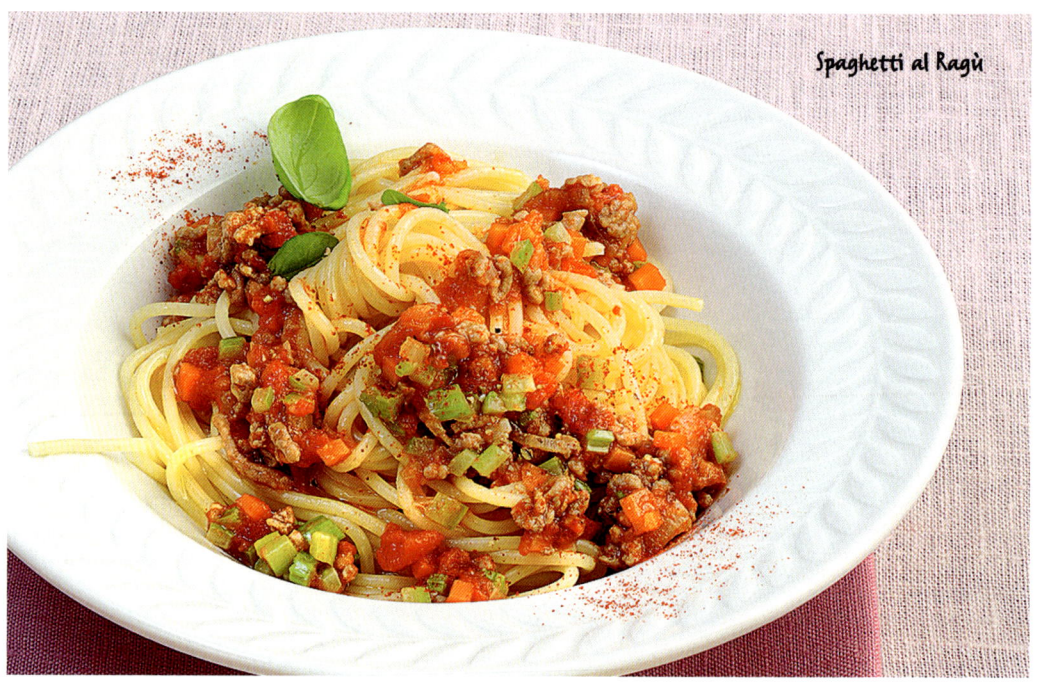

Spaghetti al Ragù

SPINAT-HACK-FLEISCH-LASAGNE

Für 2 Portionen: 1 kleine Zwiebel | 1 kleine Möhre | ½ Stange Staudensellerie | 1 TL Olivenöl | 250 g Rinderhackfleisch | ½ Dose passierte Tomaten (200 g) | 300 ml Gemüsebrühe (ohne Geschmacksverstärker und Hefeextrakt) | 1 TL Tomatenmark | 1 Lorbeerblatt | 1 EL getrockneter Oregano | 1 TL getrocknetes Basilikum | 250 g frischer Spinat (oder 150 g TK-Spinat) | 250 ml Sahne oder Schmand | 125 ml Milch | Salz | Pfeffer | geriebene Muskatnuss | 120–150 g Lasagnenudeln (ohne Vorkochen) | 100 g geriebener Gouda | 25 g Parmesan | Butter für die Form

1 Die Zwiebel schälen, die Möhre und den Sellerie waschen und putzen. Alles sehr klein würfeln.
2 Für die Bolognesesauce das Olivenöl in einem großen Topf erhitzen und das vorbereitete Gemüse bei mittlerer Hitze 5 Minuten darin dünsten. Hackfleisch zugeben und krümelig anbraten. Dosentomaten, Gemüsebrühe, Tomatenmark, Lorbeerblatt, Oregano und Basilikum zufügen und alles bei sehr geringer Hitze im geschlossenen Topf etwa 2 Stunden sanft köcheln lassen.

3 Währenddessen frischen Spinat gründlich waschen; harte Stiele entfernen. Kurz in kochendem Wasser blanchieren und über einem Sieb etwas ausdrücken. Ersatzweise Tiefkühlspinat in einem Topf mit 1 EL Wasser bei milder Hitze auftauen.
4 Sahne beziehungsweise Schmand und Milch in einem Topf erwärmen, Spinat zugeben und kurz erhitzen. Mit Salz, Pfeffer und Muskat würzen.
5 Die Bolognese mit Salz und Pfeffer würzen. Eine feuerfeste Form ausbuttern und den Boden mit etwas Bolognese bedecken. Abwechselnd Lasagneblätter, Bolognese und Spinatmischung einschichten, auf jede Lage etwas geriebenen Gouda streuen. Die obersten Nudelblätter nur mit Bolognese bedecken, dann mit restlichem Gouda und frisch geriebenem Parmesan bestreuen.
6 Damit die Lasagne etwas durchziehen kann, erst jetzt den Backofen auf 225 °C (Umluft 200 °C) vorheizen. Die Form in den heißen Ofen stellen und 30 Minuten backen. Vor dem Anschneiden noch 10–15 Minuten im ausgeschalteten Ofen ruhen lassen.

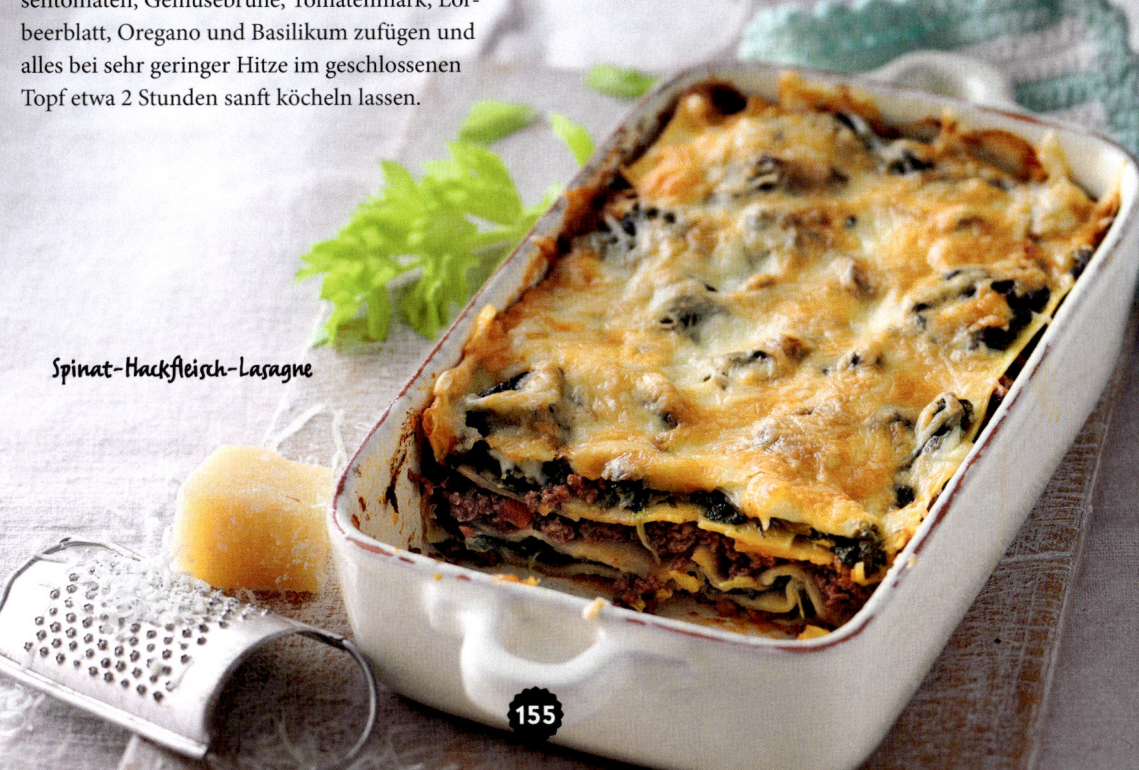

Spinat-Hackfleisch-Lasagne

FRIKADELLEN MIT ZUCCHINI, BULGUR UND JOGHURTSAUCE

Für 2 Portionen: 1 kleine Möhre | 2 kleine Schalotten | 1 Stange Staudensellerie | 3 EL Olivenöl | 300 g Lamm- oder Rinderhackfleisch (oder gemischt) | 1 EL Paniermehl | 1 EL Frischkäse (ohne Zusatzstoffe) | Salz | Pfeffer | gemahlener Koriander | ½ Bund Schnittlauch | 200 g Naturjoghurt | 1 TL Senf | Chiliflocken | 2 kleine Tassen Bulgur | ½ Dose Tomaten (200 g) | 2 EL Tomatenmark | 400 g kleine Zucchini

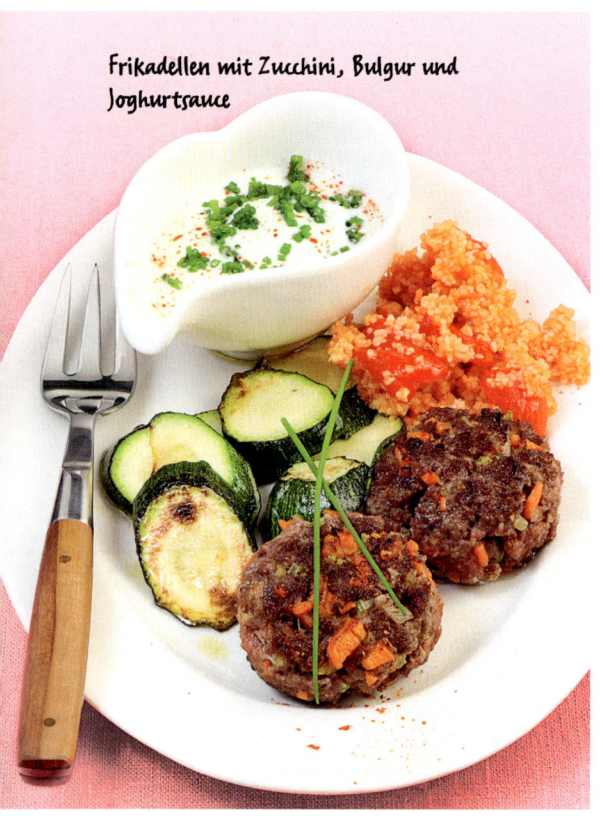

Frikadellen mit Zucchini, Bulgur und Joghurtsauce

1 Möhre und 1 Schalotte schälen, den Sellerie putzen und waschen. Alles in sehr feine Würfel schneiden und anschließend in einer großen Pfanne in 1 TL Olivenöl andünsten. Hackfleisch mit Paniermehl, Frischkäse und dem angedünsteten Gemüse gründlich mischen und mit Salz, Pfeffer und Koriander kräftig würzen.

2 Aus der Fleischmasse mit angefeuchteten Händen kleine Frikadellen formen, auf einen Teller legen und kalt stellen.

3 Für die Sauce den Schnittlauch waschen, mit Küchenpapier trocken tupfen und in sehr feine Röllchen schneiden. Unter den Joghurt rühren und nach Geschmack mit Senf, Salz, Pfeffer und Chiliflocken würzen. Kalt stellen.

4 Den Bulgur in ein Sieb geben, mit kaltem Wasser abbrausen und abtropfen lassen. Die restliche Schalotte schälen, in feine Würfel schneiden und in einem Topf in 1 TL Olivenöl andünsten. Bulgur, Tomaten, Tomatenmark und 1 Tasse Wasser hinzufügen und aufkochen lassen. Mit Salz und Pfeffer würzen und den Bulgur zugedeckt bei sehr schwacher Hitze nach Packungsanweisung ausquellen lassen.

5 In der Zwischenzeit die Zucchini putzen, waschen und in Scheiben schneiden. 1 TL Olivenöl in einer Pfanne erhitzen und die Zucchinischeiben darin portionsweise braten.

6 In einer zweiten Pfanne das restliche Olivenöl erhitzen und die Frikadellen darin braten. Mit dem Bulgur, den Zucchini und der Joghurt-Schnittlauch-Sauce anrichten.

Tipp: Bei schönem Wetter können Sie die Frikadellen auch auf dem Grill zubereiten.

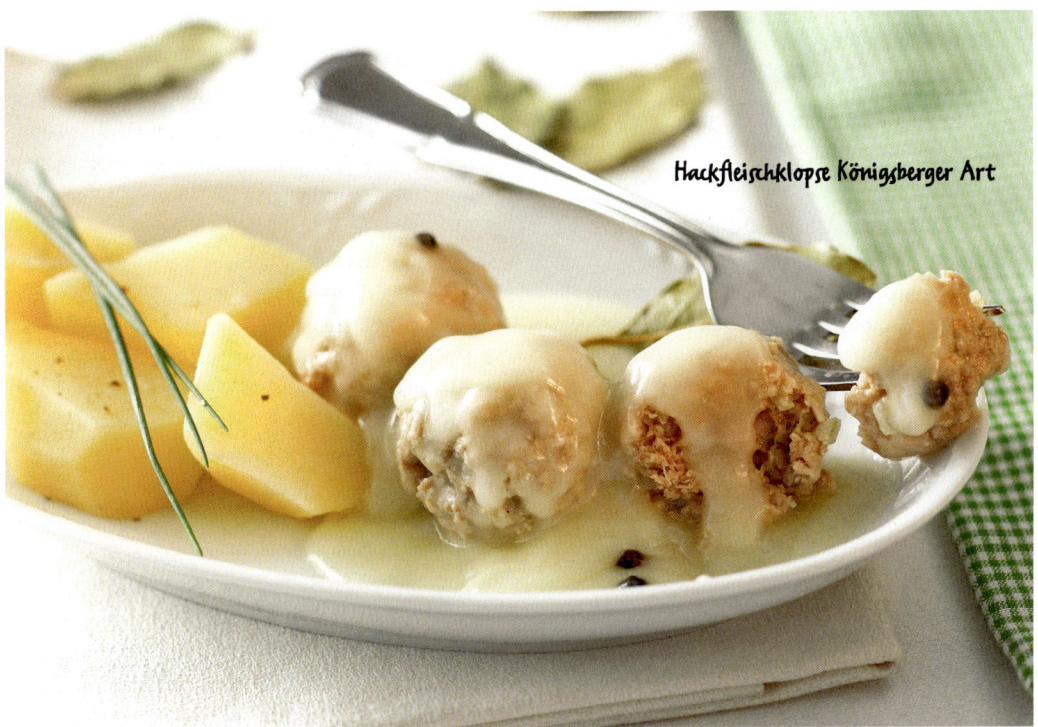

Hackfleischklopse Königsberger Art

HACKFLEISCH-KLOPSE KÖNIGS-BERGER ART

Für 2 Portionen: ¼ Bund Petersilie | 1 kleine Schalotte | 2 Scheiben Weißbrot | 25 g Butter | 300 g Rinderhackfleisch | 1 Ei | Salz | Pfeffer | 400 ml Kalbsfond oder Fleischbrühe (ohne Geschmacksverstärker und Hefeextrakt) | 1 Lorbeerblatt | 25 g Mehl | 50 ml Sahne | Zucker | 1–2 EL Kapern

1 Die Petersilie abbrausen, trocken schütteln, die Blättchen abzupfen und sehr fein hacken. Die Schalotte schälen und fein würfeln. Das Weißbrot entrinden, in wenig kaltem Wasser kurz einweichen und gut ausdrücken.

2 Die Schalottenwürfel in 1 EL Butter glasig dünsten und etwas abkühlen lassen.
3 Rinderhackfleisch, Weißbrot, Ei, gehackte Petersilie und gedünstete Schalottenwürfel zu einem glatten Teig verkneten. Salzen und pfeffern. 8 Kugeln aus der Masse formen.
4 Kalbsfond beziehungsweise Fleischbrühe aufkochen, Lorbeerblatt zugeben und die Klopse darin bei milder Hitze 15–20 Minuten ziehen lassen. Herausheben, den Fond aufbewahren.
5 Die restliche Butter in einer Pfanne erhitzen, das Mehl darin anschwitzen. Mit 200 ml Kochfond auffüllen und einmal aufkochen. Die Sahne angießen und bei milder Hitze 5–10 Minuten köcheln. Mit Salz, Pfeffer und einer Prise Zucker würzen. Die fertig gegarten Klopse mit den Kapern zugeben und in der Sauce erwärmen.
Tipp: Dazu passen Salz- oder Pellkartoffeln und ein grüner Salat.

KALBSSCHNITZEL MIT KARTOFFEL-GRATIN UND FELDSALAT

Für 2 Portionen: 3 TL Olivenöl | 400 g Kartoffeln | 25 g geriebener Emmentaler |
100 ml Sahne | 4 EL Gemüsebrühe (ohne Geschmacksverstärker und Hefeextrakt) |
Salz | Pfeffer | 125 g Feldsalat | 1 EL Walnussöl |
1 TL Aceto balsamico | ½ TL Honig | ½ TL süßer Senf | 2 Kalbsschnitzel (aus der Oberschale)

1 Eine ofenfeste Form mit 1 TL Olivenöl ausstreichen. Den Backofen auf 200 °C Ober-/Unterhitze (Umluft 180 °C) vorheizen. Die Kartoffeln schälen, in dünne Scheiben hobeln und dachziegelartig in die Form schichten. Den geriebenen Emmentaler darüber verteilen.

2 Sahne und Brühe mischen, mit Salz und Pfeffer würzen und über die Kartoffeln gießen. Das Gratin im Ofen 30–40 Minuten goldbraun backen.

3 In der Zwischenzeit den Feldsalat waschen, putzen und trocken schleudern. Für die Vinaigrette Walnussöl, Aceto balsamico, Honig und Senf verquirlen und mit Salz und Pfeffer würzen.

4 Das Gratin aus dem Ofen nehmen und 10 Minuten zugedeckt ruhen lassen. Das verbliebene Olivenöl in einer Pfanne erhitzen und die Kalbsschnitzel darin bei mittlerer Hitze von beiden Seiten je 3–4 Minuten braten. Salzen und pfeffern.

5 Den Feldsalat in einer Schüssel mit der Vinaigrette vermischen. Die Kalbsschnitzel auf vorgewärmte Teller verteilen und mit dem Kartoffelgratin und dem Salat servieren.

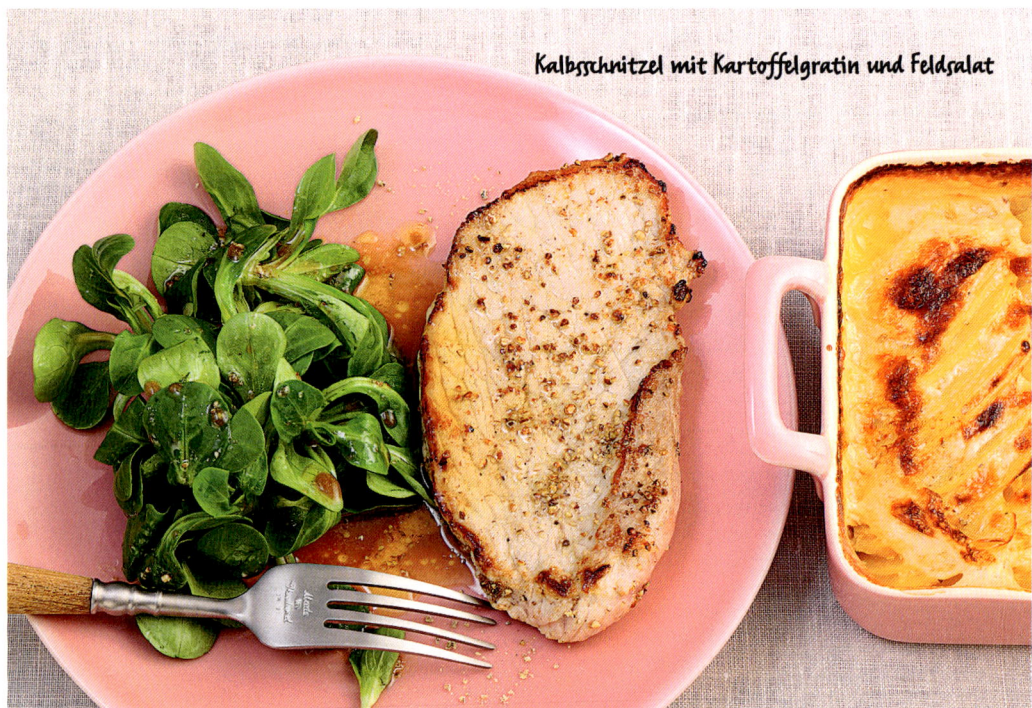

Kalbsschnitzel mit Kartoffelgratin und Feldsalat

MARINIERTE LAMMLACHSE MIT GEMÜSEMIX

Für 2 Portionen: Pfeffer | 1 TL Koriander | ½ TL Kreuzkümmel | 4 EL Olivenöl | 2–4 Lammlachse (ca. 300 g) | 2 große Tomaten | ½ kleine Salatgurke | ½ rote Paprikaschote | ½–1 Chilischote | ½ Knoblauchzehe | ½ TL gehackte Minze | 1 EL fein gehackte Petersilie | 1 TL Paprikapulver (edelsüß) | 1 gehäufter TL Tomatenmark | 1 TL Aceto balsamico | Salz

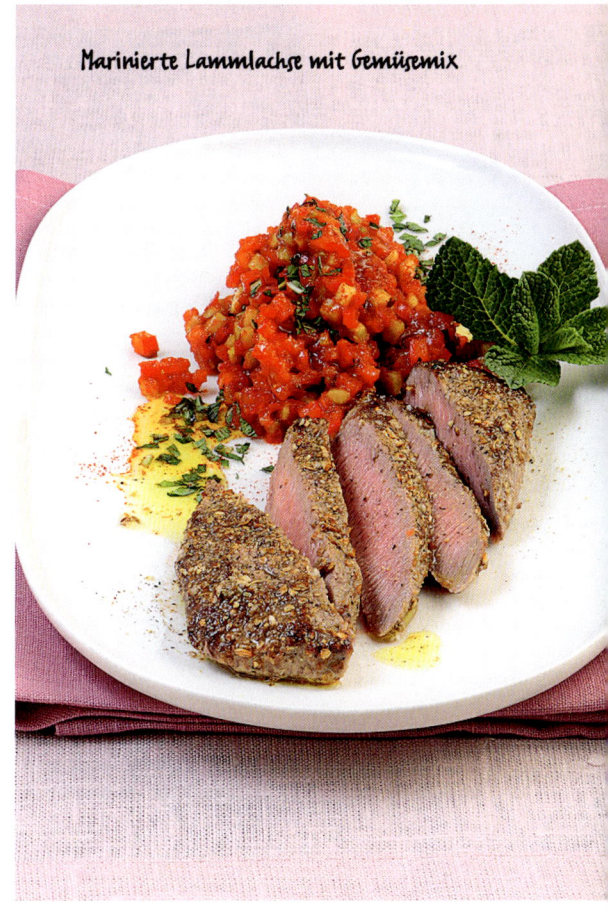

Marinierte Lammlachse mit Gemüsemix

1 Für die Marinade etwa ½ TL Pfeffer, Koriandersamen und Kreuzkümmel im Mörser fein zerstoßen. Die Gewürze mit 2 EL Olivenöl verrühren.
2 Die Lammlachse kalt abspülen, mit Küchenpapier trockentupfen und dünn mit der Marinade bestreichen. In Frischhaltefolie wickeln und mindestens 4 Stunden, besser über Nacht, im Kühlschrank marinieren.
3 Für das Gemüsepüree die Tomaten kreuzweise einritzen, in kochendes Wasser tauchen, häuten, vierteln und die Kerne entfernen. Die Salatgurke schälen, längs halbieren und die Kerne mit einem Löffel auskratzen. Paprika- und Chilischote waschen, halbieren und entkernen. Den Knoblauch schälen. Knoblauch, Chili und das vorbereitete Gemüse in sehr feine Würfel schneiden.
4 Die Gemüsewürfel mischen, in ein feines Sieb geben und etwa 30 Minuten abtropfen lassen. Anschließend mit gehackter Minze und Petersilie, Paprikapulver, Tomatenmark, Aceto balsamico sowie 1 EL Olivenöl mischen und mit Salz und Pfeffer abschmecken. Vor dem Servieren mindestens 3 Stunden im Kühlschrank ruhen lassen.

5 Kurz vor dem Servieren das restliche Olivenöl erhitzen und die Lammlachse darin rundum 10–12 Minuten sanft braten. Das Fleisch soll innen noch rosa sein. Herausnehmen und im vorgeheizten Ofen bei 100 °C 10 Minuten ruhen lassen.
6 Die Lammlachse mit Gemüsepüree auf Tellern anrichten und mit Baguette oder Ofenkartoffeln servieren.

LAMMSTEAK MIT GURKENFETA

Für 2 Portionen: ½ kleine Salatgurke | 50 g Schafskäse (Feta) | 1 Stängel Minze | 1 Knoblauchzehe | 1 kleines Stück Bio-Zitronenschale (2 cm) | 1 TL Olivenöl (+ Öl für den Rost) | Salz | Pfeffer | 2 Lammsteaks (je etwa 200 g schwer und 2 cm dick, aus der Keule)

1 Die Salatgurke schälen oder gut waschen und der Länge nach durchschneiden. Die Kerne mit einem Teelöffel herausschaben. Das Gurkenfleisch anschließend klein würfeln.

2 Den Schafskäse in kleine Stücke krümeln. Die Minze abbrausen, trocken schütteln, die Blättchen abzupfen und in schmale Streifen schneiden. Den Knoblauch schälen und mit der Zitronenschale fein hacken.

3 Gurke, Käse, Minzmischung und Olivenöl vermengen und mit Salz und Pfeffer würzig abschmecken.

4 Die Lammsteaks nur von großen Fettstücken befreien, eventuell den Fettrand einschneiden. Das Fleisch anschließend von beiden Seiten leicht salzen und pfeffern.

5 Den Rost einölen. Lammsteaks auf den Rost legen und bei mittlerer Hitze etwa 5 Minuten grillen. Umdrehen und jeweils gut 1 TL Gurken-Schafskäse-Mischung darauflöffeln. Die Lammsteaks weitere 5 Minuten grillen. Frisch vom Grill mit dem restlichen Gurkenfeta servieren.

Lammsteak mit Gurkenfeta

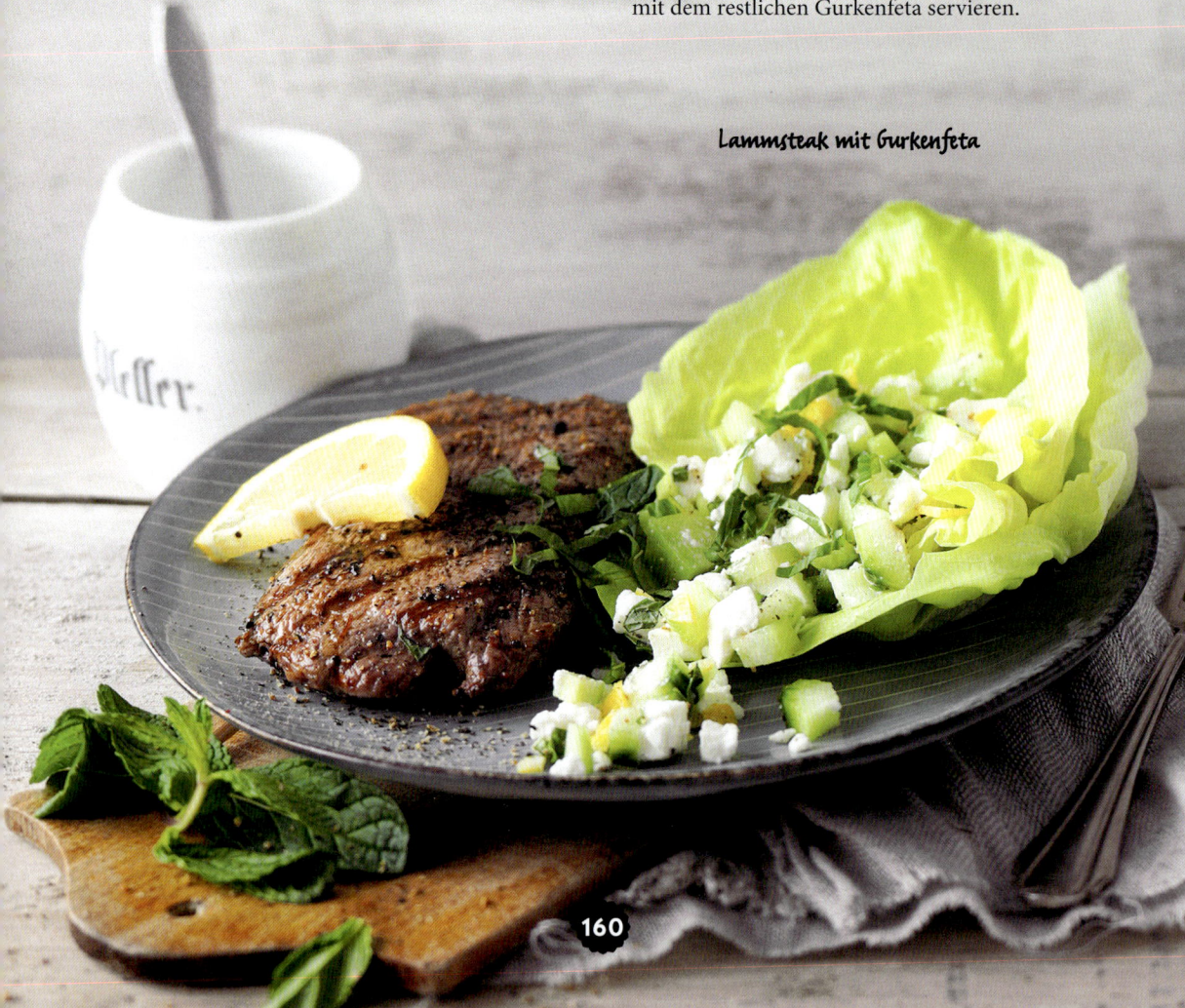

BUNTES PAPRIKA-RISOTTO MIT LAMMSPIESSCHEN

Für 2 Portionen: 1 Schalotte | je 1 rote und gelbe Paprikaschote | 2 EL Olivenöl | 120–150 g Risottoreis (z. B. Arborio oder Carnaroli) | ¼ Glas trockener Weißwein (ersatzweise Gemüsebrühe) | etwa 375 ml heiße Gemüsebrühe (ohne Geschmacksverstärker und Hefeextrakt) | ¼ TL gemahlener Kurkuma | 250 g Lammlachse | Salz | Pfeffer | ½ Rosmarinzweig | Parmesan (nach Belieben)

1 Die Schalotte schälen und fein würfeln. Die Paprikaschoten waschen, halbieren, putzen und ebenfalls in kleine Würfel schneiden.
2 In einem Topf 2 EL Olivenöl erhitzen und die Schalotten darin glasig dünsten. Den Risottoreis zugeben und einige Minuten mitdünsten, bis die Körner glasig werden. Mit Weißwein oder Brühe ablöschen und bei geringer Hitze köcheln lassen.
3 Sobald die Flüssigkeit verkocht ist, so viel heiße Gemüsebrühe aufgießen, dass der Reis vollständig bedeckt ist. Kurkuma unterrühren. Sobald die Flüssigkeit wieder verkocht ist, weitere Brühe angießen. Diesen Vorgang so lange wiederholen, bis der Reis nach etwa 18–20 Minuten gar ist, im Kern aber noch etwas Biss hat. 5 Minuten vor dem Ende der Garzeit die vorbereiteten Paprikawürfel unter den Reis rühren.
4 Während der Reis gart, die Lammlachse trockentupfen, in Würfel schneiden, auf 4 Holzspieße stecken, salzen und pfeffern.
5 Das restliche Olivenöl in einer großen Pfanne erhitzen und die Spieße darin 8–10 Minuten rundum braten. Rosmarin waschen und trocken tupfen. Die Nadeln abzupfen, hacken und über die

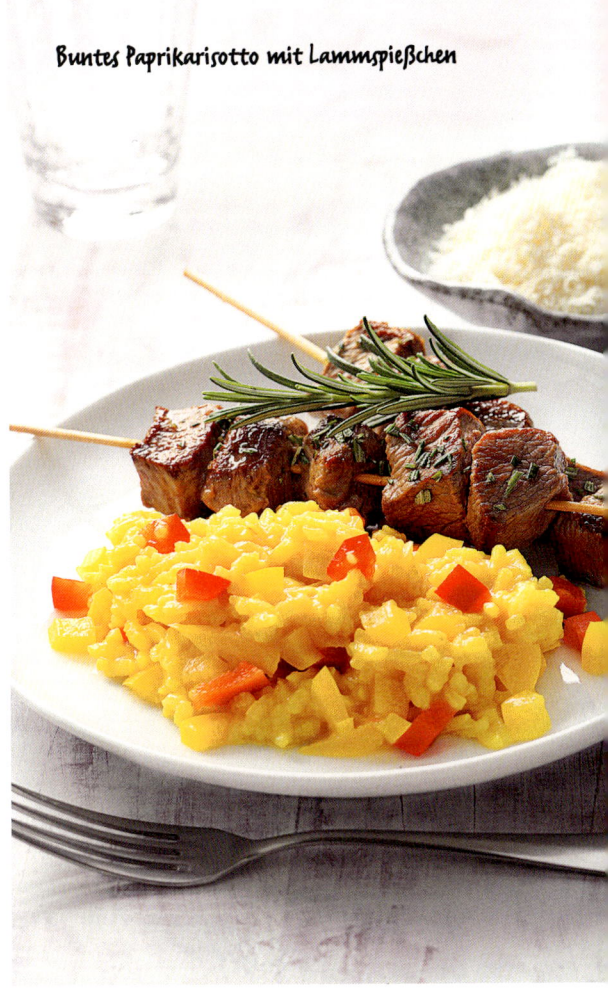

Buntes Paprikarisotto mit Lammspießchen

Spieße streuen. Auf dem Risotto anrichten und nach Belieben Parmesan dazu reichen.
Tipp: Anstelle der Holzspieße können Sie auch Rosmarinstängel verwenden, um den Spießchen noch mehr Aroma zu verleihen. Dafür streifen Sie die Rosmarinnadeln bis auf einige an der Spitze ab und schneiden die Stängel unten schräg an.

GURKENPFANNE MIT RINDFLEISCH

Für 2 Portionen: 1 kleine Salatgurke | 1 große Zwiebel | 200 g Rinderhüfte | 1 EL Olivenöl | 50 g Frischkäse (ohne Zusatzstoffe) | 50 ml Gemüsebrühe (ohne Geschmacksverstärker und Hefeextrakt) | ½ Bund Dill | Salz | Pfeffer | 1 TL Zitronensaft

1 Die Salatgurke schälen und in Scheiben schneiden. Die Zwiebel schälen und in Spalten teilen. Die Rinderhüfte in schmale Streifen schneiden.
2 Das Olivenöl erhitzen und das Fleisch darin anbraten. Herausnehmen. Anschließend die Zwiebelspalten im Bratfond anbraten. Die Gurkenscheiben einrühren und bei schwacher Hitze 3 Minuten dünsten. Das Fleisch wieder zugeben.
3 Den Frischkäse mit der Gemüsebrühe verquirlen. Zum Fleisch gießen und kurz aufkochen. Den Dill waschen, trocken schütteln und fein hacken. Unterrühren. Die Gurkenpfanne mit Salz, Pfeffer und Zitronensaft würzen. Dazu passt Reis.

ROSA GEGARTES STEAK MIT PORTWEINSCHALOTTEN

Für 2 Portionen: 1 EL Olivenöl | 2 Rinderfiletsteaks (à ca. 150 g) | 4 EL Butter | 200 g kleine Schalotten | 1 TL Zucker | 250 ml Portwein | 2–3 Nelken | 1–2 Thymianzweige | Salz | Pfeffer

1 Den Backofen auf 100 °C Ober-/Unterhitze (Umluft 80 °C) vorheizen. Das Olivenöl in einer Pfanne erhitzen und die Steaks darin auf beiden Seiten anbraten. Herausnehmen, auf das Ofengitter legen und etwa 40 Minuten im Backofen rosa garen.
2 In der Zwischenzeit 2 EL Butter ins Gefrierfach stellen. Die Schalotten schälen und in einem Topf in der restlichen Butter goldgelb andünsten. Den Zucker darüberstreuen und leicht karamellisieren lassen. Mit Portwein ablöschen, Nelken und Thymian zugeben und die Schalotten etwa 15–20 Minuten weich köcheln lassen.
3 Die Schalotten aus dem Topf nehmen und beiseitestellen. Die Sauce ohne Deckel auf etwa 50 ml einkochen lassen. Dann durch ein Haarsieb gießen, zurück in den Topf geben, die Schalotten wieder zufügen und alles nochmals erhitzen. Kurz vor dem Servieren die geeiste Butter unterrühren.
4 Die gegarten Steaks mit Salz und Pfeffer würzen und mit den Portweinschalotten auf vorgewärmten Tellern anrichten. Dazu passt frisch gebackenes Weißbrot (Seite 112) oder Polenta.
Variante: Für eine alkoholfreie Variante ersetzen Sie den Portwein durch jeweils 125 ml Rinderfond und roten Traubensaft.

Rosa gegartes Steak mit Portweinschalotten

SALTIMBOCCA MIT OFENKARTOFFELN

Für 2 Portionen: 20 g Butter | 6 mittelgroße Kartoffeln | 2 EL Olivenöl | 1 TL Sesamsamen | Salz | Pfeffer | 2 Kalbsschnitzel (à 150 g) | 2 Scheiben Parmaschinken | 4 Salbeiblätter | 65 ml trockener Marsala (ersatzweise Geflügelbrühe ohne Geschmacksverstärker und Hefeextrakt)

1 Die Butter in dünne Scheiben schneiden und ins Gefrierfach stellen. Den Backofen auf 220 °C Ober-/Unterhitze (Umluft 200 °C) vorheizen.
2 Die Kartoffeln schälen und der Länge nach vierteln. Mit 1 TL Olivenöl, Sesamsamen, Salz und Pfeffer in einer Schüssel gut durchschütteln, bis die Gewürze und der Sesam gleichmäßig um die Kartoffeln verteilt sind.
3 Die Kartoffeln auf ein mit Backpapier ausgelegtes Blech legen und im heißen Ofen in 25–30 Minuten goldbraun backen.
4 Währenddessen die Kalbsschnitzel halbieren und zwischen zwei Lagen Folie vorsichtig plattklopfen. Auf jedes Schnitzel ½ Scheibe Parma-

schinken sowie 1 Salbeiblatt legen und alles mit Zahnstochern feststecken. Das Fleisch rundum salzen und pfeffern.
5 Das restliche Olivenöl in einer großen Pfanne erhitzen, die Saltimbocca bei mittlerer Hitze von jeder Seite etwa 4 Minuten goldbraun braten. Herausnehmen und warm stellen.
6 Den Bratensatz mit Marsala beziehungsweise Gemüsebrühe ablöschen und auf die Hälfte einköcheln lassen. Mit Salz und Pfeffer würzen. Die eiskalten Butterscheibchen dazugeben und in der Sauce schwenken, bis diese leicht gebunden hat.
7 Saltimbocca auf einer Platte anrichten, die Sauce darüberträufeln und zusammen mit den Ofenkartoffeln servieren.
Variante: Saltimbocca bedeutet »Spring in den Mund«, und genau so lecker sind die italienischen Schnitzelchen – falls Sie keine guten Kalbsschnitzel bekommen, probieren Sie das Rezept mit Hähnchenbrustfilet.

Saltimbocca mit Ofenkartoffeln

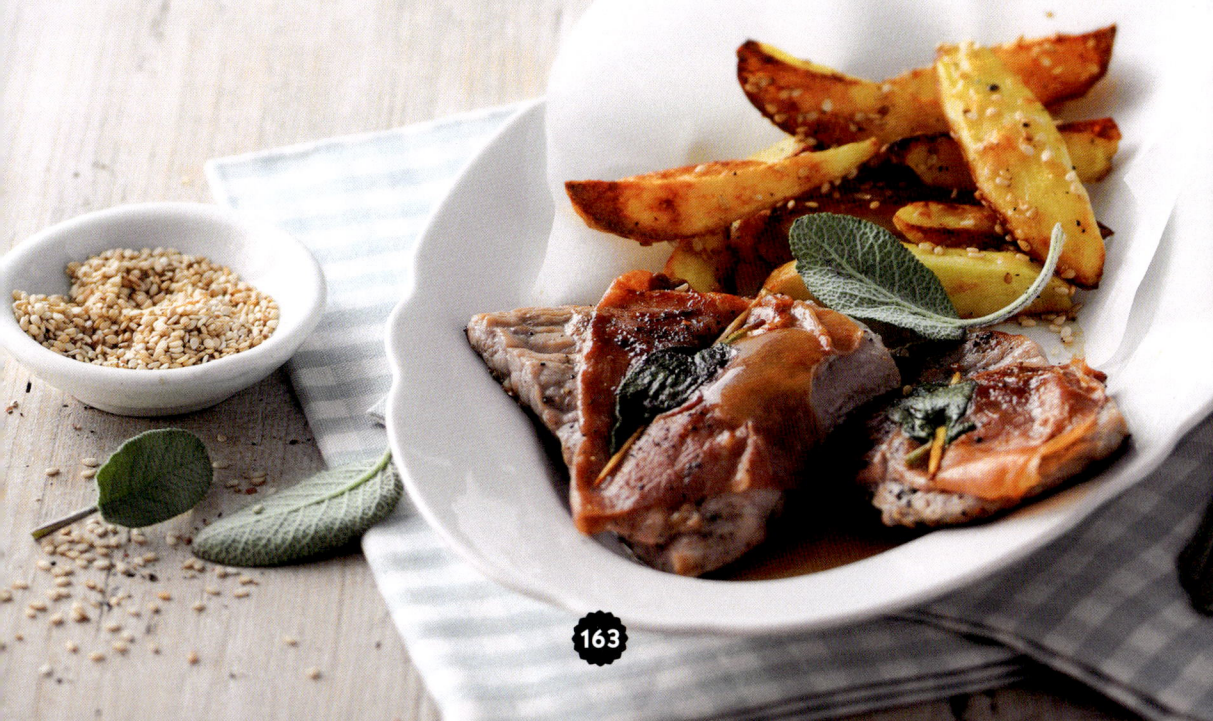

DESSERTS UND GEBÄCK

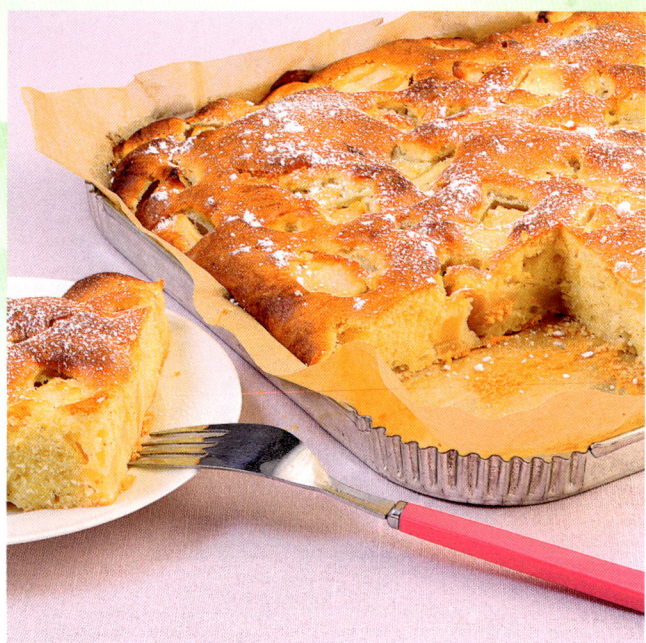

Auch in einem Buch zu Nahrungsmittel-Unverträglichkeiten müssen Desserts und Gebäck nicht fehlen, schließlich ist Süßes nach Abschluss der Karenzphase durchaus erlaubt – nur bitte in Maßen und nicht in Massen. Sonst besteht die Gefahr, dass Magen und Darm unter der Zuckerlast rebellieren.

Für die süßen Rezepte der Testphase wurde normaler Zucker oder Honig in moderaten Mengen verwendet. Das Verhältnis von Frucht- zu Traubenzucker liegt bei Zucker bei 1:1, bei Honig überwiegt meist der Fruchtzucker. Die Fruchtzucker-Verträglichkeit wird durch die übrigen Bestandteile der Rezepte wie Sahne, Joghurt, Mehl, Butter und Eier gesteigert. Für darmsensible Menschen sind zuckerhaltige Speisen zudem in der Regel verträglicher, wenn sie als Dessert und nicht als Zwischenmahlzeit genossen werden.

Die Rezepte auf den folgenden Seiten sind (sofern nicht anders angegeben) jeweils für zwei Portionen berechnet. Wenn Sie mit Gästen zuvor ein mehrgängiges Menu genossen haben, reichen die angegebenen Dessertportionen aber auch gut für vier Personen aus.

Bitte beachten Sie wieder, bei Laktoseintoleranz Milch und Milchprodukte in den Rezepten je nach individuell verträglicher Menge durch laktosefreie Varianten zu ersetzen.

ORANGEN-PANNACOTTA

Für 2 Portionen: ½ Vanilleschote | 1 kleine Bio-Orange | 25 g Zucker | 250 ml Sahne | 1 ½ Blatt Gelatine

1 Die Vanilleschote der Länge nach aufschlitzen und das Mark auskratzen. Orange heiß abwaschen, abtrocknen und die Hälfte der Schale fein abreiben. Zusammen mit der ausgekratzten Vanilleschote, dem Vanillemark, dem Zucker sowie der Sahne in einem Topf aufkochen. Bei geringer Hitze 15 Minuten köcheln, gelegentlich rühren.
2 Inzwischen die Gelatine kurz in etwas kaltem Wasser einweichen.
3 Den Topf vom Herd nehmen und die Vanilleschote entfernen. Sahne leicht abkühlen lassen, dabei wiederholt umrühren, damit sich keine Haut bildet. Die Gelatine gut ausdrücken und unter Rühren in der heißen Sahne auflösen.
4 Die Pannacotta etwas abkühlen lassen, in Gläser füllen und für mindestens 4 Stunden im Kühlschrank fest werden lassen.
5 Die Orange schälen und die Filets auslösen. Die durchgekühlte Pannacotta damit dekorieren.

CAPPUCCINO-PANNACOTTA

Für 2 Portionen: 1 gehäufter EL Espressobohnen | ½ Vanilleschote | 20 g Zucker | 250 ml Schlagsahne | 1 ½ Blatt Gelatine | 1 TL Puderzucker

1 Die Espressobohnen in einer trockenen Pfanne sanft erwärmen, bis sie duften. Die Vanilleschote der Länge nach aufschlitzen und das Mark auskratzen. Mit der Schote, dem Zucker sowie 125 ml Sahne zu den Bohnen geben. 15 Minuten köcheln lassen, dabei gelegentlich rühren. Über Nacht im Kühlschrank durchziehen lassen.
2 Am nächsten Tag die Gelatine in etwas kaltem Wasser einweichen. Vanilleschote und Espressobohnen aus der Sahnemischung fischen und diese dann nochmals aufkochen. Vom Herd nehmen und leicht abkühlen lassen, dabei wiederholt umrühren, damit sich keine Haut bildet. Dann die gut ausgedrückte Gelatine unter Rühren in der warmen Sahne auflösen.
3 Die restliche Sahne mit dem Puderzucker steif schlagen und kühl stellen. Unterheben, sobald die Pannacotta zu gelieren beginnt. Mindestens 4 Stunden im Kühlschrank fest werden lassen.

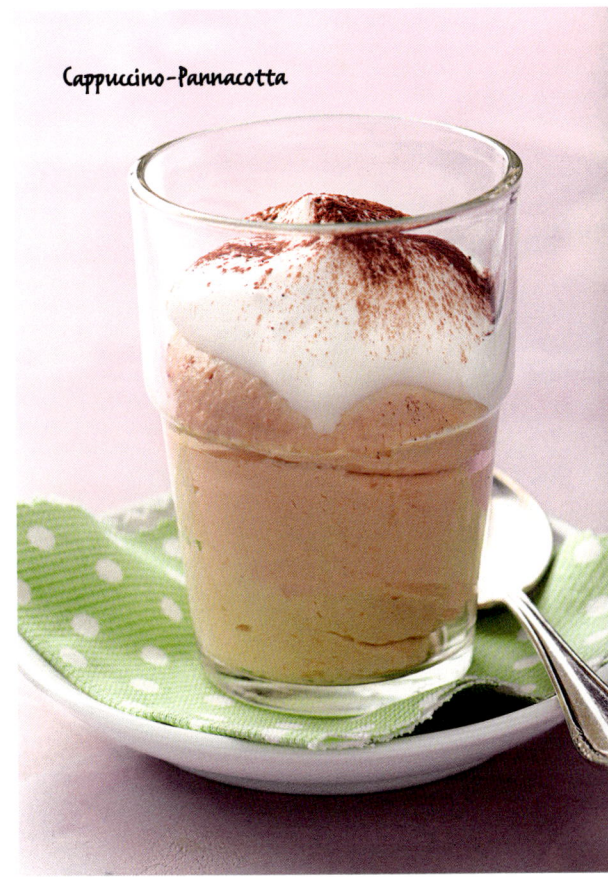

Cappuccino-Pannacotta

ZIMTÄPFEL MIT JOGHURTCREME

Für 2 Portionen: 300 g Naturjoghurt | 1–2 kleine Äpfel | 5 TL Zucker | Zimt | 2 EL Mandelblättchen | ½ Vanilleschote

1 Den Backofen auf 180 °C (Umluft 160 °C) vorheizen. Den Joghurt in ein sauberes Tuch geben und über einem Sieb abtropfen lassen.
2 Die Äpfel schälen, vierteln, das Kerngehäuse entfernen. In einer Schüssel 2 TL Zucker mit einer Messerspitze Zimt mischen. Die Äpfel dazugeben und schütteln, bis sie gleichmäßig mit der Zucker-Zimt-Mischung überzogen sind. Die Äpfel auf ein mit Backpapier ausgelegtes Blech verteilen und 10–15 Minuten im heißen Ofen schmoren. Sie sollen nicht zu weich werden.

3 Die Mandelblättchen in einer Pfanne ohne Fett goldgelb rösten und beiseitestellen. Die Vanilleschote der Länge nach aufschlitzen und das Mark auskratzen. Mit dem restlichen Zucker unter den Joghurt rühren.
4 Die abgekühlten Äpfel quer in Scheiben schneiden, einige beiseitelegen. Die übrigen auf 2 Dessertgläser verteilen. Die Joghurtcreme einfüllen und mit Apfelscheiben garnieren. 1 bis 2 Stunden kalt stellen. Vor dem Servieren die gerösteten Mandelblättchen aufstreuen.

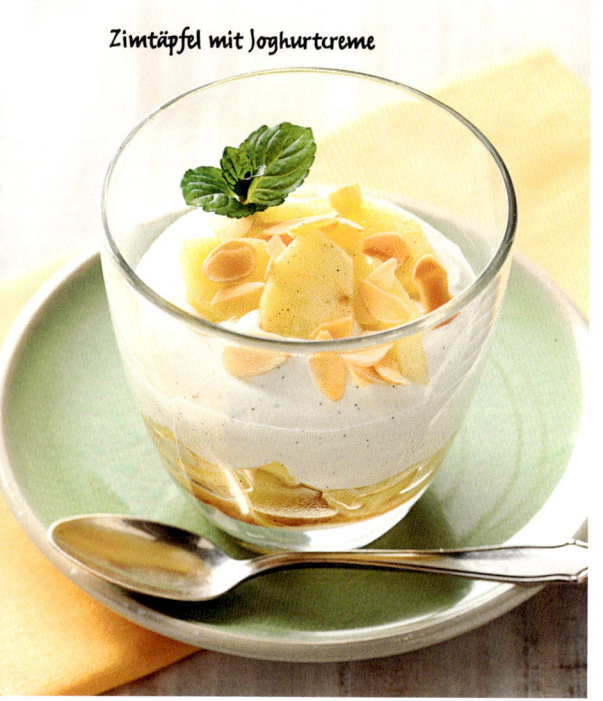

Zimtäpfel mit Joghurtcreme

SCHNELLE FRUCHT-GRÜTZE MIT VANILLESAUCE

Für 2 Portionen: 125 ml roter Traubensaft | 15 g Speisestärke | 125 g Sauerkirschen (TK) | 125 g Himbeeren (TK) | 200 ml Milch | ½ Vanilleschote | 50 ml Sahne | 30 g Zucker

1 In einem Schälchen 3 EL Traubensaft mit 10 g Speisestärke verrühren. Den restlichen Traubensaft zum Kochen bringen, die angerührte Speisestärke und das gefrorene Obst untermischen und aufkochen. Die Grütze abkühlen lassen.
2 Die restliche Speisestärke mit etwas kalter Milch anrühren.
3 Für die Sauce die Vanilleschote der Länge nach aufschlitzen und das Mark auskratzen. Die restliche Milch, die Sahne, das Vanillemark, die Vanilleschote und den Zucker in einen Topf geben und aufkochen lassen.
4 Die Vanilleschote wieder herausfischen. Die Speisestärke in die heiße Milch geben und unter Rühren aufkochen lassen. Die Sauce in eine Schüssel füllen und mit Frischhaltefolie bedeckt abkühlen lassen.
5 Die Fruchtgrütze in Schälchen füllen und mit der Sauce servieren.

ERDBEERBECHER

Für 2 Portionen: 250 g Erdbeeren | 5 EL Puderzucker | 1 sehr frisches Ei | 250 g Frischkäse (ohne Zusatzstoffe)

1 Die Erdbeeren waschen und putzen. 4 besonders schöne Exemplare beiseitelegen. Die übrigen Beeren vierteln, in einer Schüssel mit 1 EL Puderzucker bestäuben und Saft ziehen lassen.
2 Das Ei trennen. Das Eigelb mit 4 EL Puderzucker sowie dem aus den Erdbeeren gezogenen Saft und dem Frischkäse verrühren.
3 Eiweiß mit dem restlichen Puderzucker steif schlagen und unter die Frischkäsemasse heben.
4 Abwechselnd Beeren und Creme in Gläser schichten, mit Creme abschließen. 1 Stunde kühl stellen. Dann mit Erdbeeren dekoriert servieren.

VANILLE-PANNACOTTA MIT HIMBEERSAUCE

Für 2 Portionen: ½ Vanilleschote | 20 g Zucker | 250 g Sahne | 1 ½ Blatt Gelatine | 75 g Himbeeren (frisch oder TK) | 15 g Puderzucker | ½ Pck. Bourbon-Vanillezucker

1 Die Vanilleschote der Länge nach aufschlitzen und das Mark auskratzen. Mit der Schote und dem Zucker in die Sahne geben, aufkochen und 10 Minuten köcheln lassen. Ab und zu umrühren.
2 Die Gelatine ein paar Minuten in etwas kaltem Wasser einweichen. Die Vanilleschote entfernen und die Sahne leicht abkühlen lassen, dabei wiederholt umrühren, damit sich keine Haut bildet. Die Gelatine ausdrücken und in der noch heißen Sahne auflösen.

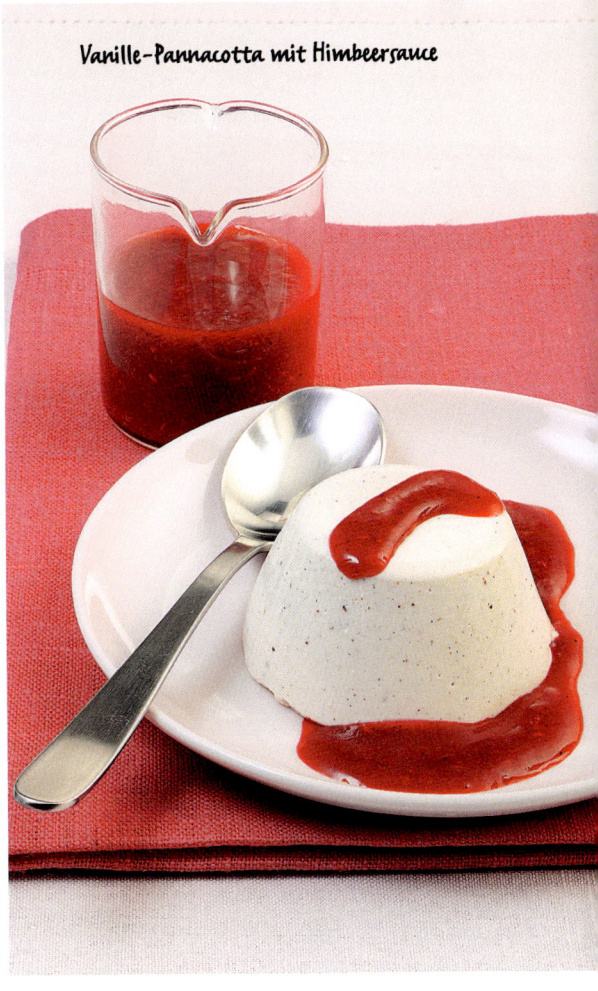

Vanille-Pannacotta mit Himbeersauce

3 Die Pannacotta in zwei kalt ausgespülte Förmchen füllen und mindestens 4 Stunden, besser über Nacht im Kühlschrank fest werden lassen.
4 Frische Himbeeren verlesen, tiefgekühlte antauen lassen. Die Beeren mit Puderzucker und Vanillezucker mit dem Stabmixer pürieren. Das Püree durch ein Haarsieb streichen und kühl stellen.
5 Die Pannacotta auf Teller stürzen und mit Himbeersauce beträufeln.

CREMA CATALANA

Für 2 Portionen: 25 g Speisestärke |
375 ml Milch | 3 Eigelb | 45 g Zucker | fein
abgeriebene Schale von ¼ Bio-Zitrone

1 Die Speisestärke mit 75 ml Milch verrühren. Die
Eigelbe und 25 g Zucker in einer großen Schüssel
schaumig schlagen. Die Stärkemilch dazugeben
und alles gut verrühren.
2 Die restliche Milch aufkochen lassen, die Zitronenschale dazugeben und die heiße Milch unter
Rühren zur Eiermilch gießen.
3 Die Eiermilch erneut in den Topf gießen. Bei
mittlerer Hitze unter ständigem Rühren so lange
erhitzen, bis die Stärke bindet und eine dickliche
Creme entsteht.

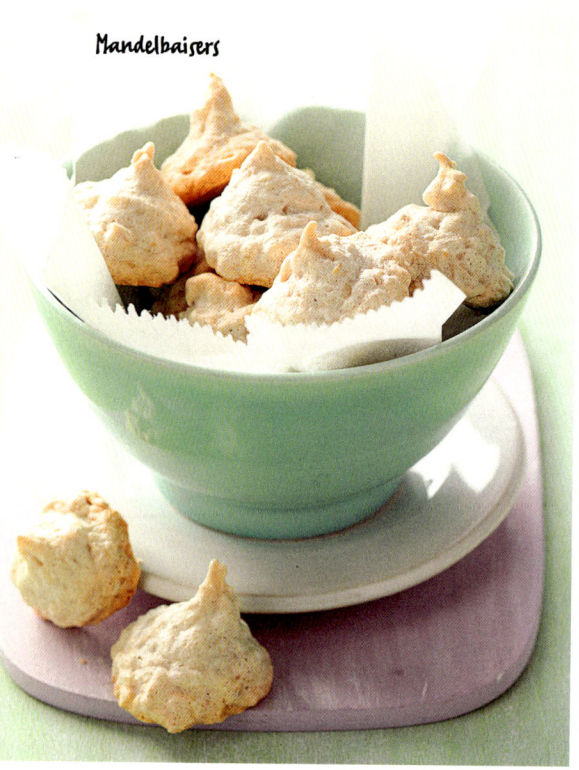

Mandelbaisers

4 Die Eiercreme vom Herd nehmen, bevor sie
anfängt zu kochen. Sofort in ein kaltes Wasserbad
stellen, um den Garprozess zu unterbrechen.
Dann auf zwei Schälchen (à 150 ml Inhalt) verteilen und abkühlen lassen.
5 Kurz vor dem Servieren die Creme mit dem
restlichen Zucker bestreuen und diesen mit einem
Bunsenbrenner karamellisieren.
Tipp: Für die Creme brauchen Sie nur Eigelb. Aus
dem übrig gebliebenen Eiweiß können Sie zum
Beispiel die Mandelbaisers (siehe unten) backen.

MANDELBAISERS

Für ca. 25–30 Kekse: 180 g geschälte
Mandeln | 2 Eiweiße | ½ TL Zitronensaft |
60 g Puderzucker | 1 Prise Zimt

1 Den Ofen auf 120 °C Ober-/Unterhitze (Umluft 100 °C) vorheizen.
2 Die Mandeln in einer Pfanne ohne Fett goldgelb
rösten. Die Hälfte fein, je ein Viertel mittelfein
und grob hacken. Die Eiweiße mit dem Zitronensaft sehr steif schlagen. Den Puderzucker unter
ständigem Rühren langsam zufügen.
3 Den Zimt mit den gerösteten und gemahlenen
Mandeln mischen und diese dann portionsweise
unter den Eischnee heben.
4 Ein Backblech mit Backpapier auslegen und je
1 TL Mandelbaiser im Abstand von etwa 2 cm
daraufsetzen. Im heißen Ofen 40 Minuten trock-
nen lassen, dann die Temperatur auf 190 °C
(Umluft 170 °C) erhöhen und die Kekse weitere
5 Minuten backen, bis sie leicht gebräunt sind.
Abkühlen lassen und in einem Glas oder einer
Dose luftdicht verschlossen aufbewahren.

AMARETTI MORBIDI

Für ca. 20 Stück: 275 g geschälte Mandeln | 140 g Zucker | ½ TL Meersalz | 2 Eiweiße | 1 ½ Teelöffel Amaretto (ersatzweise Orangensaft) | 50 g Puderzucker

1 Den Ofen auf 180 °C Ober-/Unterhitze (Umluft 160 °C) Grad vorheizen. Die Mandeln in der Küchenmaschine oder im Blitzhacker fein mahlen. Mit Zucker und Salz vermischen.
2 Die Eiweiße in einer Schüssel schaumig, aber nicht steif schlagen. Amaretto beziehungsweise Orangensaft dazugeben. Die gemahlenen Mandeln mit einem Teigschaber unterheben, bis ein gleichmäßiger, leicht klebriger Teig entsteht.
3 Etwa walnussgroße Portionen zwischen den Handflächen zu Kugeln formen und anschließend in Puderzucker wälzen.
4 Die Teigkugeln mit etwas Abstand auf ein mit Backpapier ausgelegtes Blech setzen. Im heißen Ofen etwa 16–18 Minuten backen. Die Amaretti sollten noch sehr weich und nur an den Unterseiten leicht gebräunt sein.
5 Aus dem Ofen nehmen und auskühlen lassen. In einer luftdicht verschließbaren Dose sind die Kekse bis zu zwei Wochen haltbar.

CANTUCCINI

Für ca. 30 Kekse: 1 Vanilleschote | 250 g Mehl | 100 g Zucker | 1 TL Weinsteinbackpulver | Salz | 25 g Butter | 2 Eier | ½ Fläschchen Bittermandelöl (nach Belieben) | 150 g Mandeln

1 Die Vanilleschote der Länge nach aufschlitzen und das Mark auskratzen. Mit Mehl, Zucker, Weinsteinbackpulver, einer Prise Salz, Butter, Eiern und eventuell Bittermandelöl mischen und zu einem glatten Teig verarbeiten. Die Mandeln gleichmäßig unterkneten.

2 Aus dem Teig eine Kugel formen, diese in 6 Stücke teilen, aus jedem eine ca. 25 cm lange Rolle formen und für 30 Minuten kühl stellen.
3 Den Backofen auf 200 °C Ober-/Unterhitze (Umluft 180 °C) vorheizen. Die Teigrollen auf ein mit Backpapier ausgelegtes Blech geben und im heißen Ofen 10 Minuten backen. Herausnehmen, etwas abkühlen lassen und dann schräg in 1 cm breite Streifen schneiden.
4 Die so entstandenen Kekse mit der Schnittfläche wieder auf das Backblech setzen und weitere 10 Minuten goldgelb backen. Je nach gewünschtem Bräunungsgrad nochmals wenden und weitere 10 Minuten backen. Die Cantuccini gut auskühlen lassen und in einer Blechdose luftdicht verschlossen aufbewahren.

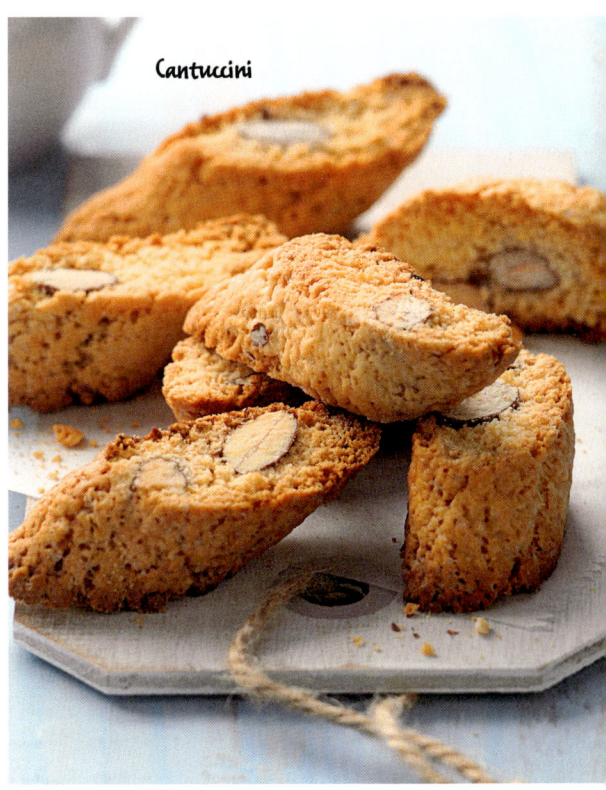

Cantuccini

SCHNELLE WAFFELN

Für 8–10 Stück: 3 Eier | 120 g Zucker |
125 g weiche Butter | Salz | 250 g Mehl |
200 g Sahne | Öl für das Waffeleisen

1 Die Eier trennen, Eigelbe beiseitestellen, Eiweiße
mit 90 g Zucker steif schlagen und kühl stellen.
2 Die Butter mit einer Prise Salz und dem restlichen Zucker schaumig schlagen. Nach und nach
die Eigelbe unterrühren. Mehl, Sahne und Eischnee abwechselnd unter die Butter-Eigelb-Mischung heben.
3 Das vorgeheizte Waffeleisen mit wenig Öl bestreichen. Jeweils etwas Teig darauf verteilen und
die Waffel in 6–8 Minuten goldbraun backen.
Tipp: Die Waffeln schmecken am besten frisch
und warm. Dazu passt auch ein süßer Aufstrich
(siehe Seite 102 und 103).

CRANBERRY-BRÖTCHEN

Für 8 Brötchen: ½ Würfel frische Hefe (21 g) |
1 EL Zucker | 150 ml lauwarme Milch |
250 g Mehl | 25 g Cranberrys

1 Die Hefe und den Zucker in der Milch auflösen.
Die Hefemilch zum Mehl geben und zu einem
festen Teig verkneten. Cranberrys unterkneten
und den Teig zugedeckt bei Zimmertemperatur 30–45 Minuten gehen lassen.
2 Ein Backblech mit Backpapier auslegen. Den
Teig nochmals durchkneten, zu einer Rolle formen und in 8 gleich große Scheiben schneiden.
Aus den Teigportionen runde Brötchen formen,
auf das Blech legen und zugedeckt nochmals
15–30 Minuten gehen lassen.
3 Den Backofen auf 200 °C Ober-/Unterhitze
(Umluft 180 °C) vorheizen. Die Brötchen im heißen Ofen 15 Minuten backen. Auf einem Kuchengitter abkühlen lassen.

Schnelle Waffeln

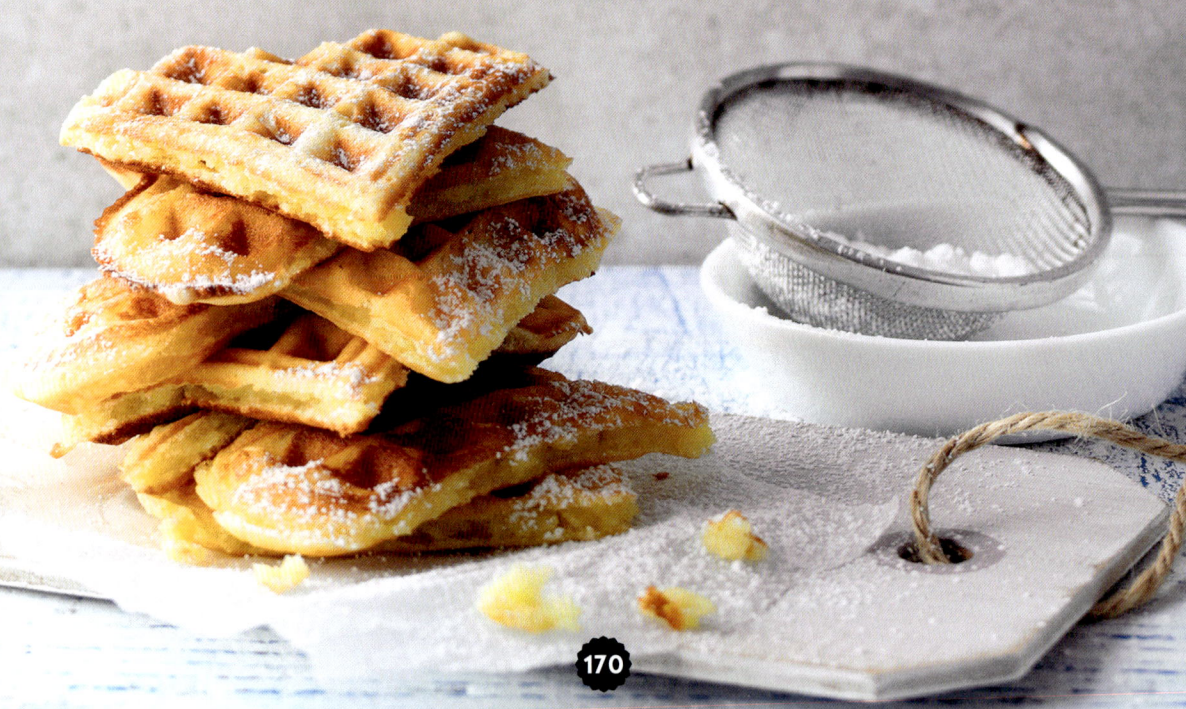

SCHOKO-ESPRESSO-BROWNIES

Für 9 Stück: 75 g Zartbitterschokolade (70 % Kakaoanteil) | 50 g Butter | 2 Eier | 85 g Zucker | ½ Tässchen starker Espresso | ½ Pck. Bourbon-Vanillezucker | 50 g gemahlene Mandeln | Butter für die Form | Puderzucker zum Bestreuen

1 Den Backofen auf 180 °C Ober-/Unterhitze (Umluft 160 °C) vorheizen. Den Rand einer eckigen ofenfesten Form (ca. 12 × 12 cm) einfetten und den Boden mit Backpapier auslegen.
2 Die Schokolade in Stücke brechen und mit der Butter im Wasserbad schmelzen lassen.

3 Die Eier trennen. Die Eiweiße mit 35 g Zucker steif schlagen.
4 Die Schokoladenbutter vom Wasserbad nehmen und mit dem Espresso, dem Vanillezucker, den Mandeln und dem restlichen Zucker verrühren. Nach und nach die Eigelbe unterrühren. Zum Schluss den Eischnee unterheben.
5 Den Teig in die vorbereitete Form füllen und im Ofen (Mitte) etwa 35 Minuten backen. Die Brownies sollen an der Oberseite fest, wenn man einen Zahnstocher hineinsteckt, in der Mitte aber noch leicht klebrig sein.
6 Aus dem Ofen holen und die Schoko-Brownies in der Form vollständig abkühlen lassen. Vor dem Servieren mithilfe des Backpapiers aus der Form nehmen, in 5 cm große Quadrate schneiden und mit Puderzucker bestreuen.

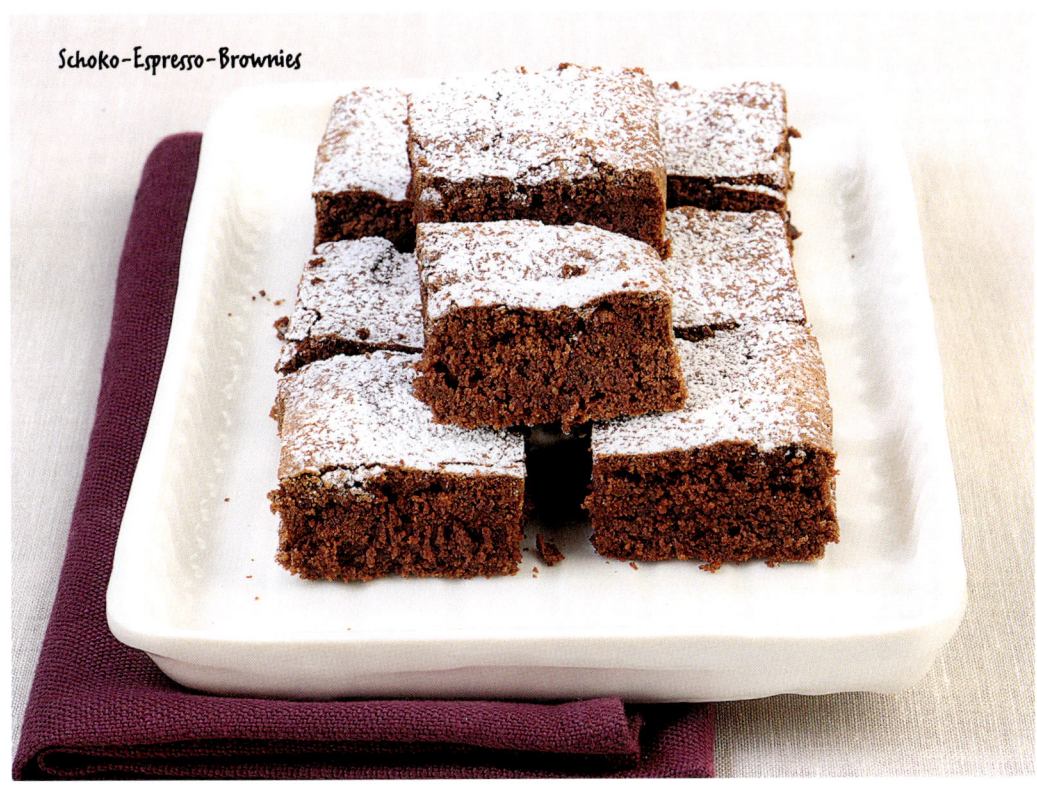

Schoko-Espresso-Brownies

KÄSEKUCHEN

Für 1 Kuchen: 200 g Mehl + 2 EL zum Kneten (Type 550) | 250 g Butter | 6 Eier | 750 g Sahnequark | 120 g Zucker | 1 Pck. Vanillepuddingpulver | abgeriebene Schale von ½ Bio-Zitrone | Mark von ½ Vanilleschote | Butter für die Form

1 Den Backofen auf 175 °C Ober-/Unterhitze (Umluft 160 °C) vorheizen. Eine Springform (26 cm Durchmesser) mit Butter einpinseln.
2 Mehl, 125 g Butter, 1 Ei und 60 g Zucker mit den Knethaken des Handrührgerätes vermengen, anschließend mit den Händen mit 2 EL Mehl weiter zu einem glatten Teig kneten. Mit den Händen in

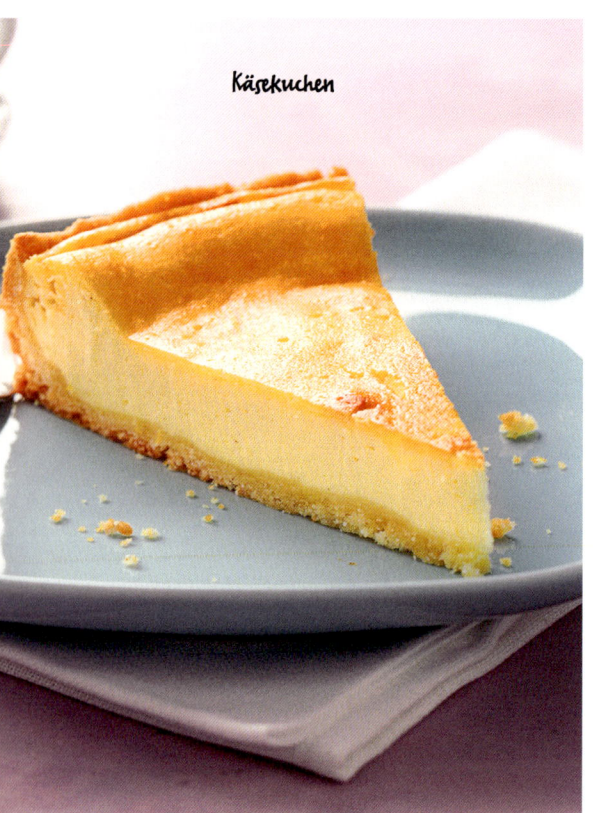

Käsekuchen

der Form verteilen, einen 3 cm hohen Rand hochziehen, und den Boden mit einer Gabel mehrmals einstechen. Kühl stellen.
3 Für die Füllung die verbliebene Butter schmelzen. Mit Sahnequark, den restlichen Eiern, dem übrigen Zucker, dem Vanillepuddingpulver, der Zitronenschale und dem ausgekratzten Vanillemark mit den Schneebesen verrühren. Die Mischung auf den Teigboden gießen.
4 Den Käsekuchen im heißen Ofen auf der zweiten Schiene von unten 45–60 Minuten backen, bis der Teigrand goldbraun ist. Auf einem Kuchengitter auskühlen lassen.

MANDELKUCHEN

Für 1 Kuchen: 100 ml Milch | 1 Pck. Weinsteinbackpulver | 100 g Butter | 450 g Weizenmehl | 200 g gemahlene Mandeln | 125 g brauner Zucker | 5 EL Honig | 3 EL Aprikosenkonfitüre | 2 EL halbierte Mandeln | Butter für die Form

1 Den Backofen auf 180 °C Ober-/Unterhitze (Umluft 160 °C) vorheizen. Eine Springform (26 cm Durchmesser) mit Butter einpinseln.
2 Die Milch in einem Topf mit dem Backpulver erwärmen. Die Butter schmelzen. Das Mehl in eine Schüssel sieben, mit den gemahlenen Mandeln mischen. Butter, braunen Zucker, Honig und Milch zugeben und alles gut verkneten.
3 Den Teig in die vorbereitete Springform geben und etwa 40 Minuten im heißen Ofen backen. Kurz auskühlen lassen, aus der Form lösen und auf ein Kuchengitter setzen.
4 Die Aprikosenkonfitüre in einem Topf erwärmen, bis sie flüssig ist, und auf den Kuchen streichen. Mit den halbierten Mandeln verzieren.

SCHOKO-NUSS-TORTE

Für 1 Kuchen: 140 g gehobelte Haselnüsse | 100 g Bitterschokolade | 100 g Butter | 120 g Zucker | 3 Eier | Butter und Paniermehl für die Form | etwas Puderzucker zum Bestäuben

1 Den Backofen auf 180 °C Ober-/Unterhitze (Umluft 160 °C) vorheizen. Eine Springform (26 cm Durchmesser) mit Butter einpinseln und mit Paniermehl ausstreuen.
2 Die Haselnüsse in einer Pfanne ohne Fett hellgelb rösten, abkühlen lassen. Die Schokolade mit der Butter über dem heißen Wasserbad schmelzen. Ebenfalls etwas abkühlen lassen.
3 Die Haselnüsse mit der Hälfte des Zuckers im Mixer fein hacken und unter die Schokoladen-Butter-Mischung rühren. Die Eier trennen und die Eigelbe nach und nach unterziehen.
4 Die Eiweiße zu halbfestem Schnee schlagen, den restlichen Zucker nach und nach einrieseln lassen und weiterschlagen, bis der Eischnee schnittfest ist. Vorsichtig mit einem Teigschaber unter die Teigmasse heben.
5 Den Teig in die vorbereitete Springform füllen und etwa 30 Minuten im heißen Ofen backen. In der Form ganz auskühlen lassen, dann vorsichtig herausnehmen und mit ein wenig Puderzucker bestäubt servieren.

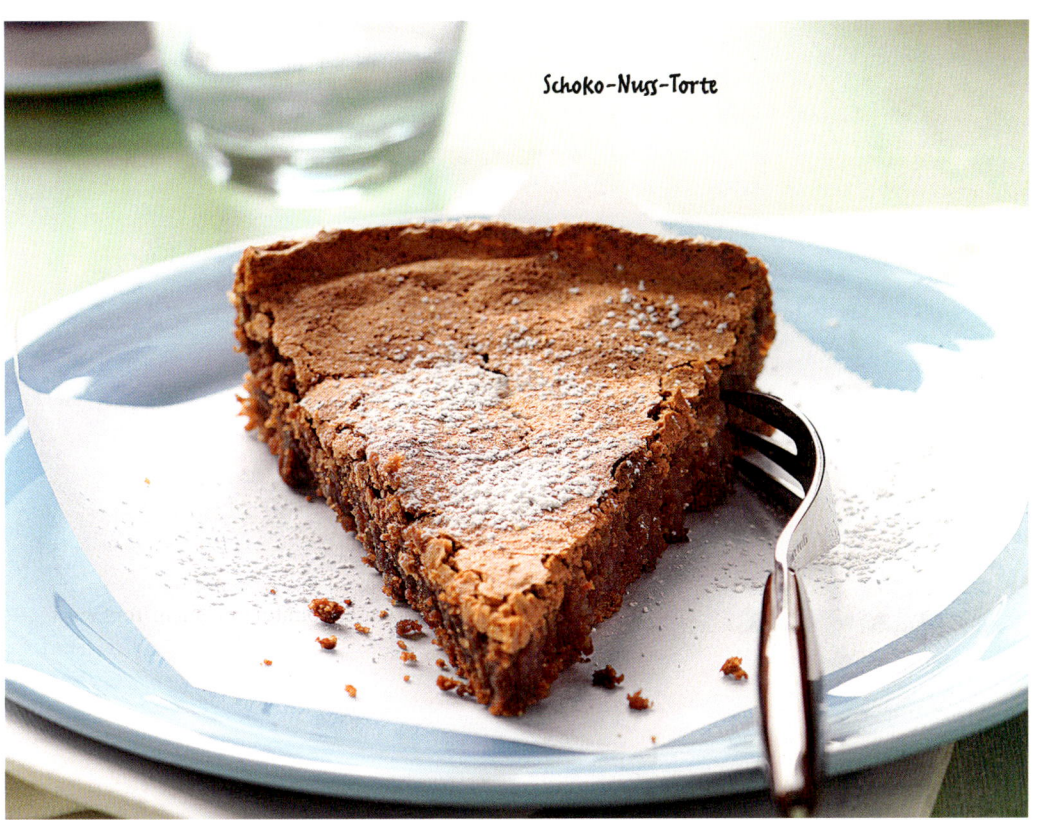

Schoko-Nuss-Torte

GROSSMUTTERS APFELKUCHEN

Für 1 Blech: 1 kg Äpfel | 250 g Butter | 250 g Zucker | 1 Pck. Bourbon-Vanillezucker | 5 Eier | 350 g Mehl | 1 Pck. Weinstein-backpulver | Puderzucker zum Bestäuben

1 Den Backofen auf 200 °C Ober-/Unterhitze (Umluft 180 °C) vorheizen. Ein Backblech mit Backpapier auslegen.
2 Die Äpfel vierteln, schälen, die Kerngehäuse entfernen und die Viertel dann klein würfeln.
3 Die Butter mit dem Zucker und dem Vanille-zucker schaumig rühren, nach und nach die Eier untermischen.

4 Das Mehl mit dem Backpulver mischen und unter die Buttermasse rühren. Zum Schluss die Apfelwürfel unterheben. Den Teig auf das Blech streichen und im heißen Ofen (Mitte) in etwa 30 Minuten goldbraun backen.
5 Den Apfelkuchen aus dem Ofen nehmen und in der Form abkühlen lassen. Vor dem Servieren in Stücke schneiden und mit Puderzucker bestäuben. *(Bild Seite 164)*

ORANGEN-MANDEL-KUCHEN

Für 1 Kuchen: 3 Bio-Orangen | 6 Eier | 200 g Zucker | 150 g gemahlene Mandeln | 3 EL Honig | Butter für die Form

1 Den Backofen auf 180 °C Ober-/Unterhitze (Umluft 160 °C) vorheizen. Den Rand einer Springform (26 cm Durchmesser) einfetten und den Boden mit Backpapier auslegen.
2 Die Orangen heiß waschen und abtrocknen. Erst die Schale fein abreiben, dann die Früchte halbieren und den Saft auspressen. Die Eier tren-nen. Die Eigelbe mit der Hälfte des Zuckers und der Orangenschale hellschaumig rühren.
3 Die Eiweiße mit dem restlichen Zucker steif schlagen und mit den Mandeln vorsichtig unter die Eigelbmasse heben. Den Teig in die Form füllen und im heißen Ofen (Mitte) etwa 45 Minu-ten backen. Aus dem Ofen nehmen und den Ku-chen in der Form auskühlen lassen.
4 Den Orangensaft mit dem Honig in einem Topf aufkochen und 6–8 Minuten zu Sirup einköcheln lassen. Den Kuchen mit einer Gabel mehrmals einstechen, mit dem Sirup begießen und mindes-tens 6 Stunden (noch besser über Nacht) durch-ziehen lassen.

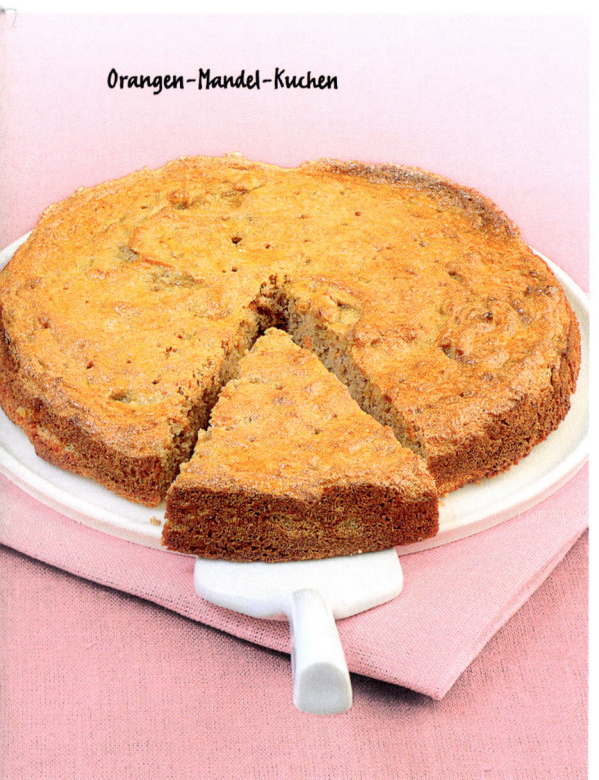

Orangen-Mandel-Kuchen

VERSUNKENER APRIKOSENKUCHEN

Für 1 Kuchen: 500 g frische Aprikosen | 2 Eier | 150 g Zucker | 150 g Butter | 1 Pck. Bourbon-Vanillezucker | Salz | abgeriebene Schale von 1 Bio-Zitrone | 5 EL Sahne | 150 g Mehl (Type 550) | 1 TL Weinsteinbackpulver | 40 g Mandelstifte | 2 EL Aprikosenkonfitüre | Butter für die Form | Puderzucker zum Bestäuben

1 Den Backofen auf 175 °C Ober-/Unterhitze (Umluft 160 °C) vorheizen. Eine Springform (26 cm Durchmesser) mit Butter einpinseln.
2 Die Aprikosen halbieren und vom Kern befreien. Die Eier trennen. Die Eiweiße mit 50 g Zucker schnittfest schlagen, kühl stellen.

3 Die Butter mit dem restlichen Zucker, dem Vanillezucker, den Eigelben, einer Prise Salz und der Zitronenschale schaumig rühren. Sahne, Mehl und Backpulver unterrühren. Zum Schluss vorsichtig den Eischnee und die Hälfte der Mandelstifte unterheben.
4 Den Teig in die vorbereitete Form füllen und glatt streichen. Die Aprikosen mit der Schnittfläche nach oben darauflegen, in die Kernmulde jeweils einen Klecks Konfitüre geben. Den Kuchen mit den restlichen Mandelstiften bestreuen.
5 Auf der zweiten Schiene von unten etwa 45 Minuten backen. Nach der Hälfte der Backzeit eventuell mit Backpapier abdecken.
6 Den Kuchen auf einem Gitter auskühlen lassen, mit Puderzucker bestreuen.
Variante: Dieser traumhaft zarte Kuchen schmeckt auch mit Apfel- oder Birnenspalten sehr gut. Die liefern jedoch etwas mehr Fruktose.

Versunkener Aprikosenkuchen

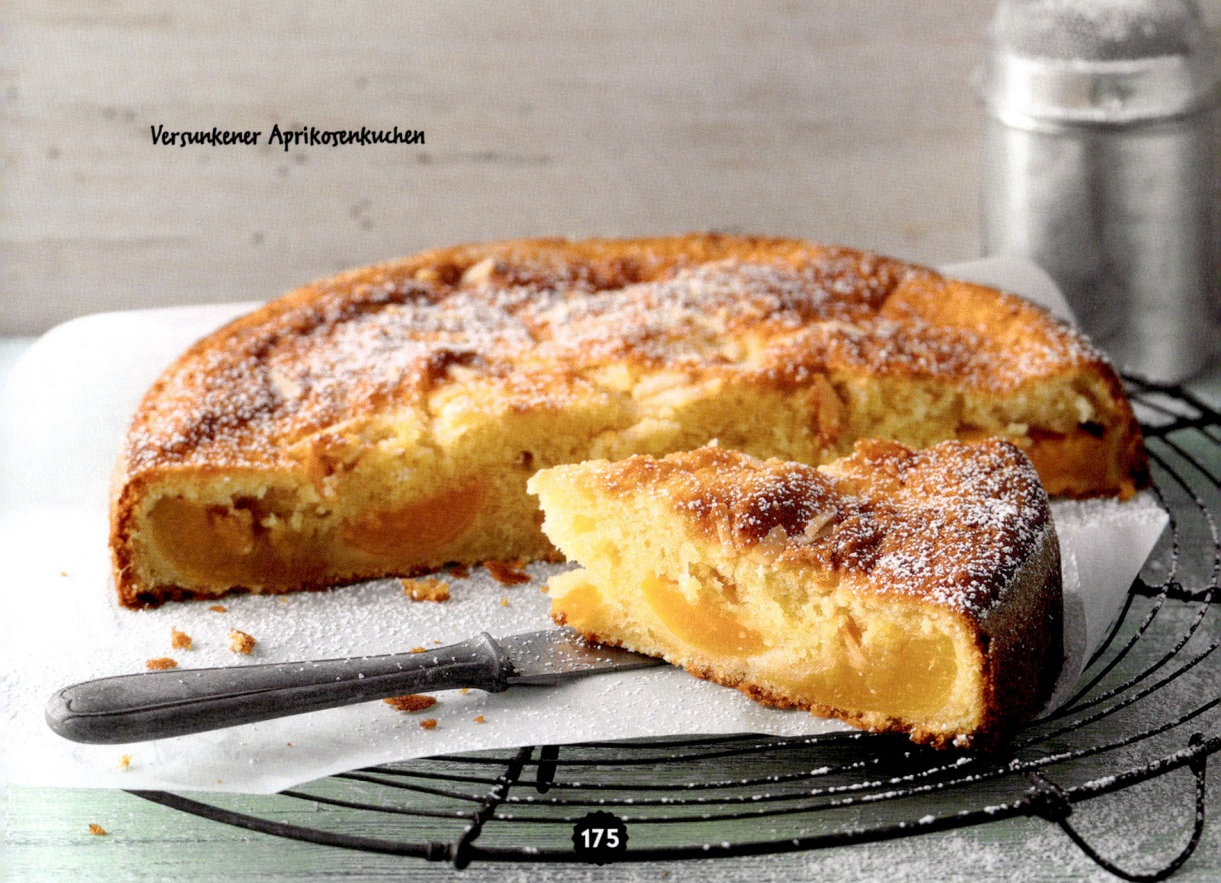

LEBENSMITTELWAHL BEI MEHRFACH-UNVERTRÄGLICHKEITEN

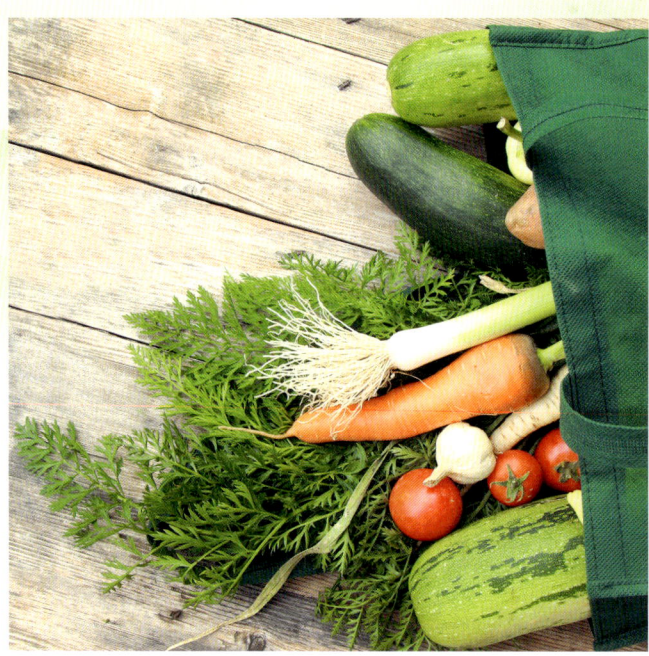

Wenn Sie unsicher sind, welche Lebensmittel bei einer Nahrungsmittel-Unverträglichkeit gut verträglich sind und welche weniger gut, hilft ein Blick auf die nachfolgende Tabelle. Sie ist nämlich keine Liste erlaubter und verbotener Lebensmittel, sondern will Sie bei der individuellen Einschätzung der Verträglichkeit verschiedener Lebensmittel und somit der raschen Genesung unterstützen.

DIE AUFTEILUNG

Die Tabelle ist so gestaltet, dass Sie möglichst schnell erkennen, welche Lebensmittel Ihnen bei einer entsprechenden Nahrungsmittel-Unverträglichkeit Probleme bereiten könnten.

Die erste Spalte

Die wichtige erste Spalte ist reserviert für das, was Sie bisher bezüglich der individuellen Verträglichkeit eines Lebensmittels bei sich beobachtet haben. Es ist ganz entscheidend, dass Sie hier wirklich Ihre ganz persönliche Verträglichkeit eintragen – so weit als möglich unabhängig von genannten potenziell möglichen Unverträglichkeiten (Spalte 2 und Zusatzinformationen). Denn persönliche und allgemeine Einschätzung müssen nicht immer übereinstimmen.

Die zweite Spalte

Die zweite Spalte gibt anhand allgemeiner Erfahrungen sowie der Inhaltsstoffe des jeweiligen Lebensmittels an, inwieweit dieses Unverträglichkeitsreaktionen auslösen könnte, aber – ganz wichtig – nicht in jedem Fall auslösen muss.

● bedeutet, dass das Lebensmittel für die Mehrzahl der Menschen gut verträglich ist und daher auch bei Mehrfach-Unverträglichkeiten bereits während der Karenzphase eingesetzt werden kann.

● bedeutet, dass die Verträglichkeit dieses Lebensmittels häufig von der Portionsgröße abhängt. Kleinere Mengen sind meist schon während der Karenzphase verträglich.

● bedeutet unverträglich.

?: Die Verträglichkeit dieses Lebensmittels lässt sich nicht sicher einschätzen.

In der Karenzphase wird Ihr Körper vielleicht vorübergehend auf bestimmte Lebensmittel oder Zusatzstoffe sensibel reagieren. Meiden Sie deshalb kritische Nahrungsmittel in der ersten kurzen Phase der Behandlung, bis sich Ihr Darm und Ihr Organismus erholt haben. In der sich anschließenden Testphase ist es dagegen wichtig, diese Lebensmittel und Zusatzstoffe schrittweise auf ihre individuelle Verträglichkeit zu testen. Nur so gelingt es, ein größtmögliches Spektrum von verträglichen Lebensmitteln zu erreichen und Mangelversorgung zu vermeiden.

Spalte Histamin-Unverträglichkeit

H: Dieses Lebensmittel enthält Histamin.

H?: Es liegen unterschiedliche Daten zum Vorkommen von Histamin vor.

A: Hier sind andere Amine vorhanden.

A?: Es liegen unterschiedliche Daten zum Vorkommen anderer Amine vor.

L: Potenzieller Histamin-Liberator.

L?: Es liegen unterschiedliche Daten zur Wirkung als potenzieller Histamin-Liberator vor.

SpH: Spuren an Histamin.

SpA: Spuren anderer biogener Amine.

–: Enthält kein Histamin.

Spalte Laktose-Intoleranz

Gibt den Laktosegehalt je 100 g an.

–: Dieses Lebensmittel enthält keine Laktose.

Spalte Fruktose-Unverträglichkeit

Gibt den Fruktosegehalt je 100 g an.

F/G ☺ bedeutet, dass das Fruktose-Glukose-Verhältnis günstig ist und die Fruktoseaufnahme durch einen Glukoseüberhang erleichtert wird.

F/G ☹ heißt, dass das Fruktose-Glukose-Verhältnis ungünstig ist und die Fruktoseaufnahme durch einen Fruktoseüberhang erschwert wird. Sie sollten größere Mengen daher nicht isoliert essen. Durch die Kombination mit Glukose, Milchprodukten oder stärkereichen Lebensmitteln wird die Verträglichkeit verbessert.

–: Dieses Lebensmittel enthält keine Fruktose.

Spalte Zusatzinformationen

Hier finden Sie zusätzliche Informationen zu weiteren Inhaltsstoffen des jeweiligen Lebensmittels sowie wertvolle Tipps, wie Sie die Verträglichkeit verbessern können.

SO NUTZEN SIE DIE TABELLE

Gehen Sie die Tabelle in Ruhe durch und tragen Sie in die erste Spalte Ihre persönliche Verträglichkeit für das jeweilige Lebensmittel ein – so weit bekannt, ansonsten setzen Sie ein Fragezeichen. Lassen Sie sich dabei nicht von der Einschätzung in Spalte 2 irritieren. Falls Sie beispielsweise Blumenkohl häufig essen und gut vertragen, können Sie in Spalte 1 für Ihre individuelle Verträglichkeit einen grünen Punkt setzen.

Wählen Sie für Ihre Karenzphase aus sämtlichen Lebensmitteln, die Sie persönlich als verträglich markiert haben. Ab Phase 2 können Sie dann behutsam und Schritt für Schritt die Verträglichkeit der restlichen Lebensmittel testen.

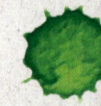

LEBENSMITTEL IN DER ÜBERSICHT

Persönliche Verträglichkeit	Verträglichkeit	Lebensmittel	Histamin-Unverträglichkeit	Laktose-Intoleranz Laktose je 100 g	Fruktose-Unverträglichkeit Fruktose je 100 g	Zusatz-informationen
Gemüse, Gemüseprodukte, Kräuter, Pilze						
🟢		Alfalfasprossen	-	-	< 0,5 g F/G ☺	nur geringe Mengen an Fruktanen und Zucker-alkoholen; Salicylat < 1 mg/100 g
🟡		Artischocke	L?	-	< 2 g	enthält größere Mengen an Fruktanen; 15 g Inulin/100 g; Verträglichkeit ist mengenabhängig und steigt durch Gewöhnung
?		Aubergine	L?	-	< 2 g F/G ☺	nur geringe Mengen an Fruktanen und Zucker-alkoholen; Salicylat < 1 mg/100 g
?		Avocado	A L?	-	Spuren F/G ☺	nur geringe Mengen an Fruktanen und Zucker-alkoholen
?		Bambussprossen	-	-	< 0,5 g	nur geringe Mengen an Fruktanen und Zucker-alkoholen
🟢		Basilikum	-	-		nur geringe Mengen an Fruktanen und Zucker-alkoholen
🟡		Blumenkohl	-	-	< 1 g F/G ☺	nur geringe Mengen an Fruktanen; enthält Zuckeralkohole (Polyole); Verträglichkeit ist mengenabhängig und steigt durch Gewöhnung; Salicylat < 0,5 mg/100 g
🟢		Bohnenkeimlinge	-	-	Spuren F/G ☺	nur geringe Mengen an Fruktanen und Zucker-alkoholen
🟡		Broccoli	-	-	< 2 g	mittlere Mengen an Fruktanen; Verträglichkeit ist mengenabhängig und steigt durch Gewöh-nung; Salicylat < 1 mg/100 g
🟢		Brunnenkresse	-	-	< 1 g F/G ☺	nur geringe Mengen an Fruktanen und Zucker-alkoholen
🟢		Buschbohnen, grüne Bohnen	-	-	< 2 g	nur geringe Mengen an Fruktanen und Zucker-alkoholen; größere Mengen resistenter Stärke; Salicylat < 0,5 mg/100 g
🟡		Butternut-Kürbis	-	-		mittlere Mengen an Fruktanen; Verträglichkeit ist mengenabhängig und steigt durch Gewöhnung
🟡		Chicorée	-	-	< 1 g F/G ☺	enthält größere Mengen an Fruktanen; 10–16 g Inulin/100 g; Verträglichkeit ist mengenabhängig und steigt durch Gewöhnung; Salicylat 1 mg/100 g

Persönliche Verträglichkeit	Verträglichkeit	Lebensmittel	Histamin-Unverträglichkeit	Laktose-Intoleranz Laktose je 100 g	Fruktose-Unverträglichkeit Fruktose je 100 g	Zusatzinformationen
	🟢	Chinakohl	-	-	< 1 g F/G ☺	nur geringe Mengen an Fruktanen und Zuckeralkoholen
	🟢	Eisbergsalat	-	-	< 0,5 g F/G ☺	nur geringe Mengen an Fruktanen und Zuckeralkoholen
	🟠	Endivie	-	-	< 1 g	größere Mengen an Fruktanen; Verträglichkeit ist mengenabhängig und steigt durch Gewöhnung; Salicylat 2 mg/100 g
	🟠	Erbsen	L?	-	< 0,5 g F/G ☺	mittlere Mengen an Fruktanen; Verträglichkeit ist mengenabhängig und steigt durch Gewöhnung; größere Mengen resistenter Stärke; Salicylat in Spuren
	🟢	Feldsalat	-	-	< 0,5 g F/G ☺	nur geringe Mengen an Fruktanen und Zuckeralkoholen
	🟠	Fenchel	-	-	< 2 g F/G ☺	mittlere Mengen an Fruktanen; Verträglichkeit ist mengenabhängig und steigt durch Gewöhnung
	🟢	Grünkohl	-	-	< 1 g	nur geringe Mengen an Fruktanen und Zuckeralkoholen
	🟢	Gurke, Salatgurke	-	-	< 1 g F/G ☺	nur geringe Mengen an Fruktanen und Zuckeralkoholen; Salicylat 1 mg/100 g
	🟢	Gurke (Salz-Dill-)	-	-		Salicylat ca. 6 mg/100 g
	🟢	Ingwer	-	-	< 4 g F/G ☺	nur geringe Mengen an Fruktanen und Zuckeralkoholen
	?	Knollensellerie	-	-	< 0,1 g	nur geringe Mengen an Fruktanen und Zuckeralkoholen
	🟢	Kohlrabi	-	-	< 2 g F/G ☺	nur geringe Mengen an Fruktanen und Zuckeralkoholen
	🟢	Kopfsalat	-	-	< 1 g	nur geringe Mengen an Fruktanen und Zuckeralkoholen kein Salicylat
	🟠	Knoblauch	-	-	< 1 g	enthält größere Mengen an Fruktanen; Verträglichkeit ist mengenabhängig
	🟢	Kürbis	-	-	< 2 g F/G ☺	nur geringe Mengen an Fruktanen (außer Butternut-Kürbis: hier ist die Verträglichkeit mengenabhängig); Salicylat < 0,5 mg/100 g
	🟠	Lauch, Porree	L?	-	< 2 g	größere Mengen an Fruktanen (Inulin und Oligofruktose); Verträglichkeit ist mengenabhängig und steigt durch Gewöhnung; Salicylat in Spuren

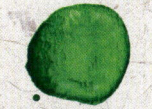

Persönliche Verträglichkeit	Verträglichkeit	Lebensmittel	Histamin-Unverträglichkeit	Laktose-Intoleranz Laktose je 100 g	Fruktose-Unverträglichkeit Fruktose je 100 g	Zusatz-informationen
	🟡	Lauchzwiebeln	-	-	< 2 g F/G ☺	weißer Teil enthält größere Mengen an Frukta-nen – Verträglichkeit ist mengenabhängig und steigt durch Gewöhnung; grüner Teil meist gut verträglich
	?	Mangold	L?	-	< 0,5 g	nur geringe Mengen an Fruktanen und Polyolen
	🟢	Mairübchen	-	-	< 2 g F/G ☺	nur geringe Mengen an Fruktanen und Polyolen
	🟡	Mais	-	-	< 0,5 g F/G ☺	mittlere Mengen an Fruktanen; Verträglichkeit ist mengenabhängig und steigt durch Gewöhnung
	🟢	Möhre, Karotte	-	-	< 1 g F/G ☺	nur geringe Mengen an Fruktanen und Polyolen; Salicylat < 0,5 mg/100 g
	🟢	Okra	-	-	< 1 g	nur geringe Mengen an Fruktanen und Polyolen
	🟢	Pak Choi	-	-	< 1 g F/G ☺	nur geringe Mengen an Fruktanen und Polyolen
	?	Paprikaschote (gelb)	L?	-	< 3 g F/G ☺	nur geringe Mengen an Fruktanen und Polyolen; Salicylat ca. 1 mg/100 g
	🟡	Paprikaschote (grün)	L?	-	< 2 g F/G ☺	nur geringe Mengen an Fruktanen; enthält Zuckeralkohole (Polyole); Verträglichkeit ist men-genabhängig und steigt durch Gewöhnung Salicylat ca. 1 mg/100 g
	?	Paprikaschote (rot)	L?	-	< 4 g F/G ☹	nur geringe Mengen an Fruktanen und Polyolen; große Mengen nicht isoliert essen; Verträglich-keit wird durch Kombination mit Milchproduk-ten oder stärkereichen Lebensmitteln verbessert; Salicylat ca. 1 mg/100 g
	?	Paprikaschote (scharfe Sorten)	L?	-	F/G ☺	nur geringe Mengen an Fruktanen und Polyolen
	🟢	Pastinake	-	-	< 0,5 g	größere Mengen an Fruktanen; Verträglichkeit ist mengenabhängig und steigt durch Gewöhnung
		Petersilie	-	-	< 0,5 g F/G ☺	nur geringe Mengen an Fruktanen und Polyolen
	🟡	Pilze	L?	-	< 1 g	nur geringe Mengen an Fruktanen; enthalten Zuckeralkohole (Polyole); Verträglichkeit ist mengenabhängig und steigt durch Gewöhnung; enthalten Chitin; fein zerkleinert bekömmlicher; Salicylat < 0,5 mg/100 g
	?	Oliven	L?	-	-	nur geringe Mengen an Fruktanen und Polyolen
	🟢	Radicchio	-	-	< 1 g F/G ☺	nur geringe Mengen an Fruktanen und Polyolen

Persönliche Verträglichkeit	Verträglichkeit	Lebensmittel	Histamin-Unverträglichkeit	Laktose-Intoleranz Laktose je 100 g	Fruktose-Unverträglichkeit Fruktose je 100 g	Zusatz-informationen
	🟢	Radieschen	-	-	< 1 g F/G ☺	nur geringe Mengen an Fruktanen und Polyolen; Salicylat ca. 1 mg/100 g
	?	Rhabarber	L?	-	< 0,5 g F/G ☺	nur geringe Mengen an Fruktanen und Polyolen; enthält Oxalsäure; Verträglichkeit ist mengenabhängig und steigt durch Gewöhnung
	🟢	Romanasalat	-	-	< 1 g F/G ☺	nur geringe Mengen an Fruktanen und Polyolen
	🟡	Rosenkohl	L?	-	< 1 g F/G ☺	Zuckeralkohole (Polyole); Verträglichkeit ist mengenabhängig und steigt durch Gewöhnung; Salicylat in Spuren
	🟡	Rote Bete	-	-	< 0,5 g F/G ☺	enthält mittlere Mengen an Fruktanen; Verträglichkeit ist mengenabhängig und steigt durch Gewöhnung; Salicylat < 0,5 mg/100 g
	🟡	Rotkohl	L?	-	< 2 g F/G ☺	nur geringe Mengen an Fruktanen und Polyolen; Salicylat in Spuren
	🟡	Rucola, Rauke	L?	-	< 1 g F/G ☺	nur geringe Mengen an Fruktanen und Polyolen
	🔴	Sauerkraut	H A	-	< 0,5 g F/G ☺	nur geringe Mengen an Fruktanen und Polyolen
	🟡	Schalotte	-	-	< 1 g F/G ☺	größere Mengen an Fruktanen; Verträglichkeit ist mengenabhängig und steigt durch Gewöhnung
	🟢	Schnittlauch	-	-	< 1 g F/G ☺	nur geringe Mengen an Fruktanen und Polyolen
	🟡	Schwarzwurzel	?	-	< 0,1	größere Mengen an Fruktanen 13 g Inulin/100 g; Verträglichkeit ist mengenabhängig und steigt durch Gewöhnung
	?	Sojasprossen	?	-	< 2 g F/G ☺	nur geringe Mengen an Fruktanen und Polyolen
	🟡	Spargel	?	-	< 1 g F/G ☹	größere Mengen an Fruktanen (Inulin und Oligo-fruktose); Verträglichkeit ist mengenabhängig und steigt durch Gewöhnung; Salicylat < 0,5 mg/100 g
	?	Spinat	H L?	-	< 0,5 g F/G ☺	nur geringe Mengen an Fruktanen und Polyolen; Salicylat < 1 mg/100 g
	🟢	Spitzkohl	-	-	< 1 g F/G ☺	nur geringe Mengen an Fruktanen und Polyolen
	🟡	Staudensellerie, Bleichsellerie	-	-	< 0,5 g	nur geringe Mengen an Fruktanen; enthält Zuckeralkohole (Polyole); Verträglichkeit ist mengenabhängig und steigt durch Gewöhnung

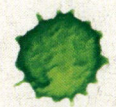

Persönliche Verträglichkeit	Verträglichkeit	Lebensmittel	Histamin-Unverträglichkeit	Laktose-Intoleranz Laktose je 100 g	Fruktose-Unverträglichkeit Fruktose je 100 g	Zusatzinformationen
	🟢	Steckrübe, Kohlrübe	-	-	< 1 g F/G ☺	nur geringe Mengen an Fruktanen und Polyolen
	🟢	Teltower Rübchen	-	-	< 0,5 g F/G ☺	nur geringe Mengen an Fruktanen und Polyolen
	?	Tomaten	L?	-	< 2 g	nur größere Mengen an Fruktanen (Oligofruktose); Salicylat < 0,5 mg/100 g
	🟡	Topinambur	-	-	< 0,1 g F/G ☺	enthält größere Mengen an Fruktanen; 18–35 g Inulin/100 g; Verträglichkeit ist mengenabhängig und steigt durch Gewöhnung
	🟢	Weißkohl	-	-	< 2 g F/G ☺	nur geringe Mengen an Fruktanen und Polyolen
	🟡	Wirsing	-	-	< 2 g	mittlere Mengen an Fruktanen; Verträglichkeit ist mengenabhängig und steigt durch Gewöhnung
	🟢	Zucchini	-	-	< 2 g	nur geringe Mengen an Fruktanen und Polyolen; Salicylat 1 mg/100 g
	🟡	Zuckererbsen	-	-	< 0,5 g F/G ☹	enthält mittlere Mengen an Fruktanen und Polyolen; Verträglichkeit ist mengenabhängig und steigt durch Gewöhnung
	🟡	Zuckermais	-	-	< 0,5 g F/G ☺	mittlere Mengen an Fruktanen; Verträglichkeit ist mengenabhängig und steigt durch Gewöhnung
	🟡	Zwiebel	L?	-	< 2 g F/G ☺	auch Zwiebelpulver; größere Mengen an Fruktanen (Inulin und Oligofruktose); Verträglichkeit ist mengenabhängig und steigt durch Gewöhnung; Salicylat < 0,5 mg/100 g

Obst, Obstprodukte

Persönliche Verträglichkeit	Verträglichkeit	Lebensmittel	Histamin-Unverträglichkeit	Laktose-Intoleranz Laktose je 100 g	Fruktose-Unverträglichkeit Fruktose je 100 g	Zusatzinformationen
	?	Ananas	A L?	-	< 3 g F/G ☹	nur geringe Mengen an Fruktanen und Polyolen; größere Mengen nicht isoliert essen; Verträglichkeit wird durch Kombination mit Milchprodukten oder stärkereichen Lebensmitteln verbessert; Salicylat 2 mg/100 g
	?	Apfel	-	-	< 6 g F/G ☹	nur geringe Mengen an Fruktanen und Zuckeralkoholen (Polyole); 0,3 g Sorbit/100 g; größere Mengen nicht isoliert essen; Verträglichkeit wird durch Kombination mit Milchprodukten oder stärkereichen Lebensmitteln verbessert; mit Schale gute Quelle für Pektin; Salicylat < 1 mg/100 g
	?	Aprikose	-	-	< 1 g F/G ☺	nur geringe Mengen an Fruktanen; enthält Zuckeralkohole (Polyole); 0,8 g Sorbit/100 g; Salicylat < 3 mg/100 g

Persönliche Verträglichkeit	Verträglichkeit	Lebensmittel	Histamin-Unverträglichkeit	Laktose-Intoleranz Laktose je 100 g	Fruktose-Unverträglichkeit Fruktose je 100 g	Zusatz-informationen
	?	Banane	A	-	< 4 g F/G ☺	nur größere Mengen an Fruktanen (Oligosaccha-ride); viel resistente Stärke in etwas unreifen, grünen Bananen
	?	Birne	A	-	< 7 g F/G ☹	nur geringe Mengen an Fruktanen; enthält Zuckeralkohole (Polyole); 2,1 g Sorbit/100 g; größere Mengen nicht isoliert essen; Verträglichkeit wird durch Kombination mit Milchprodukten oder stärkereichen Lebensmitteln verbessert; mit Schale gute Quelle für Pektin
	?	Boysenbeeren	-	-	< 4 g F/G ☹	nur geringe Mengen an Fruktanen und Polyolen; größere Mengen nicht isoliert essen; Verträglichkeit wird durch Kombination mit Milchprodukten oder stärkereichen Lebensmitteln verbessert
	?	Brombeeren	-	-	< 4 g F/G ☹	nur geringe Mengen an Fruktanen; enthält Zuckeralkohole (Polyole); 4,8 g Sorbit/100 g; Verträglichkeit ist mengenabhängig; größere Mengen nicht isoliert essen; Verträglichkeit wird durch Kombination mit Milchprodukten oder stärkereichen Lebensmitteln verbessert
	?	Cranberries (getrocknet)	-	-	< 33 g	nur geringe Mengen an Fruktanen und Polyolen
	?	Datteln (getrock-net)	-	-	< 25 g F/G ☺	nur geringe Mengen an Fruktanen und Polyolen; 4,5 mg Salicylate/100 g
	?	Dattelpflaume	??	-		nur geringe Mengen an Fruktanen und Polyolen
	?	Durian	-	-	< 10 g F/G ☺	nur geringe Mengen an Fruktanen und Polyolen
	?	Erdbeeren	A L?	-	< 3 g F/G ☹	nur geringe Mengen an Fruktanen und Polyolen; größere Mengen nicht isoliert essen; Verträglichkeit wird durch Kombination mit Milchprodukten oder stärkereichen Lebensmitteln verbessert; Salicylat < 1,5 mg/100 g
	?	Feige (frisch)	??	-	< 6 g F/G ☺	nur geringe Mengen an Fruktanen und Polyolen; Salicylat < 0,5 mg/100 g
	🟠	Granatapfel	-	-	< 8 g F/G ☺	nur geringe Mengen an Polyolen; enthält mittlere Mengen an Fruktanen; Verträglichkeit ist mengenabhängig
	?	Grapefruit, Pampelmuse*	A L?	-	< 3 g F/G ☺	nur geringe Mengen an Fruktanen und Polyolen; Salicylat < 1 mg/100 g

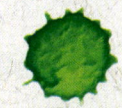

Persönliche Verträglichkeit	Verträglichkeit	Lebensmittel	Histamin-Unverträglichkeit	Laktose-Intoleranz Laktose je 100 g	Fruktose-Unverträglichkeit Fruktose je 100 g	Zusatz-informationen
?		Heidelbeeren, Blaubeeren	-	-	< 4 g F/G ☹	nur geringe Mengen an Fruktanen und Polyolen; Sorbit nur in Spuren; größere Mengen nicht isoliert essen, Verträglichkeit wird durch Kombination mit Milchprodukten oder stärkereichen Lebensmitteln verbessert
?		Himbeeren	??	-	2 g F/G ☹	nur geringe Mengen an Fruktanen und Polyolen; Sorbit nur in Spuren; größere Mengen nicht isoliert essen; Verträglichkeit wird durch Kombination mit Milchprodukten oder stärkereichen Lebensmitteln verbessert; Salicylat ca. 5 mg/100 g
?		Honigmelone	-	-	< 2 g F/G ☺	nur geringe Mengen an Fruktanen und Polyolen
?		Johannisbeeren (rot)	-	-	2,5 g F/G ☹	größere Mengen nicht isoliert essen; Verträglichkeit wird durch Kombination mit Milchprodukten oder stärkereichen Lebensmitteln verbessert; Salicylat 5 mg/100 g
?		Johannisbeeren (schwarz)	-	-	3 g F/G ☹	größere Mengen nicht isoliert essen; Verträglichkeit wird durch Kombination mit Milchprodukten oder stärkereichen Lebensmitteln verbessert; Salicylat 3 mg/100 g
	●	Kaki	-	-	8 g F/G ☹	größere Mengen an Fruktanen; Verträglichkeit ist mengenabhängig; nicht isoliert essen; Verträglichkeit wird durch Kombination mit Milchprodukten oder stärkereichen Lebensmitteln verbessert; Salicylat < 0,5 mg/100 g
?		Kantaloupe-Melonen	-	-	< 2 g F/G ☺	nur geringe Mengen an Fruktanen und Polyolen
?		Karambole, Sternfrucht	-	-	< 2 g F/G ☺	nur geringe Mengen an Fruktanen und Polyolen
?		Kirschen (sauer)	-	-	< 5 g F/G ☺	nur geringe Mengen an Fruktanen; enthält Zuckeralkohole (Polyole); 1 g Sorbit/100 g; Verträglichkeit ist mengenabhängig
?		Kirschen (süß)	-	-	< 7 g F/G ☺	nur geringe Mengen an Fruktanen; enthält Zuckeralkohole (Polyole); 1,9 g Sorbit/100 g; Verträglichkeit ist mengenabhängig; Salicylat < 1 mg/100 g
?		Kiwi	A? L?	-	< 5 g F/G ☺	nur geringe Mengen an Fruktanen und Polyolen; Salicylat <0,5 mg/100 g
?		Limette*	A L?	-	< 1 g F/G ☺	nur geringe Mengen an Fruktanen und Polyolen

Persönliche Verträglichkeit	Verträglichkeit	Lebensmittel	Histamin-Unverträglichkeit	Laktose-Intoleranz Laktose je 100 g	Fruktose-Unverträglichkeit Fruktose je 100 g	Zusatz-informationen
	●	Loganbeere	??	-	< 2 g F/G ☺	nur geringe Mengen an Fruktanen; enthält Zuckeralkohole (Polyole) – Verträglichkeit ist mengenabhängig
	●	Lychee	-	-	< 4 g F/G ☺	nur geringe Mengen an Fruktanen; enthält Zuckeralkohole (Polyole); Verträglichkeit ist mengenabhängig
	?	Mandarine, Clementine*	L?	-	< 2 g F/G ☺	nur geringe Mengen an Fruktanen und Polyolen; Salicylat <1 mg/100 g
	?	Mango	L?	-	< 3 g F/G ☹	nur geringe Mengen an Fruktanen und Polyolen; nicht isoliert essen; Verträglichkeit wird durch Kombination mit Milchprodukten oder stärkereichen Lebensmitteln verbessert
	?	Nashi-Birne	A?	-		nur geringe Mengen an Fruktanen; enthält Zuckeralkohole (Polyole); Verträglichkeit ist mengenabhängig
	●	Nektarine	-	-	< 2 g F/G ☺	enthält größere Mengen an Fruktanen; enthält Zuckeralkohole (Polyole); Verträglichkeit ist mengenabhängig; Salicylat 0,5 mg/100 g
	?	Orange*	A L	-	< 3 g F/G ☹	nur geringe Mengen an Fruktanen und Polyolen; größere Mengen nicht isoliert essen; Verträglichkeit wird durch Kombination mit Milchprodukten oder stärkereichen Lebensmitteln verbessert; Salicylat < 2,5 mg/100 g
	?	Papaya	A L?	-	< 4 g F/G ☺	nur geringe Mengen an Fruktanen und Polyolen
	?	Passionsfrucht, Maracuja	??	-	< 3 g F/G ☺	nur geringe Mengen an Fruktanen und Polyolen
	?	Pfirsich (gelbfleischig)	-	-	< 2 g F/G ☹	nur geringe Mengen an Fruktanen; enthält Zuckeralkohole (Polyole); größere Mengen nicht isoliert essen; Verträglichkeit wird verbessert durch Kombination mit Milchprodukten oder stärkereichen Lebensmitteln; Salicylat <1 mg/100 g
	●	Pfirsich (weißfleischig)	-	-	< 2 g F/G ☹	größere Mengen an Fruktanen; Verträglichkeit ist mengenabhängig; größere Mengen nicht isoliert essen; Verträglichkeit wird durch Kombination mit Milchprodukten oder stärkereichen Lebensmitteln verbessert
	?	Pflaumen	L	-	2 g F/G ☺	nur geringe Mengen an Fruktanen; enthält Zuckeralkohole (Polyole); 2,6 g Sorbit/100 g; Verträglichkeit ist mengenabhängig

Persönliche Verträglichkeit	Verträglichkeit	Lebensmittel	Histamin-Unverträglichkeit	Laktose-Intoleranz Laktose je 100 g	Fruktose-Unverträglichkeit Fruktose je 100 g	Zusatz-informationen
	?	Tamarillo, Baumtomate	??	-	< 4 g F/G ☺	größere Mengen an Fruktanen; Verträglichkeit ist mengenabhängig
	🟡	Rambutan	??	-	< 6 g F/G ☺	mittlere Mengen an Fruktanen; Verträglichkeit ist mengenabhängig
	?	Rhabarber	??	-	< 0,5 g F/G ☺	nur geringe Mengen an Fruktanen und Polyolen
	?	Wassermelone	L?	-	< 4 g F/G ☹	größere Mengen an Fruktanen; enthält Zuckeralkohole (Polyole); Verträglichkeit ist mengenabhängig; nicht isoliert essen; Verträglichkeit wird durch Kombination mit Milchprodukten oder stärkereichen Lebensmitteln verbessert
	?	Weintraube	A?	-	< 8 g	nur geringe Mengen an Fruktanen und Polyolen; F/G ☹ größere Mengen nicht isoliert essen; Verträglichkeit wird durch Kombination mit Milchprodukten oder stärkereichen Lebensmitteln verbessert; Salicylat <1,5 mg/100 g
	?	Zitrone*	A L	-	< 2 g F/G ☺	nur geringe Mengen an Fruktanen und Polyolen
	?_	Zwetschge	L?	-	2 g F/G ☺	nur geringe Mengen an Fruktanen; enthält Zuckeralkohole (Polyole); Verträglichkeit ist mengenabhängig

Getreide, Getreideprodukte, stärkereiche Nahrungsmittel

Persönliche Verträglichkeit	Verträglichkeit	Lebensmittel	Histamin-Unverträglichkeit	Laktose-Intoleranz Laktose je 100 g	Fruktose-Unverträglichkeit Fruktose je 100 g	Zusatz-informationen
	🟢	Amarant	-	-	-	Pseudogetreide, von Natur aus glutenfrei
	?	Buchweizen	A? L?	-	Spuren	Pseudogetreide, von Natur aus glutenfrei; nur geringe Mengen an Fruktanen und Polyolen
	🟡	Bulgur	-	-	< 0,5 g	größere Mengen an Fruktanen; Verträglichkeit ist mengenabhängig
	🟡	Couscous	-	-	< 0,1 g	größere Mengen an Fruktanen; Verträglichkeit ist mengenabhängig
	?	Dinkel	L?	-	Spuren	größere Mengen an Fruktanen; Verträglichkeit ist mengenabhängig
	🟡	Gebäck, Kekse	-	-	< 0,1 g	größere Mengen an Fruktanen; Verträglichkeit ist mengenabhängig
	🟡	Gerste	-	-	Spuren	größere Mengen an Fruktanen; Verträglichkeit ist mengenabhängig; größere Mengen resistenter Stärke

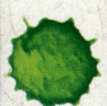

Persönliche Verträglichkeit	Verträglichkeit	Lebensmittel	Histamin-Unverträglichkeit	Laktose-Intoleranz Laktose je 100 g	Fruktose-Unverträglichkeit Fruktose je 100 g	Zusatzinformationen
	🟢	Hafer, Haferkleie	-	-	< 0,1 g	nur geringe Mengen an Fruktanen; größere Mengen resistenter Stärke
	🟢	Hirse	-	-	< 0,1 g	nur geringe Mengen an Fruktanen; größere Mengen resistenter Stärke
	🟡	Kamut	-	-	< 0,1 g	enthält größere Mengen an Fruktanen; Verträglichkeit ist mengenabhängig
	🟢	Kartoffeln, Kartoffelmehl	-	-	< 0,5 g	nur geringe Mengen an Fruktanen; größere Mengen resistenter Stärke in erkalteten Kartoffeln
	🟢	Maronen, Esskastanien	-	-	k. D.	nur geringe Mengen an Fruktanen
	🟢	Mais, Polenta, Popcorn, Puffmais	-	-	< 0,5 g	nur geringe Mengen an Fruktanen
	🟡	Paniermehl	?	-	k. D.	größere Mengen an Fruktanen – Verträglichkeit ist mengenabhängig
	🟢	Quinoa	-	-	k. D.	nur geringe Mengen an Fruktanen
	🟢	Reis	-	-	Spuren	nur geringe Mengen an Fruktanen; größere Mengen resistenter Stärke in erkaltetem Reis
	🟡	Roggen	-	-	Spuren	enthält kleinere Mengen an Fruktanen; Verträglichkeit ist mengenabhängig und individuell
	🟡	Roggenbrot	-	-	Spuren	größere Mengen an Fruktanen; Verträglichkeit ist mengenabhängig und individuell
	🟢	Sago	-	-	k. D.	nur geringe Mengen an Fruktanen
	🟢	Sorghumhirse	-	-	< 0,1 g	nur geringe Mengen an Fruktanen
	🟢	Süßkartoffel, Bataten	-	-	< 1 g F/G ☺	nur geringe Mengen an Fruktanen; enthält Zuckeralkohole (Polyole); Verträglichkeit ist mengenabhängig und steigt durch Gewöhnung
	🟢	Tapioka	-	-	k. D.	nur geringe Mengen an Fruktanen
	🟢	Taro	-	-	k. D.	nur geringe Mengen an Fruktanen
	🟡	Triticale	-	-	k. D.	größere Mengen an Fruktanen; Verträglichkeit ist mengenabhängig
	🟡	Weizen, Hartweizen (auch Grieß, Keime, Kleie, Mehl und Nudeln)	H L?	-	< 0,1 g	< 0,5 mg Histamin/100 g; größere Mengen an Fruktanen; Verträglichkeit ist mengenabhängig
	🟡	Weizenbrot	L?	-	< 0,5 g	enthält größere Mengen an Fruktanen; Verträglichkeit ist mengenabhängig

Persönliche Verträglichkeit	Verträglichkeit	Lebensmittel	Histamin-Unverträglichkeit	Laktose-Intoleranz Laktose je 100 g	Fruktose-Unverträglichkeit Fruktose je 100 g	Zusatz-informationen
	🟢	Wildreis	-	-	< 0,1 g	nur geringe Mengen an Fruktanen
	🟢	Yams	-	-	< 0,5 g	nur geringe Mengen an Fruktanen

Hülsenfrüchte

	?	Bohnen	L?	-	-	größere Mengen an Fruktanen; Verträglichkeit ist mengenabhängig und steigt durch Gewöhnung
	?	Erbsen	L?	-	-	größere Mengen an Fruktanen; Verträglichkeit ist mengenabhängig und steigt durch Gewöhnung
	?	Kichererbsen	L?	-	-	größere Mengen an Fruktanen; Verträglichkeit ist mengenabhängig und steigt durch Gewöhnung
	?	Linsen	L?	-	-	größere Mengen an Fruktanen; Verträglichkeit ist mengenabhängig und steigt durch Gewöhnung
	?	Soja	L?	-	-	größere Mengen an Fruktanen; Verträglichkeit ist mengenabhängig und steigt durch Gewöhnung
	?	Fermentierte Sojaprodukte	H A	-	-	Verträglichkeit ist mengenabhängig

Fette, Öle, Nüsse, Samen, Ölfrüchte

	?	Cashewkerne	A L?	-	-	größere Mengen an Fruktanen; Verträglichkeit ist mengenabhängig
	?	Chiasamen	L?	-	-	niedriger Gehalt an Fruktanen
	?	Haselnüsse	L?	-	-	mittlere Mengen an Fruktanen; Verträglichkeit ist mengenabhängig (bis 10 Stück meist gut verträglich)
	?	Kokosnuss	L?	-	-	mittlere Mengen an Fruktanen; Verträglichkeit ist mengenabhängig (bis zu 30 g meist gut verträglich)
	?	Kürbiskerne	L?	-	-	mittlere Mengen an Fruktanen; Verträglichkeit ist mengenabhängig (bis zu 30 g meist gut verträglich)
	?	Leinsamen	L?	-	-	niedriger Gehalt an Fruktanen
	?	Mandeln	L?	-	-	mittlere Mengen an Fruktanen; Verträglichkeit ist mengenabhängig (bis 10 Stück meist gut verträglich)
	?	Macadamianüsse	L?	-	-	niedriger Gehalt an FODMAP
	?	Pekannüsse	L?	-	-	mittlere Mengen an Fruktanen; Verträglichkeit ist mengenabhängig (bis zu 30 g meist gut verträglich)

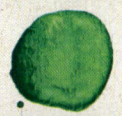

Persönliche Verträglichkeit	Verträglichkeit	Lebensmittel	Histamin-Unverträglichkeit	Laktose-Intoleranz Laktose je 100 g	Fruktose-Unverträglichkeit Fruktose je 100 g	Zusatz-informationen
	?	Pinienkerne	L?	-	-	mittlere Mengen an Fruktanen; Verträglichkeit ist mengenabhängig (bis zu 30 g meist gut verträglich)
	?	Pistazien	L?	-	-	größere Mengen an Fruktanen; Verträglichkeit ist mengenabhängig
	?	Sesamsamen	L?	-	-	mittlere Mengen an Fruktanen; Verträglichkeit ist mengenabhängig (bis zu 30 g meist gut verträglich)
	?	Sonnenblumen-kerne	L?	-	-	mittlere Mengen an Fruktanen; Verträglichkeit ist mengenabhängig (bis zu 30 g meist gut verträglich)
	?	Walnüsse	A L?	-	-	mittlere Mengen an Fruktanen; Verträglichkeit ist mengenabhängig (bis zu 30 g meist gut verträglich)
	?	Brotaufstriche mit Nüssen	L?	-	-	mittlere Mengen an Fruktanen; Verträglichkeit ist mengenabhängig (bis zu 2 EL meist gut verträglich)
●		Butter	-	< 1 g	-	kleine Portionen sind üblicherweise gut verträglich
	?	Oliven	L?	-	-	niedriger Gehalt an Fruktanen
●		Olivenöl	-	-	-	in üblichen Mengen meist gut verträglich
●		Pflanzenöle	-	-	-	in üblichen Mengen meist gut verträglich
●		Rapsöl	-	-	-	in üblichen Mengen meist gut verträglich

Milch, Milchprodukte

Persönliche Verträglichkeit	Verträglichkeit	Lebensmittel	Histamin-Unverträglichkeit	Laktose-Intoleranz Laktose je 100 g	Fruktose-Unverträglichkeit Fruktose je 100 g	Zusatz-informationen
●		Alle laktosefreien Milchsorten und Milchprodukte	-	< 0,1 g	-	meist gut verträglich
	?	Ayran (mit 55 % Joghurt)	-	< 2 g	-	Verträglichkeit bei Laktoseintoleranz individuell mengenabhängig
	?	Buttermilch	Sp H Sp A	4 g	-	Verträglichkeit bei Laktoseintoleranz individuell mengenabhängig
	?	Büffelmilch	-	< 5 g	-	Verträglichkeit bei Laktoseintoleranz individuell mengenabhängig
	?	Crème double, Crème fraîche	-	4,5 g	-	Verträglichkeit bei Laktoseintoleranz individuell mengenabhängig
	?	Joghurt (0,1 % Fett)	Sp H Sp A	< 4 g	-	Verträglichkeit bei Laktoseintoleranz individuell mengenabhängig

Persönliche Verträglichkeit	Verträglichkeit	Lebensmittel	Histamin-Unverträglichkeit	Laktose-Intoleranz Laktose je 100 g	Fruktose-Unverträglichkeit Fruktose je 100 g	Zusatz-informationen
	?	Joghurt (1,5–1,8 % Fett)	Sp H Sp A	< 3,5 g	-	Verträglichkeit bei Laktoseintoleranz individuell mengenabhängig
	?	Joghurt (3,5 % Fett)	Sp H Sp A	< 3,5 g	-	Verträglichkeit bei Laktoseintoleranz individuell mengenabhängig
	?	Joghurt (10 % Fett)	Sp H Sp A	< 4,5 g	-	Verträglichkeit bei Laktoseintoleranz individuell mengenabhängig
	?	Kuhmilch	-	< 5 g	-	Verträglichkeit bei Laktoseintoleranz individuell mengenabhängig
	?	Schafmilch	-	< 4,5 g	-	Verträglichkeit bei Laktoseintoleranz individuell mengenabhängig
	?	Ziegenmilch	-	< 4,5 g	-	Verträglichkeit bei Laktoseintoleranz individuell mengenabhängig
	?	Kakaogetränk	-	< 5 g	-	Verträglichkeit bei Laktoseintoleranz individuell mengenabhängig
	?	Kondensmilch (4 % Fett)	-	< 5 g	-	Verträglichkeit bei Laktoseintoleranz individuell mengenabhängig
	?	Kondensmilch (7,5 % Fett)	-	bis 10 g	-	Verträglichkeit bei Laktoseintoleranz individuell mengenabhängig
	?	Kondensmilch (10 % Fett)	-	< 13 g	-	Verträglichkeit bei Laktoseintoleranz individuell mengenabhängig
	?	Saure Sahne (10 % Fett)	Sp H Sp A	< 3,5 g	-	Verträglichkeit bei Laktoseintoleranz individuell mengenabhängig
	?	Sahne (30 % Fett)	Sp H Sp A	< 3,5 g	-	Verträglichkeit bei Laktoseintoleranz individuell mengenabhängig

Frischkäse, Quark

Persönliche Verträglichkeit	Verträglichkeit	Lebensmittel	Histamin-Unverträglichkeit	Laktose-Intoleranz Laktose je 100 g	Fruktose-Unverträglichkeit Fruktose je 100 g	Zusatz-informationen
	●	Frischkäse, Doppelrahmstufe (laktosefrei)	-	< 0,1 g	-	üblicherweise gut verträglich
	?	Frischkäse (Doppelrahmstufe)	-	< 3 g	-	Verträglichkeit bei Laktoseintoleranz individuell mengenabhängig
	?	Mascarpone (80 % Fett)	-	< 4 g	-	Verträglichkeit bei Laktoseintoleranz individuell mengenabhängig
	?	Mozzarella (40–50 % Fett)	-	3 g	-	Verträglichkeit bei Laktoseintoleranz individuell mengenabhängig
	?	Mozzarella (50 % Fett, aus Büffelmilch)	-	3 g	-	Verträglichkeit bei Laktoseintoleranz individuell mengenabhängig

Persönliche Verträglichkeit	Verträglichkeit	Lebensmittel	Histamin-Unverträglichkeit	Laktose-Intoleranz Laktose je 100 g	Fruktose-Unverträglichkeit Fruktose je 100 g	Zusatz-informationen
	?	Ricotta (70–80 % Fett)	-	< 3,5 g	-	Verträglichkeit bei Laktoseintoleranz individuell mengenabhängig
	●	Speisequark (laktosefrei)	-	< 0,1 g	-	alle Fettstufen
	?	Speisequark (Magerstufe)	-	< 3,5 g	-	Verträglichkeit bei Laktoseintoleranz individuell mengenabhängig
	?	Speisequark (20 % Fett)	-	< 3 g	-	Verträglichkeit bei Laktoseintoleranz individuell mengenabhängig
	?	Speisequark (40 % Fett)	-	< 3 g	-	Verträglichkeit bei Laktoseintoleranz individuell mengenabhängig

Käse

	?	Appenzeller	H A	Spu-ren	-	Verträglichkeit bei Histamin-Unverträglichkeit abhängig von Reifedauer und verzehrter Menge
	●	Butterkäse	-	Spu-ren	-	üblicherweise sehr gut verträglich
	?	Brie	H A	Spu-ren	-	Verträglichkeit bei Histamin-Unverträglichkeit abhängig von Reifedauer und verzehrter Menge
	?	Edelschimmel-käse	H A	Spu-ren	-	Verträglichkeit bei Histamin-Unverträglichkeit abhängig von Reifedauer und verzehrter Menge
	?	Emmentaler	H A	Spu-ren	-	Verträglichkeit bei Histamin-Unverträglichkeit abhängig von Reifedauer und verzehrter Menge
	?	Feta	H A	Spu-ren	-	Verträglichkeit bei Histamin-Unverträglichkeit abhängig von Reifedauer und verzehrter Menge
	?	Fontina	H A	Spu-ren	-	Verträglichkeit bei Histamin-Unverträglichkeit abhängig von Reifedauer und verzehrter Menge
	?	Gouda (alt)	H A	Spu-ren	-	Verträglichkeit bei Histamin-Unverträglichkeit abhängig von Reifedauer und verzehrter Menge
	●	Gouda (jung)	-	Spu-ren	-	üblicherweise sehr gut verträglich
	?	Gouda (mittelalt)	H A	Spu-ren	-	Verträglichkeit bei Histamin-Unverträglichkeit abhängig von Reifedauer und verzehrter Menge
	?	Gorgonzola	H A L?	Spu-ren	-	Verträglichkeit bei Histamin-Unverträglichkeit abhängig von Reifedauer und verzehrter Menge
	?	Grana Padano	H A	Spu-ren	-	Verträglichkeit bei Histamin-Unverträglichkeit abhängig von Reifedauer und verzehrter Menge

Persönliche Verträglichkeit	Verträglichkeit	Lebensmittel	Histamin-Unverträglichkeit	Laktose-Intoleranz Laktose je 100 g	Fruktose-Unverträglichkeit Fruktose je 100 g	Zusatzinformationen
	?	Gruyère	H A	Spu-ren	-	Verträglichkeit bei Histamin-Unverträglichkeit abhängig von Reifedauer und verzehrter Menge
	?	Harzer Käse	H A	Spu-ren	-	Verträglichkeit bei Histamin-Unverträglichkeit abhängig von Reifedauer und verzehrter Menge
	?	Kochkäse	H A	Spu-ren	-	Verträglichkeit bei Histamin-Unverträglichkeit abhängig von Reifedauer und verzehrter Menge
	?	Limburger	H? A?	Spu-ren	-	Verträglichkeit bei Histamin-Unverträglichkeit abhängig von Reifedauer und verzehrter Menge
	?	Maasdammer	H A	Spu-ren	-	Verträglichkeit bei Histamin-Unverträglichkeit abhängig von Reifedauer und verzehrter Menge
	?	Manchego	H A	Spu-ren	-	Verträglichkeit bei Histamin-Unverträglichkeit abhängig von Reifedauer und verzehrter Menge
	?	Parmesan	H A	Spu-ren	-	Verträglichkeit bei Histamin-Unverträglichkeit abhängig von Reifedauer und verzehrter Menge
	?	Pecorino	H A	Spu-ren	-	Verträglichkeit bei Histamin-Unverträglichkeit abhängig von Reifedauer und verzehrter Menge
	?	Raclette	H A	Spu-ren	-	Verträglichkeit bei Histamin-Unverträglichkeit abhängig von Reifedauer und verzehrter Menge
	?	Romadur	H? A?	Spu-ren	-	Verträglichkeit bei Histamin-Unverträglichkeit abhängig von Reifedauer und verzehrter Menge
	?	Roquefort	H A L?	Spu-ren	-	Verträglichkeit bei Histamin-Unverträglichkeit abhängig von Reifedauer und verzehrter Menge
	?	Schmelzkäse	H A	Spu-ren	-	Verträglichkeit bei Histamin-Unverträglichkeit abhängig von Reifedauer und verzehrter Menge
	?	Tête de Moine	H A	Spu-ren	-	Verträglichkeit bei Histamin-Unverträglichkeit abhängig von Reifedauer und verzehrter Menge
	?	Tilsiter	H A	Spu-ren	-	Verträglichkeit bei Histamin-Unverträglichkeit abhängig von Reifedauer und verzehrter Menge
	?	Ziegengouda	H A	Spu-ren	-	Verträglichkeit bei Histamin-Unverträglichkeit abhängig von Reifedauer und verzehrter Menge
	?	Ziegenrolle	H A	Spu-ren	-	Verträglichkeit bei Histamin-Unverträglichkeit abhängig von Reifedauer und verzehrter Menge

Fleisch

Persönliche Verträglichkeit	Verträglichkeit	Lebensmittel	Histamin-Unverträglichkeit	Laktose-Intoleranz Laktose je 100 g	Fruktose-Unverträglichkeit Fruktose je 100 g	Zusatzinformationen
	●	Geflügel (frisch, ungewürzt)	H?	-	-	Verträglichkeit bei Histamin-Unverträglichkeit abhängig von der Frische und sachgerechter Lagerung des Produkts

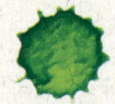

Persönliche Verträglichkeit	Verträglichkeit	Lebensmittel	Histamin-Unverträglichkeit	Laktose-Intoleranz Laktose je 100 g	Fruktose-Unverträglichkeit Fruktose je 100 g	Zusatz-informationen
	🟢	Fleisch (frisch, ungewürzt)	H?	-	-	Verträglichkeit bei Histamin-Unverträglichkeit abhängig von der Frische und sachgerechter Lagerung des Produkts
	🟢	Wild (frisch, ungewürzt)	H?	-	-	Verträglichkeit bei Histamin-Unverträglichkeit abhängig von der Frische und sachgerechter Lagerung des Produkts
	?	Fleischwaren, Wurstwaren	H? L?	-	-	Verträglichkeit bei Histamin-Unverträglichkeit in hohem Maße abhängig von Dauer der Reifung, Zutaten, Zusatzstoffen und individueller Verträglichkeit
Fisch, Meerestiere						
	?	Frischfisch	H? A?	-	-	Verträglichkeit bei Histamin-Unverträglichkeit in hohem Maße abhängig von Frische und sachgerechter Lagerung des Produkts
	?	Fisch (tiefgekühlt, im Kühlschrank schonend aufgetaut)	H? A?	-	-	Verträglichkeit bei Histamin-Unverträglichkeit in hohem Maße abhängig von Frische und sachgerechter Lagerung des Produkts
	?	Austern, Muscheln	H? A? L?	-	-	Verträglichkeit bei Histamin-Unverträglichkeit in hohem Maße abhängig von Frische des Produkts, sachgerechter Lagerung und individueller Verträglichkeit
	?	Garnelen, Krabben, Krebse, Langusten	H? A? L?	-	-	Verträglichkeit bei Histamin-Unverträglichkeit in hohem Maße abhängig von Frische des Produkts, sachgerechter Lagerung und individueller Verträglichkeit
	?	Meerestiere (tiefgekühlt, im Kühlschrank schonend aufgetaut)	H? A? L?	-	-	Verträglichkeit bei Histamin-Unverträglichkeit in hohem Maße abhängig von Frische des Produkts, sachgerechter Lagerung und individueller Verträglichkeit
	🔴	Fischdauerwaren, Fischsalate	H	-	-	Werte für Histamin variieren stark; Verträglichkeit bei Histamin-Unverträglichkeit zudem individuell abhängig von Zutaten und Zusatzstoffen
Eier						
	?	Eidotter | Eigelb	L?	-	-	Verträglichkeit muss individuell getestet werden
	?	Eiklar	L?	-	-	Verträglichkeit muss individuell getestet werden

Persönliche Verträglichkeit	Verträglichkeit	Lebensmittel	Histamin-Unverträglichkeit	Laktose-Intoleranz Laktose je 100 g	Fruktose-Unverträglichkeit Fruktose je 100 g	Zusatz-informationen
Sonstiges						
	●	Alkoholika	L?	-	-	verstärkt zusätzlich die Unverträglichkeit gegen-über Histamin
	?	Alkoholfreies Bier	L?	-	-	in kleiner Menge meist verträglich
	?	Essig	L?			Verträglichkeit muss individuell getestet werden
	●	Fertiggerichte, Fertigprodukte (Dressings, Pasten, Salate, Saucen)	L?	?	?	Verträglichkeit muss individuell getestet werden
	?	Kakao	L?			Verträglichkeit muss individuell getestet werden
	?	Pils	H A L?	-	-	verstärkt zusätzlich die Unverträglichkeit gegenüber Histamin; in kleiner Menge meist verträglich
	?	Senf	L?			Verträglichkeit muss individuell getestet werden
	?	Schokolade	A L?	-	-	Verträglichkeit muss individuell getestet werden
	●	Wein	H A L?	-	-	verstärkt zusätzlich die Unverträglichkeit gegen-über Histamin; speziell histaminarme Weine sind in kleiner Menge meist verträglich
	●	Weizenbier	H A L?	-	-	verstärkt zusätzlich die Unverträglichkeit gegen-über Histamin
Farbstoffe						
	?	Kurkumin (E100)	L?	-	-	Verträglichkeit muss individuell getestet werden
	?	Tartrazin (E102)	L?	-	-	Verträglichkeit muss individuell getestet werden
	?	Chinolingelb (E104)	L?	-	-	Verträglichkeit muss individuell getestet werden
	?	Gelborange S (E110)	L?	-	-	Verträglichkeit muss individuell getestet werden
	?	Echtes Karmin (E120)	L?	-	-	Verträglichkeit muss individuell getestet werden
	?	Azorubin (E122)	L?	-	-	Verträglichkeit muss individuell getestet werden
	?	Amaranth (E123)	L?	-	-	Verträglichkeit muss individuell getestet werden
	?	Cochenillerot A (E124)	L?	-	-	Verträglichkeit muss individuell getestet werden
	?	Erythrosin (E127)	L?	-	-	Verträglichkeit muss individuell getestet werden

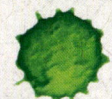

Persönliche Verträglichkeit	Verträglichkeit	Lebensmittel	Histamin-Unverträglichkeit	Laktose-Intoleranz Laktose je 100 g	Fruktose-Unverträglichkeit Fruktose je 100 g	Zusatzinformationen
	?	Allurarot AC (E129)	L?	-	-	Verträglichkeit muss individuell getestet werden
	?	Patentblau V (E131)	L?	-	-	Verträglichkeit muss individuell getestet werden
	?	Indigokarmin (E132)	L?	-	-	Verträglichkeit muss individuell getestet werden
	?	Brillantblau (E133)	L?	-	-	Verträglichkeit muss individuell getestet werden
	?	Cu-Chlorophyll (E141)	L?	-	-	Verträglichkeit muss individuell getestet werden
	?	Säurebrillantgrün BS (E142)	L?	-	-	Verträglichkeit muss individuell getestet werden
	?	Brillantschwarz FCF (E151)	L?	-	-	färbt allein nicht schwarz; wird dazu mit Tartrazin (E102) und Gelborange S (E110) gemischt
	?	Braun FK (E154)	L?	-	-	Ausschließlich zugelassen für englischen Räucherhering (»Kippers«); nur noch selten eingesetzt
	?	Braun HAT (E155)	L?	-	-	Verträglichkeit muss individuell getestet werden
	?	Eisenoxid (E172)	L?	-	-	Verträglichkeit muss individuell getestet werden
	?	Litholrubin BK (E180)	L?	-	-	ausschließlich als Farbstoff für essbare Käserinde zugelassen

Konservierungsstoffe

Persönliche Verträglichkeit	Verträglichkeit	Lebensmittel	Histamin-Unverträglichkeit	Laktose-Intoleranz Laktose je 100 g	Fruktose-Unverträglichkeit Fruktose je 100 g	Zusatzinformationen
	?	Sorbinsäure und Sorbate (E200 bis 203)	L?	-	-	Verträglichkeit muss individuell getestet werden
	?	Benzoesäure und Benzoate (E210 bis 213)**	L?	-	-	Reaktionen vor allem bei Menschen mit chronischer Urtikaria (Nesselsucht), Asthma und Quincke-Ödemen (plötzlich auftretende Schwellung von Haut und Schleimhäuten, vor allem im Gesicht und im Rachen)
	?	Parabene, PHB-Ester (E214 bis 219)	L?	-	-	Reaktionen vor allem bei Menschen mit chronischer Urtikaria (Nesselsucht), Asthma und Quincke-Ödemen (siehe oben)
	?	Schwefeldioxid und Sulfite (E220 bis 228)	L?	-	-	Bei Wein muss ein Schwefelgehalt von mehr als 10 mg/l Endprodukt auf dem Etikett gekennzeichnet werden
	?	Nisin (E234)	L?	-	-	ausschließlich zugelassen für Schmelzkäse und gereiften Käse, Grieß- und Tapiokapudding, Clotted cream und Mascarpone

Persönliche Verträglichkeit	Verträglichkeit	Lebensmittel	Histamin-Unverträglichkeit	Laktose-Intoleranz Laktose je 100 g	Fruktose-Unverträglichkeit Fruktose je 100 g	Zusatz-informationen
Antioxidationsmittel						
	?	Gallate (E310 bis 312)	L?	-	-	Verträglichkeit muss individuell getestet werden
	?	BHA (E320) und BHT (E321)	L?	-	-	Bei direktem Kontakt mit gallathaltigen Rohstoffen (z. B. beim Backen) wurden Hautausschläge beobachtet. Allergische Hautreaktionen auf BHA und BHT sind von Kosmetika bekannt
Dickungsmittel***						
	?	Carrageen (E407)	L?	-	-	Verträglichkeit muss individuell getestet werden
	?	Traganth (E413)	L?	-	-	Verträglichkeit muss individuell getestet werden
	?	Gummi arabicum (E414)	L?	-	-	Verträglichkeit muss individuell getestet werden
	?	Glycerin (E422)	L?	-	-	Verträglichkeit muss individuell getestet werden
Emulgatoren						
	?	Polysorbate (E432 bis 436)	L?	-	-	Verträglichkeit muss individuell getestet werden
	?	Ammoniumphosphatide (E442)	L?	-	-	Verträglichkeit muss individuell getestet werden
	?	Phosphate (E450 bis 452)	L?	-	-	Verträglichkeit muss individuell getestet werden
	?	Sorbitanfettsäure-ester (E491 bis 495)	L?	-	-	Verträglichkeit muss individuell getestet werden
Geschmacksverstärker						
	?	Glutamat****, Glutaminsäure****, Glutamat-salze**** (E620 bis 625)	L?	-	-	Verträglichkeit muss individuell getestet werden
	?	Guanylate (E627 bis 629)	L?	-	-	Verträglichkeit muss individuell getestet werden
	?	Inositol und Inosinate (E630 bis 633)	L?	-	-	Verträglichkeit muss individuell getestet werden

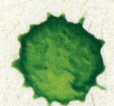

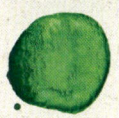

Legende

*Die deklarationspflichtigen Oberflächenbehandlungsmittel Imazalil, Thiabendazol und Orthophenylphenol finden Sie besonders auf Zitrusfrüchten. Beim Schälen oder Pressen ungewaschener Früchte gelangen sie auf die essbaren Teile. Sie können die Spritzmittelrückstände zumindest reduzieren, indem Sie Zitrusfrüchte vor dem Schälen oder Pressen gründlich heiß abwaschen. Waschen Sie sich zudem nach dem Schälen gründlich die Hände. Durch den Kauf unbehandelter Zitrusfrüchte können Sie den Kontakt mit Oberflächenbehandlungsmitteln sicher vermeiden.

** Benzoesäure, Benzoate und Benzoesäureverbindungen kommen auch von Natur aus in Lebensmitteln vor. Sie sind als natürliche Konservierungsmittel in Früchten, Pilzen, Zimt, Nelken und einigen Milchprodukten enthalten. Vor allem Beerenfrüchte wie Preiselbeeren, Heidelbeeren, Johannisbeeren, aber auch Pflaumen enthalten nennenswerte Mengen an Benzoesäure.
In Joghurt kann die Benzoesäurekonzentration bis zu 5 mg/100 g betragen, in Hartkäsen mit langer Reifungszeit sogar bis zu 50 mg/100 g. In Champignons wurden Benzoesäurekonzentrationen von bis zu 30 mg/100 g des Trockengewichts gefunden. Umgerechnet bedeutet das bei einem Trockenmassegehalt von etwa 6,5 g entsprechend etwa 2 mg Benzoesäure pro 100 g frischen Champignons. Zum Vergleich: Die Zulassungsgrenzen für zugesetzte Benzoesäure liegen für alkoholfreies Bier bei 20 mg, für Konfitüren bei 50 mg/100 g.
Fazit: Inwieweit natürliche Benzoesäure eine mögliche pseudoallergene Wirkung haben kann, hängt ganz entscheidend von der Portionsgröße des gegessenen Lebensmittels ab.

*** Die Dickungsmittel Johannisbrotkernmehl (E410) und Guarkernmehl (E412) stehen im Verdacht, die Entstehung von Allergien zu begünstigen und selbst allergische Reaktionen auszulösen. Beide sind unter anderem zugelassen für Backwaren, Konfitüre, Marmelade und Gelee, Obst- und Gemüsekonserven, Speiseeis und Milchmischgetränke. Zudem gibt es Hinweise auf mögliche Kreuzreaktionen bei Allergie gegen Soja.

**** Glutaminsäure und Glutamate stehen im Verdacht, Unverträglichkeitsreaktionen auszulösen und wurden lange auch für das »China-Restaurant-Syndrom« verantwortlich gemacht: Betroffene leiden nach glutamathaltigen Speisen an Kopf- und Gliederschmerzen, Taubheit im Nacken sowie Übelkeit. Nach heutigem Kenntnisstand ist das China-Restaurant-Syndrom jedoch entweder auf eine Histamin-Überempfindlichkeit oder auf das Zusammenwirken von Glutamat und Histamin zurückzuführen. Denn fermentierte Produkte wie Sojasauce enzhalten auch Histamin. Viele Hersteller bewerben ihre Produkte inzwischen mit der Deklaration »ohne geschmacksverstärkende Zusatzstoffe«. Glutamathaltiger Hefeextrakt, kein Zusatzstoff sondern eine Zutat, darf dann trotzdem enthalten sein.

Und noch ein Wort zu Süßstoffen

Die natürlichen oder synthetischen Verbindungen haben eine wesentlich höhere Süßkraft als Zucker. Sie sind entweder völlig kalorienfrei oder haben im Vergleich zur Süßkraft einen minimalen Energiegehalt. Ihre Verwendung muss mit dem Hinweis »mit Süßstoff gesüßt« gekennzeichnet sein. Die Süßstoffe Acesulfam-K (E950), Aspartam (E951), Cyclamat (E952), Saccharin (E954), Sucralose (E955), Thaumatin (E957), Neohesperidin DC (E959) und Aspartam-Acesulfamsalz (E962) gelten als unbedenklich. Da in den Leitlinien der Deutschen Gesellschaft für Allergologie und klinische Immunologie, dem Ärzteverband Deutscher Allergologen und der Gesellschaft für Pädiatrische Allergologie (GPA) die Verwendung von Süßstoff in der beispielhaften pseudoallergenarmen Diät »verboten« wird, sollten Sie bei Histaminunverträglichkeit vorsichtshalber trotzdem auf die Verwendung von Süßstoffen verzichten.

GLOSSAR

Aminosäuren
Kleinste Bausteine der Proteine; unentbehrlich für den Transport und die Speicherung von Nährstoffen im Körper.

Biogene Amine
Amine (Abkömmlinge des Ammoniak), die beim Stoffwechsel aus ▸ Aminosäuren entstehen (endogen) oder mit der Nahrung aufgenommen werden (exogen). Dienen unter anderem als Neurotransmitter, Vorstufe von Hormonen und Bausteine für Vitamine und Coenzyme.

Colon
Dickdarm

Darmmikrobiota
Gesamtheit der Mikroorgansimen im Darm. Insgesamt beherbergt der Darm über 100 Billionen Bakterien, die meisten davon befinden sich im Dickdarm.

Disaccharide
Zweifachzucker

FCC
Abkürzung für Food Chemical Codex; Einheit für die Laktasemenge in Enzympräparaten.

FODMAPs
Resorbierbare fermentierbare Kohlenhydrate oder Kohlenhydratverbindungen, die im Dünndarm nicht oder nur begrenzt aufgenommen werden können. Sie gelangen daher unverdaut in den Dickdarm und werden dort von Bakterien verstoffwechselt, was zu Blähungen, Bauchweh, Flatulenz und Durchfällen führen kann.

Fruktane
Nahezu vollständig aus Fructose-Einheiten aufgebaute, wasserlösliche ▸ Oligo- und ▸ Polysaccharide.

Fruktose
Fruchtzucker

Fruktose-Glukose-Verhältnis
Bezeichnet das Verhältnis von ▸ Fruktose und ▸ Glukose in einem Lebensmittel oder in einer Lebensmittelkombination. Hat Auswirkungen auf die Verträglichkeit von Fruktose: Bei Fruktose-Intoleranz wird die Fruktoseaufnahme durch einen Glukoseüberhang erleichtert, bei einem Fruktoseüberhang erschwert.

Galaktose
Schleimzucker

Glukose
Traubenzucker

GLUT-5-Protein
Transportprotein, das ▸ Fruktose in den Blutkreislauf befördert und zu den Zellen bringt. Fehlt das Protein, gelangt Fruktose in den Dickdarm und wird erst dort von den Darmbakterien verstoffwechselt, was verschiedene Magen-Darm-Beschwerden verursachen kann.

Gluten
Klebereiweiß in bestimmten Brotgetreiden (Gerste, Hafer, Roggen, Triticale, Weizen, Dinkel, Emmer, Einkorn und Kamut) sowie in allen aus diesen Getreidesorten hergestellten Produkten wie Mehl, Brot und Nudeln.

Histamin

Biogenes ► Amin mit verschiedenen Aufgaben im Organismus. Dient unter anderem als Neurotransmitter und Gewebshormon und spielt eine zentrale Rolle bei allergischen Reaktionen. Eine zu hohe Belastung durch histaminhaltige Nahrung kann zu Magen-Darm-Beschwerden sowie allergieähnlichen Reaktionen führen.

Inulin

Nicht verwertbares ► Polysaccarid; gutes »Bakterienfutter« (► Präbiotikum).

Laktase

Enzym zur Spaltung der ► Laktose. Fehlt es, kann der Milchzucker nicht veraut werden und es kommt zu Beschwerden im Magen-Darm-Trakt.

Laktose

Milchzucker

Monosaccharide

Einfachzucker

Oligofruktose

Mehrfachzucker mit der 30- bis 50-prozentigen Süßkraft von ► Saccharose; wird als Zuckeraustauschstoff verwendet.

Oligosaccharide

Mehrfachzucker aus 3 bis 10 ► Monosacchariden

Pektin

pflanzliches ► Polysaccarid; als Ballaststoff gutes »Bakterienfutter« (► Präbiotikum)

Polyole

Zuckeraustauschstoffe in Kaugummis und Bonbons (zum Beispiel Isomalt, Sorbit und Mannit).

Polysaccharide

Mehrfachzucker aus mehr als 10 ► Monosacchariden und daher relativ langer Verdauungszeit.

Präbiotika

Lebensmittelbestandteile, die unverdaut in den Dickdarm gelangen und dort die Ansiedlung und Vermehrung günstiger Bakterien fördern und das Wachstum unerwünschter Bakterien hemmen.

Probiotika

Lebende Mikroorganismen, die das Gleichgewicht der Darmmikrobiota günstig beeinflussen.

Pseudoallergie

Allergieähnliche Reaktion zum Beispiel auf den Genuss bestimmter Lebensmittel, jedoch ohne die allergietypische Erhöhung des IgE-Antikörper-Spiegels im Blut.

Resistente Stärke

Durch Verdauungsenzyme nicht abbaubarer Ballaststoff; gutes »Bakterienfutter« (► Präbiotikum).

Saccharose

Zweifachzucker aus je einem Molekül ► Glukose und ► Fruktose.

Salicylat

Abspaltprodukt der Salicylsäure; steht im Verdacht ► Pseudoallergien auszulösen.

Sorbit

► Zuckeralkohol der ► Glukose; wird als Zuckeraustauschstoff vielen energiereduzierten und zuckerfreien Lebensmitteln zugesetzt; hemmt den Fruktose-Transport und kann sekundäre Fruktose-Intoleranz verursachen. Auch eine isolierte Sorbit-Malabsorption ist möglich.

Zuckeralkohole

Zuckeraustauschstoffe, die zum Teil in natürlichen Lebensmitteln vorkommen, vor allem aber von der Lebensmittelindustrie als Süßstoff verwendet werden, weil sie den Blutzuckerspiegel nicht ansteigen lassen. Können im Übermaß genossen auch bei Gesunden zu Durchfall führen.

BÜCHER, DIE WEITERHELFEN

Beglinger, Prof. Dr. Christoph/Degen, Lukas/ Fried, Michael: *Funktionelle Erkrankungen des Magen-Darm-Traktes.* Uni-Med-Verlag, Bremen

Hofele, Karin: *Richtig einkaufen bei Laktoseintoleranz. Für Sie bewertet: über 900 Fertigprodukte und Lebensmittel.* Trias Verlag, Stuttgart

Reese, Imke/Schäfer, Christiane/Werfel, Thomas/ Worm Margitta (Hrsg): *Diätetik in der Allergologie.* Dustri-Verlag Dr. Karl Feistle, München/ Orlando

Schleip, Thilo/Kedzierski, Isabella/Fleischhauer, Anja: *Köstlich essen bei Histamin-Intoleranz: Unverträgliche Lebensmittel zuverlässig meiden.* Trias Verlag, Stuttgart

Shepherd, Sue/Gibson, Peter: *Die Low-FODMAP-Diät.* Trias Verlag, Stuttgart

Bücher aus dem GRÄFE UND UNZER VERLAG, München

Bohlmann, Friedrich: *Allergenarm genießen*

Carlsson, Sonja/Saager, Ilka: *Backen ohne Milch und Ei*

Elmadfa, Prof. Dr. Ibrahim/Aign, Waltraute/ Muskat, Prof. Dr. Erich/Fritzsche, Doris: *Die große GU Nährwert-Kalorien-Tabelle*

Elmadfa, Prof. Dr. Ibrahim/Fritzsche, Doris/Muskat, Prof. Dr. Erich: *E-Nummern GU Kompass*

Fritzsche, Doris: *Fruktose-Unverträglichkeit*

Fritzsche, Doris: *Histamin-Intoleranz*

Fritzsche, Doris: *Nahrungsmittelintoleranzen – beschwerdefrei genießen*

Hainbuch, Friedrich: *Progressive Muskelentspannung – körperliche und seelische Spannungen lösen*

Heepen, Günther H.: *Chaos im Darm*

Langen, Prof. Dr. Dietrich: *Autogenes Training*

Mannschatz, Marie: *Meditation – mehr Klarheit und innere Ruhe*

Marquardt, Trudel/Lanzenberger, Britta-Marei: *Gesund essen – glutenfrei genießen*

Maus, Simone/Lanzenberger, Britta-Marei: *Gesund essen bei Laktoseintoleranz*

Schaenzler, Dr. Nicole: *Leber & Galle entgiften und natürlich stärken*

Schaenzler, Dr. Nicole: *Magen und Darm natürlich behandeln*

Schäfer, Christiane/Kamp, Anne: *Gesund essen – fruktosearm genießen*

Strehle, Sandra/Schäfer, Christiane: *Glutenfrei kochen und backen*

Strehle, Sandra/Schäfer, Christiane: *Rezepte für einen gesunden Darm*

Trökes, Anna: *Yoga. Mehr Energie und Ruhe*

ADRESSEN, DIE WEITERHELFEN

DEUTSCHLAND

aid infodienst
Ernährung, Landwirtschaft,
Verbraucherschutz e. V.
Heilsbachstr. 16
53123 Bonn
www.aid.de
Interessenunabhängiger Verbraucherdienst mit
Schwerpunkt Ernährung

DAAB Deutscher Allergie- und
Asthmabund e. V.
An der Eickesmühle 15-19h
41238 Mönchengladbach
www.daab.de
Infos zu Allergien, Asthma, Neurodermitis und
Ernährung.

DGE Deutsche Gesellschaft für Ernährung e. V.
Godesberger Allee 18
53175 Bonn
www.dge.de
Suchfunktion Ernährungsberater DGE

QUETHEB e. V.
Deutsche Gesellschaft der qualifizierten
Ernährungstherapeuten und Ernährungsberater
Schloßplatz 1
83410 Laufen
www.quetheb.de
Expertensuche über Expertenpool

VDD Verband der Diätassistenten –
Deutscher Bundesverband e. V.
Susannastr. 13
45136 Essen
www.vdd.de
Suchfunktion Diätassistentensuche

VDOE Berufsverband Oecotrophologie e. V.
Reuterstr. 161
53113 Bonn
www.vdoe.de
Expertensuche über VDOE-Expertenpool

Österreich

ÖGE Österreichische Gesellschaft
für Ernährung
C/O AGES Bürotrakt WH
Spargelfeldstraße 191
A-1220 Wien
www.oege.at
Expertensuche über ExpertINNENsuche

veö Verband der Ernährungswissenschafter
Österreichs
Grundlgasse 5/8
A-1090 Wien
www.veoe.org
Expertensuche über get your expert

Schweiz

SGE Schweizerische Gesellschaft für Ernährung
Schwarztorstr. 87
CH-3001 Bern
www.sge-ssn.ch
Infos rund um die Ernährung

SVDE ASDD Schweizerischer Verband der
Ernährungsberater/innen
Altenbergstrasse 29
Postfach 686
CH-3000 Bern 8
www.svde-asdd.ch
Suchfunktion Berater/innen-Suche

SACHREGISTER

REZEPTREGISTER

ABKÜRZUNGEN UND MENGENANGABEN

EL = Esslöffel
TL = Teelöffel
Msp. = Messerspitze
g = Gramm
ml = Milliliter

Die meisten Rezepte in diesem Buch sind für zwei Personen berechnet. Es kann jedoch Abweichungen geben, zum Beispiel bei Frühstück und Snacks oder bei Gebäck. Genaue Angaben finden Sie am Anfang jedes Rezepts vor den Zutaten.

Wichtig: Die Rezepte sind zwar für Mehrfach-Unverträglichkeiten konzipiert (Laktose, Fruktose, Histamin), beinhalten jedoch zum Teil »normale«, glutenhaltige Getreide und Getreideprodukte. Falls Sie an Zöliakie leiden, ersetzen Sie diese bitte durch geeignete glutenfreie Produkte. Bei Laktose-Intoleranz ersetzen Sie bitte je nach individueller Verträglichkeit in der Testphase und danach »normale« Milch und Milchprodukte durch die laktosefreien Varianten.

Mehr Energie, mehr Wohlbefinden!

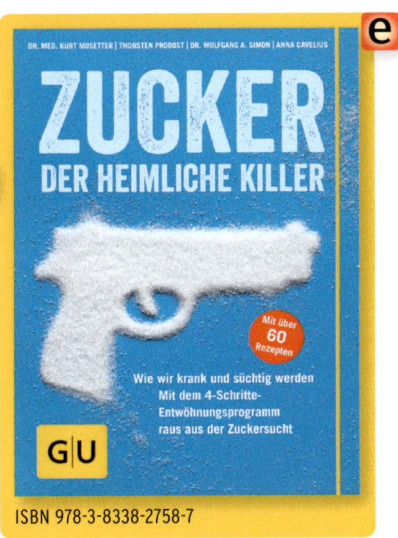

ZUCKER DER HEIMLICHE KILLER
ISBN 978-3-8338-2758-7

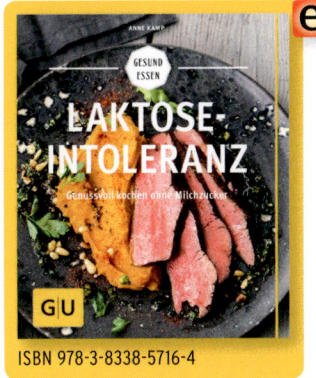

LAKTOSE-INTOLERANZ
ISBN 978-3-8338-5716-4

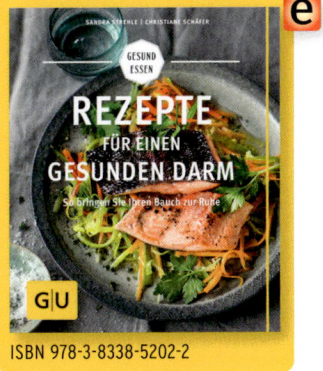

REZEPTE FÜR EINEN GESUNDEN DARM
ISBN 978-3-8338-5202-2

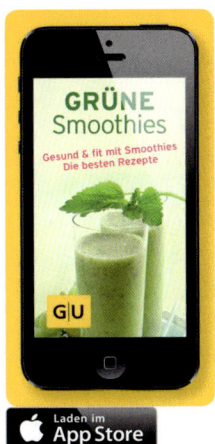
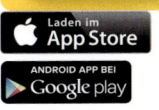

GRÜNE Smoothies

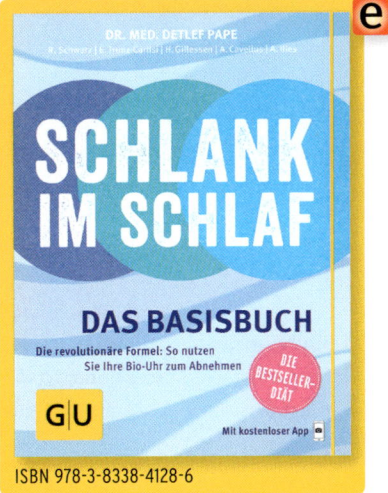

SCHLANK IM SCHLAF — DAS BASISBUCH
ISBN 978-3-8338-4128-6

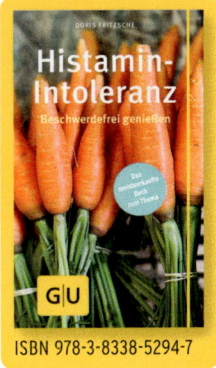

Histamin-Intoleranz
ISBN 978-3-8338-5294-7

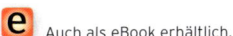 Auch als eBook erhältlich.

Mehr von GU auf **www.gu.de** und
facebook.com/gu.verlag

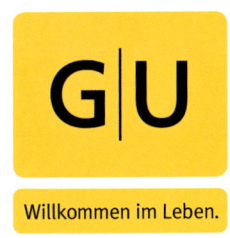

GU — Willkommen im Leben.

IMPRESSUM

© 2017 GRÄFE UND UNZER VERLAG GmbH, München Alle Rechte vorbehalten. Nachdruck, auch auszugsweise, sowie Verbreitung durch Bild, Funk, Fernsehen und Internet, durch fotomechanische Wiedergabe, Tonträger und Datenverarbeitungssysteme jeder Art nur mit schriftlicher Genehmigung des Verlages.

Projektleitung:
Barbara Fellenberg
Lektorat: Sylvie Hinderberger
Bildredaktion:
Henrike Schechter
Layout & Umschlaggestaltung: independent Medien-Design, Horst Moser, München
Herstellung: Petra Roth
Satz: Christopher Hammond
Reproduktion:
Longo AG, Bozen
Druck und Bindung:
F+W Druck- und Mediencenter, Kienberg
Printed in Germany

ISBN 978-3-8338-5831-4

1. Auflage 2017

Die GU-Homepage finden Sie unter www.gu.de

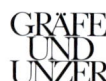

GRÄFE UND UNZER
Ein Unternehmen der
GANSKE VERLAGSGRUPPE

Bildnachweis

Food-Fotoproduktion:
Kramp + Gölling, Reeßum
Cover: Kai Stiepel
Sonstige Bilder: Barbara Bonisolli: S. 28; dpa Picture-Alliance: S. 11, 16; Eising/Görlach: S. 66; F1online: S. 6, 56; Fotolia: S. 38; getty: S. 3 r., 18, 70, U2, U4 oben; istock: S. 3 l., 27, 40, 48, 50, 61, 64, 72, 73, 176, Klappe vorn innen links, unten links und oben rechts; mauritius: S. 8, 22, 42; Picture Press: S. 46; Johannes Rodach: S. 75; Shutterstock: S. 54; StockFood: S. 34, 157; Stocksy: S. 4; Studio L'EVEQUE: S. 98, 99, 100–102, 107, 109, 111, 115–118, 122, 126, 127, 129, 131, 132, 139, 146, 148, 151, 152, 154, 156, 158, 159, 162, 164, 166, 167, 171, 174.
Illustrationen:
Alle Illustrationen sind von Tatiana Davidova.
Syndication:
www.seasons agency.de

Wichtiger Hinweis

Die Gedanken, Methoden und Anregungen in diesem Buch stellen die Meinung bzw. Erfahrung der Verfasserin dar. Sie wurden von der Autorin nach bestem Wissen erstellt und mit größtmöglicher Sorgfalt geprüft. Sie bieten jedoch keinen Ersatz für persönlichen kompetenten medizinischen Rat. Alle Leserinnen und Leser sind für das eigene Tun und Lassen auch weiterhin selbst verantwortlich. Weder Autorin noch Verlag können für eventuelle Nachteile oder Schäden, die aus den im Buch gegebenen praktischen Hinweisen resultieren, eine Haftung übernehmen.

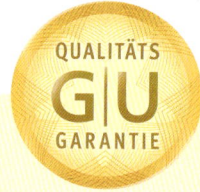

QUALITÄTS
G|U
GARANTIE

Liebe Leserin, lieber Leser,

haben wir Ihre Erwartungen erfüllt? Sind Sie mit diesem Buch zufrieden? Haben Sie weitere Fragen zu diesem Thema? Wir freuen uns auf Ihre Rückmeldung, auf Lob, Kritik und Anregungen, damit wir für Sie immer besser werden können.

GRÄFE UND UNZER Verlag
Leserservice
Postfach 86 03 13
81630 München
E-Mail:
leserservice@graefe-und-unzer.de

Telefon: 00800 / 72 37 33 33*
Telefax: 00800 / 50 12 05 44*
Mo–Do: 9.00 – 17.00 Uhr
Fr: 9.00 – 16.00 Uhr
(* gebührenfrei in D, A, CH)

Ihr GRÄFE UND UNZER Verlag
Der erste Ratgeberverlag – seit 1722.

f www.facebook.com/gu.verlag